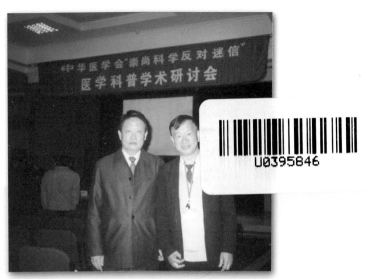

作者与卫生部原副部长殷大奎教授合影

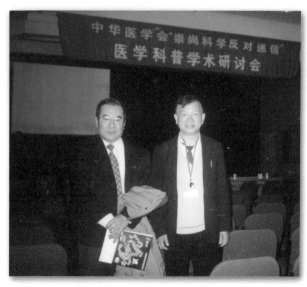

作者与复旦大学附属中山医院原院长杨秉辉教授合影

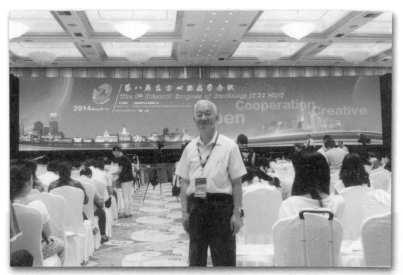

作者参加第八届东方心脏病学会议

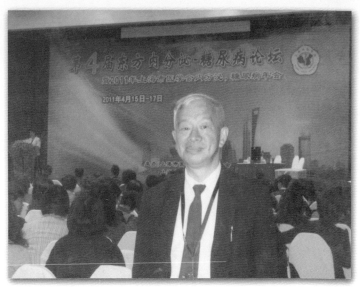

作者参加第四届东方内分泌——糖尿病论坛

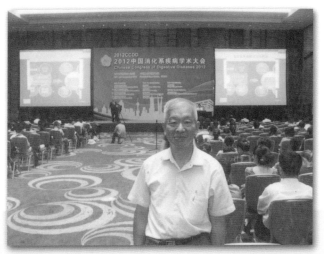

作者参加2012中国消化系疾病学术大会

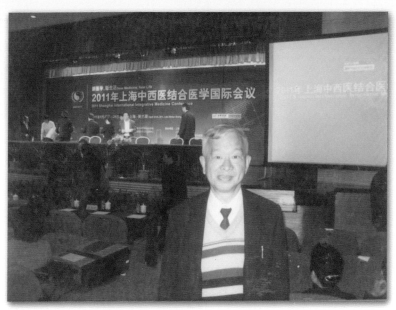

作者参加2011年上海中西医结合医学国际大会

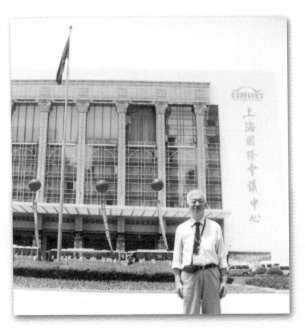

作者在上海国际会议中心参会留影

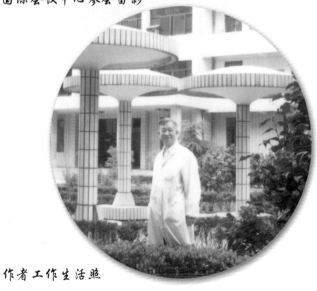

作者工作生活照

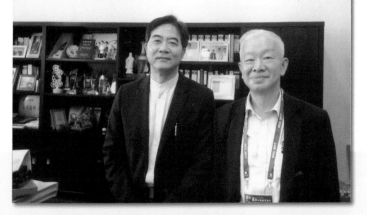

作者与复旦大学附属中山医院心血管内科主任、中华医学会心血管病学分会主任委员葛均波院士合影

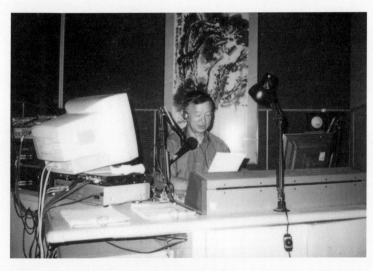

作者在广播电台作健康知识讲座

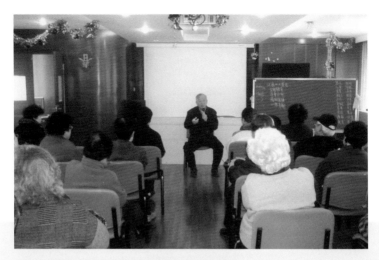

作者给社区居民作健康知识讲座

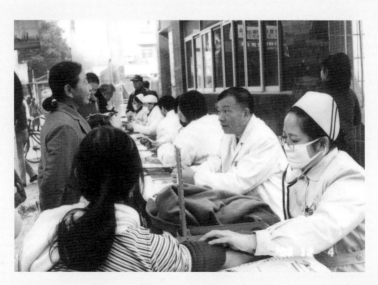

作者(右二)在社区参加义诊活动

家庭用药与保健

（第三版）

李钦俦　编著

谢辉云　黄碧珊　顾问

上海科学普及出版社

内 容 提 要

　　本书介绍了内科常见病、多发病以及现代"文明"病的家庭防治知识，并对群众普遍关心的热点、疑点、难点问题进行了阐述。全书内容包括疾病信号、疾病浅谈、家庭用药、家庭保健、中医中药五部分，观点新、科学实用、贴近家庭、贴近生活、易懂易记。

　　本书既适用于广大群众普及健康知识，又适用于常见病患者常年保健，同时也可供基层医药卫生人员学习参考。

前　言

　　健康长寿是每个人的愿望,为了实现这一愿望,除了要做到合理膳食、适量运动、戒烟限酒、心理平衡以外,还要熟悉一些普通的医药卫生知识,以增强自我保健意识,使之无病先防、有病早诊早治。本书就是基于欲增强人们的自我保健意识,并配合当前医药卫生改革及在全国范围内开展的健康教育、崇尚科学的活动而撰写的。

　　宣传与普及医药卫生知识,提高全民族健康水平是加强精神文明建设的一项重要内容。把防病治病的知识教给人民群众是一项医学科学普及的重大工程,广大医务工作者责无旁贷,有义务做这一工程的"辅导员",为普及人民群众的健康保健知识推波助澜。

　　家庭是社会的细胞,家庭用药与保健涉及到千家万户。随着医药卫生改革的深入和人们健康知识的普及,患者到药店自购非处方用药和院外处方用药日渐增多,许多轻微慢性病、常见病、多发病和康复期的患者,常常在家服药治疗,有些家庭还自备家庭小药箱。由此可见,每个家庭是急需一位在家指导用药与保健的"家庭医生"的,如果这本书能起到这一作用的话,即达到了作者撰写本书的目的和愿望。

书中很多内容是作者在 40 余年日常诊疗工作中的心得和体会，也有很多内容是患者在就诊中提出的热点、疑点和难点问题。

本书在 2002 年出版以后，2004 年曾修订再版，此次再版，时隔 12 年，作者删除了一部分陈旧的内容，增加了较多医学新理论、新技术、新进展。

由于时间紧迫，医学发展又日新月异，加上作者理论水平和实践经验有限，书中难免存在缺点和错误，恳请同道及读者们给予批评指正，以便日后补充和完善。

作者在编写本书的过程中参阅了有关论著，在此向各位专家、教授表示感谢。

感谢卫生部原副部长殷大奎教授为本书题词。感谢卫生局原局长曹连甲、健康教育所原所长曹达真两位领导为本书作序。

感谢复旦大学附属华山医院内科教研室雷建文教授在百忙中审阅本书。

感谢广东省东莞市福多康与康丹医疗投资有限公司资助出版本书。

李钦俦

2017 年 10 月 21 日于上海

大力普及医学科普知识
为维护人民身心健康作
出新贡献

中华人民共和国　　殷大奎
卫生部副部长

二〇〇一年十一月

第 一 版 序

　　《家庭用药与保健》是一本值得一读的医学科普书。

　　本书作者李钦俦,既富有临床经验,又热心科普创作,从医30余年,在《家庭医生报》等众多的报刊杂志上发表了大量的医学科普文章,为医学科学的普及做了不懈努力。该书以作者日常诊疗工作中的心得、体会和经验为基础,并从中选择、提炼出患者关心的若干热点问题加以阐述,有较强的针对性和操作性。

　　常言道:"有病三分治疗,七分调养。"这充分说明了保健、护理和养生等在提高疾病治疗效果、促进健康早日恢复方面的重要作用。因此,让患者自己掌握必要的医学知识,提高自我保健意识和自我保健能力,是十分必要的。而这其中,医学科普将扮演重要角色。

　　我国人口众多,幅员辽阔,经济发展水平和医学发展程度很不平衡。许多地方,尤其是广大的山区、边远的地区、经济不发达的山区,缺医少药情况仍然严重,人们渴望获得医学知识、渴望获得不花钱或少花钱就能解除病痛的良方妙法,渴望在家庭中有一位"家庭医生"随时提供医疗保健方面的指导。要实现这些愿望,仅仅依靠现有的医疗条件和医疗手段是远远不够的,必须借助医学科普的力量。只有通过各类医学科普报刊、杂志、书籍,才能将医学知识、医疗信息、医疗保健方法及时地送进千家万户。从这个意义上来说,医学科普的作用有时远胜于医疗本身。医生的水平再高,倾其一生,治疗的患者也是有限的,而一篇好的科普文章,却可以同时让成千上万的人受益。

本书就是一位医务工作者长期从事医学科普工作的结晶,相信该书的出版会对广大患者及其家庭有所帮助,并给初级医务工作者提供一定的借鉴。

曹连甲

2001 年 12 月

第 二 版 序

医学科普市场，为热心医学科普创作的作者提供了广阔舞台，本书作者李钦俦几十年如一日地耕耘科普园地，将其临床经验与科普知识融为一体，编辑成《家庭用药与保健》一书。该书于 2002 年出版发行后，由于具有较好的家庭用药与保健科普方面的指导性和实用性，受到了读者的普遍欢迎。本书内容贴近了医学服务，贴近了人与人相互关爱最为突出的家庭，读者欢迎，卖点就高，我想今天该书再版的原因也不外乎于此。

作为一名医生，总结医学经验，热心医学服务非常重要。医学实践的本身就是驾驭知识、积累知识的过程。就治病而言，有的施治有效，有的则效差，或者甚微，但对这一个过程，只要善于分析总结，并能从中悟出一些道道来，这就是提高。进而言之，如果把这些道道变成理论，启迪他人，这就是升华。

应该说李钦俦在医学实践和理论纳新方面均有建树，我赞同第一次为该书作序的曹连甲的讲话，即"医学科普的作用有时远胜于医疗本身"的观点，我看这就是医学科普创作的魅力所在。的确是这样，一名医师如果不注重理论归纳,其水平再高,倾其一生治疗的患者也是有限的,而一篇好的科普文章、一本好的科普书籍,却可以使成千上万人受益。

《家庭用药与保健》,不仅介绍了一些常见病,而且在用药方面给予了指导,同时介绍了保健常识,使防和治在家庭就大有可为。我希望在今后的医学图书市场能经常看到这方面的科普书籍,让科普知识进入千家万户,这正是进一步促进国民健康的需要。

曹达真

2004 年 6 月 18 日

目　　录

疾病信号

疾病浅谈

家庭用药

家庭保健

中医中药

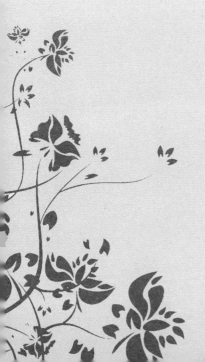

疾病信号

▶几种常见症状的误区与疾病的信号

　　人体为了防御病原微生物、有害气体或有害物质的入侵,常发生一系列保护性反应,如咳嗽、腹泻、呕吐等,以帮助人体把这些致病因子排出体外、保护机体,这些天生的功能称之为人体的自净机能或保护性反射。我们知道了人体的自净机能就要充分的利用这些机能,千万不要盲目求医投药。比如,咳嗽初期就不应盲目"止咳",腹泻1～2次也无需立即"止泻"。下面谈谈几种常见症状的误区与疾病的信号。

　　1. 咳嗽　这是机体的一种反射性防御动作,能将呼吸道内的异物或分泌物咳出,应该说对人体是有益的,因此初期的咳嗽还是不要盲目先止咳,而是要针对引起咳嗽的病因进行治疗。但是,事物总是一分为二的,长期的咳嗽不仅损害支气管黏膜上的纤毛,引起支气管炎、肺气肿,而且影响休息。此外,咳嗽还是传播疾病的一种途径,如肺结核就是通过咳嗽的飞沫而传播的。

　　咳嗽不仅是呼吸系统常见病的症状(如感冒、支气管炎、肺炎、支气管扩张、胸膜炎等均伴有咳嗽),而且是肺癌、肺结核的常见症状。因此,久治不愈的咳嗽要查明原因,要拍胸部 X 片,甚至拍 CT 片及做纤维支气管镜检查。

　　2. 呕吐　某些对胃有刺激性的物质进入胃内即可引起呕吐,借此种动作将有害物质排出,因此说呕吐也是一种保护性反射动作。注意,频繁剧烈的呕吐即会引起电解质的紊乱、贲门黏膜撕裂等。呕吐不仅是消化道疾病的主要临床症状,而且也是某些传染病和神经系统疾病的主要症状,如流行性脑膜炎、乙型脑炎、脑出血、脑肿瘤等,应注意鉴别。

3. 腹泻 通过腹泻可将肠内的有毒和有刺激性的物质排出体外,在一定意义上说,腹泻也是一种保护性反射。偶尔腹泻1～2次无需立即"止泻",但是频繁剧烈的腹泻,即会引起脱水和电解质紊乱,此时就应积极地治疗了。

除了常见的肠炎、痢疾可有腹泻以外,值得人们警惕的是霍乱(2号病)也常出现频繁剧烈的腹泻(此大便呈淘米水样),应高度重视,此腹泻应看肠道专科门诊。

▶ **咯血剖析**

咯血是指喉部以下呼吸道出血或肺组织出血,经口咳出。然而,有不少患者将其与呕血相混淆,或将呼吸系统以外部位的出血误认为咯血。因此,咯血首先要与呕血鉴别,其次要排除鼻、咽、口腔部位的出血。鉴别要点:

(1)咯血的患者常在咯血前感到喉部发痒,继之咯血。咯血是通过咳嗽咳出,血色鲜红,常混有痰和泡沫。咯血患者常有支气管炎、肺或心脏的病史。咯血患者大便的颜色一般无改变,除非咯出的血经食管咽下,大便才可呈黑色。

(2)呕血患者在呕血前会感上腹部不适,继之呕血。血是通过呕吐呕出,色暗红或呈咖啡渣样,无泡沫,易凝结成块,并常混有食物残渣,常伴黑便。呕血患者一般有胃病史或肝病史。

(3)鼻、咽、口腔部位的出血一般较易窥见,诊断有困难者可进行鼻咽镜检查。

咯血的病因虽有几十种，但不外乎为四大类：支气管病、肺部病、心血管病及全身性疾病，以支气管和肺部病变咯血最多见，这其中又以肺结核、支气管扩张、支气管炎、肺癌和肺炎等咯血最为常见。

发生咯血不要惊慌，要保持镇静，并做到：①绝对卧床休息，取半卧位或患侧侧卧位，以减少血液的回流及流向健侧；②嘱患者轻轻地呼吸和咳嗽，不要做剧烈咳嗽，不可屏气；③要减少会客和谈话；④咯出的血不要咽下。如果是大咯血要暂时禁食，防止发生窒息，并立即送往就近的医院。

▶ 血尿剖析

血尿是泌尿系统有病变的主要症象，然而有些却是假性血尿。产生血尿的主要原因是尿中有血红蛋白与肌红蛋白。当食用某些药物如利福平、安替匹林、芦荟等，或食用某些食物如胡萝卜、红色菜等，或使用某些染料（如刚果红、酚红等），均可使人解红色的尿（假性血尿）。因此，一旦发现自己解红色尿首先要想想是否与上述因素有关，然后再考虑是否患了泌尿系统疾病。正确检查血尿的方法是尿液常规化验，它可以鉴别是血尿还是假性血尿。

血尿视混入红细胞的多少分为肉眼血尿和显微镜下血尿两种。肉眼血尿是指肉眼看见尿色鲜红，呈洗肉水样或浓茶样；显微镜下血尿是指显微镜下高倍视野达到3个或3个以上红细胞时。

血尿的病因有几十种，但概括起来常见的有泌尿系统

（包括肾、输尿管、膀胱、尿道）的炎症、结石、结核、肿瘤、另外，有几种也比较多见，如肾下垂、肾损伤、丝虫病以及一些血液病。患者发现自己解血尿，应去医院检查确诊。最简单的检查方法是做尿液常规化验，其次可做尿培养检查等。两者均可以鉴别是结核还是一般的炎症所致的血尿。再就是还可做既方便又无痛的 B 超检查，X 线腹部平片检查，它们都可以发现泌尿系统的结石。而静脉尿路造影、CT以及膀胱镜检查，不仅可以发现泌尿系统的结石，而且可以对泌尿系统的肿瘤作出诊断。

▶黑便剖析

解黑便是消化道出血的主要征象，然而食用某些药物（如铁剂、铋剂及中药）和某些食物（如动物血、肝脏、菠菜等），也可以使人解黑色大便。其原因是血液、药物、食物中的铁与肠道中的硫化物起反应生成硫酸铁而使大便呈黑色。

医学上对黑便有一种简单的化验方法叫大便潜血试验，它可以鉴别真假消化道出血，医学专家研究指出，只要上消化道出血量超过 60 毫升，大便即可呈现黑色；出血量超过 5 毫升，大便潜血试验即可呈阳性反应。胃内储血量200～300 毫升即可发生呕血（咖啡色液体）。失血量达到全身血量的 30％患者即可出血性休克（收缩压下降到90 毫米汞柱以下）。

此外，黑色大便颜色愈深（柏油样），说明出血量大；而黑色大便较稀，排便次数较多，也说明出血量大，仍在继续出血。反之，黑便若已成形，每天解 1 次，或隔天解 1 次，说明出血已基本停止,此黑便可能是原来出血的陈便。

倘若发现自己解黑便要查明原因,首先要想想近几天是不是吃了含铁量高的食物,然后要想到是不是患了上消化道出血病。何谓上消化道呢?用一句话就是十二指肠以上称为上消化道,即包括食管、胃、十二指肠、肝、胆、胰腺等脏器。引起上消化道出血的原因有几十种,但总的来说上述器官的溃疡、炎症、肿瘤、息肉、憩室、肝硬化门脉高压伴食道胃底静脉破裂,以及某些血液病,均可使上消化道出血而解黑便。

虽然解黑便的原因众多,但根据临床上的统计,最常见的只有四种,即胃十二指肠溃疡病、胃十二指肠黏膜病变、肝硬化门脉高压导致食道胃底静脉破裂出血及上消化道肿瘤。另外有二种也较为常见,一是胃黏膜脱垂病,二是食道贲门黏膜撕裂症。要鉴别是何种病变致上消化道出血,除了要根据病史、体征及常规检查以外,最准确而又方便的检查方法是消化道内镜检查(胃镜)。因此,胃镜是检查上消化道疾病的有力武器,特别是老年人发生上消化道出血首先要想到消化道癌肿的可能。

▶ 手足麻　皮肤痒　莫忘查血糖

典型的糖尿病患者是不难发现的,但有些糖尿病患者并没有典型的"三多一少"症状(多饮、多食、多尿,体重减轻),而仅仅表现一些并非引人注目的症状。比如,手足麻木、皮肤瘙痒等,尤其是女同志外阴瘙痒。这些很可能就是糖尿病患者起病的症状。

糖尿病患者由于血糖增高,糖原沉积于患者的中枢神经、植物神经和周围神经,使其发生病变而呈脱髓鞘、神经鞘膜细胞基底膜增厚、轴索崩解等。特别是末梢神经最常受累,表现为多发性末梢神经炎,使患者有肢端感觉异常、麻木、疼痛、灼热等。因此,发现有不明原因的肢端麻木,应怀疑自己是不是患了糖尿病,需赶快去医院查一查血糖和尿糖,因糖尿病患者易患末梢神经炎。

糖尿病患者由于尿中有糖分,尿渗透压增高,导致肾小管回吸收水的能力降低,故尿量增多;又由于大量的排尿,患者常有失水表现。因失水后的皮肤很干燥,因此患者常感全身皮肤瘙痒。女性患者还由于尿糖刺激阴部,常感外阴部瘙痒。

▶ 冬季生疖子　莫忘查血糖

夏天人身上生疖子(毛囊炎)较常见,但有的人一年四季反复长疖肿,特别是在严寒的冬季也会长出疖子来。因此,有些人认为是"上火"了,还有的人认为是没有洗澡皮肤肮脏的缘故,其实并非其然,而应考虑去医院检查血糖和尿糖,因为糖尿病患者易患疖肿。

糖尿病患者为什么易患疖肿呢?

我们知道,糖尿病是一种内分泌代谢紊乱性疾病,主要原因是体内胰岛素的相对不足或绝对不足,或体内存在胰岛素抵抗,致使血糖和尿糖增高,大量的糖从尿中排出,故称之为糖尿病。

胰岛素有促进氨基酸合成蛋白质的作用,糖尿病患者由于胰岛素分泌不足,使蛋白质的合成代谢减弱,而分解代谢却增强,大量的氨基酸从尿中排出(排出量比正常人高4～10倍);又由于氨基酸大量排出,即蛋白质大量消耗,患者的抵抗力降低,因而易患细菌、真菌感染,这就是糖尿病患者易生疖子的原因。

总之,对于反复患疖肿的患者,特别是疖肿出现在冬季,要赶快去医院检查血糖和尿糖,看看是不是患了糖尿病。如果确诊是患糖尿病,就要及时进行降血糖等治疗,只有糖尿病得到控制,皮肤的感染才能得到控制和治愈。

▶ 早年白内障　莫忘查血糖

白内障是老年人的一种常见眼病,然而有些中年人也患起白内障来,这就要查一查他的血糖和尿糖,看他是不是患了糖尿病,因为糖尿病患者易患早年白内障。

糖尿病是怎样导致白内障的呢? 前面已讲,糖尿病是由于胰岛素分泌相对不足或绝对不足,或体内存在胰岛素抵抗,导致血糖增高,致使糖、脂肪、蛋白质代谢产生紊乱,大量的糖从尿中排出。

正常人的眼睛晶状体是透明的,晶状体通过其表膜的弥散与渗透作用,以汲取房水的营养物质和排出晶状体的新陈代谢产物。而糖尿病患者由于血糖增高,水和电解质代谢紊乱,眼内房水的成分和渗透压会发生变化使晶状体内的成分和渗透压也会发生变化,晶状体的正常新陈代谢因此受影响,并渐产生变性和混浊,从而形成白内障。因此说,白内障是糖尿病的常见并发症。

　　早年白内障主要见于年轻的严重糖尿病患者,15～20岁比较多见,常为双侧性的,发展很快,往往于数日或数周内即形成白内障。由此可见,对于年龄未及 40 岁,在短期内发生双侧性白内障的患者应想到已患糖尿病,必须赶快去医院查一查血糖和尿糖。

　　糖尿病患者除了并发白内障以外,还可引起眼的微血管变化。经调查,约有 70% 的糖尿病患者全身小血管及微血管可发生一系列的改变,毛细血管基底膜增厚,眼底镜检查还可见微血管瘤、硬性及软性渗出物、出血及增生性视网膜病变。严重者常出现玻璃体内出血、视网膜剥离,临床上称糖尿病微血管病变,这就是糖尿病的特征性并发症。糖尿病性视网膜病变是造成糖尿病患者失明的主要原因,因此,凡是不明原因的视力障碍均应想到患有糖尿病的可能。

▶ 头痛病　莫忽视

　　她姓王,是个芳龄二十四的妙龄女子。她翻开日历一看,婚期临近了,于是她夜以继日地操办婚事。"五一"节前的某一天下午,她开始感到头痛,其母亲问她,是不是感冒了,她答曰,我又不发热,也没有鼻塞、咳嗽症状,不太像以往感冒头痛。到傍晚她头痛愈来愈严重,头像是要炸开似的,并呕吐数次,其母亲随手拿一粒"止痛片"给她服下,之后她便独自睡觉去了。第二天一早,其母亲到她床边看望,发现呼之不应,推之不动,把其母亲吓坏了,并立即送往医院。来到医院急诊室,李医生检查患者,发现王某心跳、呼吸已经停止,双侧瞳孔已经散大,宣布患者已死亡。瞬间,王某母亲及其未婚夫嚎啕大哭,简直不相信年轻的她竟会在一夜之间突然死去,左邻右舍还在猜测她是不是自杀身亡……

李医生详细询问了王某母亲关于患者起病的经过后,告诉王某的家属说,你女儿患的是蛛网膜下腔出血病。这个病来势很急,任何年龄均可发生,主要因先天性脑底动脉瘤或脑血管畸形破裂所致。用力、激动是该病的诱发因素,主要症状是突然发生剧烈的头痛和呕吐,轻症及出血量少的病例,意识尚清楚,严重及出血量大的病例,在剧烈头痛及呕吐之后,意识很快丧失,并逐渐加深,呼吸、心跳可突然停止死亡。王某就是属于后一种情况。从这件事告诉人们,对于原因不明的头痛病,千万不要盲目"止痛",要立即去医院检查,争取早期诊断、早期治疗,千万不要耽误了病情。

▶ 虚惊一场

门诊遇见一对夫妇,两人从农村远道而来,患者姓黄,今年 45 岁,就诊时妻子先介绍丈夫的病情:3 天前丈夫在地里劳动,突然下了一场暴雨,丈夫被大雨淋湿了,第二天起床发现嘴角歪了,这下把我们吓坏了。相信迷信的妻子一边要丈夫在当地就医,一边四处找算命先生,认为丈夫遇上了邪气,中了风,嘴歪是不祥之兆,患者在乡医院就诊了 2 天,不见好转,于是今天来到省城就医。

我仔细询问患者的病情并进行检查,发现患者既无高血压病史,现在血压也不高。患者神志是清楚的,说话口齿也清楚,双侧瞳孔等大正圆,颈项也软,四肢活动自如,四肢肌力也正常,未引出病理反射,因此完全可以排除脑出血和脑梗死。又由于患者起病突然,也可以排除颜面部及颅内肿瘤。之后,我令患者做皱额、蹙眉、闭目、鼓腮等动作,患者均不能做。我继续问患者吃饭时食物是不是会滞留在患侧的齿、颊之间?唾液会不会从口角流出来?舌头的味觉是不是差些?患者连声说,对!对!说到这里,患者的病便可以确诊了,他患的是面神经炎,也叫周围性面瘫。

医学上一般认为,该病为病毒感染所致,起病突然,好发于20～50岁的男性,常于晨起时发现面部僵硬,面颊动作不灵,患侧面部表情肌瘫痪,额部皱纹消失,眉低下,眼裂扩大,口角下垂。多数病例于起病后1～2个月有不同程度的恢复,少数病例恢复较慢,但一般预后均较好。听了我一席话,患者及其妻豁然开朗,真是虚惊一场,他们不再相信迷信了。

面神经炎的治疗可使用营养神经的药物,如维生素B_1、维生素B_{12};短期使用一些激素、如泼尼松、地塞米松;也可以使用一些抗病毒药物,如病毒唑、聚肌胞等。中医学治疗面瘫有丰富的经验,可根据症状辨证论治,针灸的疗效也很好。此外,还可以对面部及乳突部使用红外线照射或热敷。

▶似牙病　非牙病

刚刚查完病房,护士小吴告诉我,有一位患者在会议室里等你。我转身来会议室,只见一位五十开外的女同志用手掌摸着脸颊痛苦的坐在那里,她就是我儿子读小学时的祁老师,祁老师见到我立即说道:"李医生,我右边牙齿痛了好几天了,到牙科看了几次,不见好转,昨天还拔掉了一颗牙齿,还是不见好转,不知是什么原因?"

我仔细询问了一下病情,并进行检查,发现祁老师既没有龋病(龋齿),牙龈也没有发炎肿胀,因此可以排除牙病。再询问,祁老师陈述了这样两句话:我不仅上颌牙齿会痛,下颌牙齿也会痛,开始发作次数较少,近两天愈来愈频繁。因此,我很快就想到了祁老师是不是患了三叉神经痛。于是启发似的又继续询问,你牙痛是不是呈电击样阵发性发作?洗脸、刷牙、吃饭是不是会诱发?祁老师连声说:"对!对!我不仅洗脸会痛,连说话都会痛,致使我不敢多说话"。谈到这里,祁老师的病便可以确诊了,我给她开了取卡马西平的处方。第二天祁老师打电话给我,兴奋的对我说:"李医生,你看病很准呀!谢谢你为我治好了令人痛苦的三叉神经痛……"

三叉神经是一对脑神经,它有三个分支:眼神经、上颌神经、下颌神经。三叉神经痛是一种原因不明的三叉神经分布区域反复发作、短暂性的、阵发性的剧痛,多见于五十岁左右的女性。三叉神经痛以第二支(上颌支)、第三支(下颌支)发病率高,多为单侧性的,疼痛以面颊、上下颌或舌部最明显,洗脸、刷牙、说话、咀嚼、吞咽等均可诱发该病,发作呈闪电式,历时约几秒至 10 余秒,多不超过 1～2 分钟。严重者每分钟可发作数次,一日内连续发作几十次,患者极为痛苦,还伴有流泪,流涎等。检查患者并无明显的阳性体征,故容易误诊为牙病而误将牙齿拔除。卡马西平是治疗该病的首选药物。

▶ 小感冒酿成了大毛病

15岁的小梁是个品学兼优的初三学生,再过几个月就要参加中考了,他比平时更努力的学习。3月的某一天,他因受凉患上了感冒,出现发热、头痛、鼻塞、流涕、咽痛、咳嗽、小梁怕耽误了中考前学习,既不请假休息,也没有去医院就诊,家长也不在意,将家里剩下的退热药及先锋霉素服下。2天后发热是消退了,而其他的症状并没有明显的好转。

一个星期以后,小梁出现了胸闷、心悸、和乏力等症状,这下引起了家长的重视,母亲陪着小梁来到我院就诊。我向家长询问病情后,给小梁听了心肺,化验了血常规。发现小梁的第一心音减弱,心率增快,每分钟达120次,每分钟可闻早搏2~3次,还听到2级收缩期杂音,两肺呼吸音较粗,没有听到啰音。之后我立即给小梁申请了心电图及胸部X片检查。心电图报告:窦性心动过速,频发室性早搏。胸片报告:心影增大,两肺纹理增多。小梁的疾病被确诊为病毒性心肌炎。

病毒性心肌炎是由病毒感染后累及到心脏引起的。患者发病前1~2周常有病毒感染史,如上呼吸道或肠道感染,在人体抵抗力低下时,病毒感染又猖獗时发病(数量多、毒力强)。年轻人较常见。如果能及时规范治疗原发病(感冒或肠道感染),一般不会发展到心肌炎的地步。

患了心肌炎,只要没有出现心力衰竭等严重并发症,及时使用抗病毒药、皮质激素以及营养心肌药物,卧床休息,大部分也能恢复健康,只有一小部分患者会留下一些后遗症(如早搏等)。

听了我的一席话,小梁的母亲才松了口气,感到今后再也不能麻痹大意了。通过这一病例也给人们两点启示:①感冒虽然为一常见的小病,人们不可以小视,而应去医院接受及时规范的治疗。②感冒大多数是由病毒感染所致,要使用抗病毒药治疗,而单独使用抗生素治疗往往无效。

▶莫把"心痛"当"胃痛"

每周一上午是我上门诊的时间。曾遇见一位66岁患高血压病十多年的吴先生,他自述胃痛了几天,今天早上痛得更严重,遂由他女儿陪同来我院就诊。我问道:"你以前有没有胃病?"吴先生回答说:"几年前因胃痛作过一次胃镜检查,医生说我患有胃溃疡,经过半年的治疗好了,前几天过端午节我多吃了几个粽子,事后就开始感到胃不适和胃痛。"我问他"你胃痛发生在哪个部位?"他用手指着心窝部说:"在这里"。接着我又问:"你胃痛多半发生在什么时候?"患者答,"好像发生在饱餐以后和用力活动时"。我又问,"你胃痛每次持续多长时间?"患者答:"好像只有几分钟"。说到这里,患者突然面色苍白、出冷汗,并说不出话来……

我很快就想到了患者可能是患有冠心病心绞痛,我立即跑到门诊药房借来硝酸甘油给患者含服,又让护士给患者吸氧,随后与护士一同护送患者到急诊科。来到急诊科,我们立即给患者建立了心电监护和静脉输液,此时从心电图已看出患者心肌有严重缺血。其原因是冠心病所致。经过抢救,患者渐渐好转,患者女儿心情也平静下来并对我说:"李医生,我父亲患冠心病心绞痛怎么像胃痛?"

我给家属解释说:冠心病最显著又最重要的临床症状就是心绞痛。典型的心绞痛多位于胸骨后或左胸前,但有近一半患者心绞痛可以向身体其他部位放射,如左肩、上腹部、手指内侧、牙齿,易误诊为肩痛、胃痛、牙痛。心绞痛一般呈阵发性发作,每次 3~5 分钟,很少超过 15 分钟,经过休息或去除有关诱因部分可缓解,而含服硝酸甘油有良效。心绞痛最常见的诱因是体力劳动、运动、饱餐、过度脑力劳动、情绪激动等。你父亲是由于饱餐(消化道血流量增加导致冠状动脉血流量减少)诱发了向上腹部放射的心绞痛。

听了我的解释,患者女儿连连点头,表示了理解与感谢。

通过这一病例我们也得到一些启示:老年人,尤其是患有高血压、高血脂、糖尿病、动脉硬化的老年人,若发生上腹部或心窝部疼痛,不要被"胃痛"所迷惑,而应首先考虑冠心病心绞痛。这是因为冠心病心绞痛的后果严重,若不及时诊断和抢救,有一部分会发生心肌梗死而危及患者生命。而其他几种病(如胃溃疡、胆结石、胰腺炎等)虽然也严重,但不会引起猝死(立即死亡)。

▶ 并非祸不单行

赵先生今年 65 岁,患高血压病有十多年,一直在服降压药治疗。他酷爱搓麻将,一搓就是几小时,有时还通宵达旦。一个冬天的深夜,赵先生搓麻将时突感头痛,继之呕吐、昏迷,家人立即把他送进了我院。

经检查,患者神志不清,呈昏迷状态,血压 180/110 毫米汞柱,左侧瞳孔变小,对光反射消失,颈有抵抗,右侧肢体瘫痪。CT 片提示:左侧大脑出血、中线移位。显然赵先生患的是高血压脑卒中。我立即给患者输氧、降血压、降颅压、输液等治疗。经过抢救,除血压降至 150/90 毫米汞柱外,其他体征没有明显改观。第二天一早我准备请脑外科会诊,看患者有没有手术治疗的适应证。就在此时患者家属突然来到我办公室,焦急的说道:"李医生,糟糕了,患者吐血了。唉,真是祸不单行啊!"我立即来到患者床前,见患者烦躁不安、呕吐了大量咖啡色液体,我很快就拟诊患者是发生了上消化道大出血,其原因是因应激性溃疡所致。我立即叮嘱护士静脉注射奥曲肽以止血。看着家属焦急而疑惑的眼神,我解释说:这不叫祸不单行,而是患者脑出血以后产生的并发症,是脑出血患者常见的一种继发性病症,通过制酸止血治疗一般能很快止住出血。

应激性溃疡又名急性胃黏膜病变,出血性胃炎。它是指在应激状态下,如严重创伤、大手术、颅脑疾病、烧伤,严重感染及休克等强烈的应激因素,上消化道黏膜发生的急性损害而出现糜烂、溃疡及大量出血,患者通常无胃病史,突然发生呕血和解黑便,出血量大不易自止,但若抢救及时,止血也快。

听了我的解释以后患者家属连连点头,表示了理解,焦急的心情逐渐平静下来。

▶奇怪的胸痛

于老师是我中学时代的同学,现年 60 岁,他在县中学教书,每逢休息日他喜欢去郊外钓鱼,有一次他钓鱼回来的路上遇到了一场暴风雨,于老师被大雨淋得像个落汤鸡。

2 天后于老师发病了,患侧右季肋部疼痛,为阵发性针刺样痛,不向它处放射,也不发热,既往身体健康。当天于老师即来到县人民医院就诊,当地医生给他做了三大常规和肝胆胰肾 B 超检查,结果是均正常。接着又拍了胸部 X 光片,结果是心肺隔均正常。由于三大常规、B 超、X 光胸片均无阳性发现,当地医生感到疑惑不解,让于老师第二天上午去做胃镜检查,看上消化道有没有毛病。于老师回到家里,看到"胸痛"没有丝毫缓解,心理很焦虑,他突然想到了中学时代老同学李医生在省城行医,于是当天晚上即给我打了电话。于老师详细地向我介绍了他的病情以及在县人民医院就诊的结果,我当即让他第二天来我院就诊。

第二天上午我查完了病房,见到了如约而至的老同学于老师。我看了县人民医院的病历和检查单以后开始检查患者,心肺部听诊没有发现异常,腹部触诊也没有发现异常,右季肋部有一长约 10 厘米条形触痛,表皮没有见异常。我一边检查患者,一边思考着,根据患者胸痛在右侧季肋部,为阵发性针刺样痛,故此可以排除心绞痛。根据三大常规、肝胆胰肾 B 超以及 X 光胸片结果,也可以排出肺部以及肝胆胰肾病。由于患者没有消化道症状(如反酸、嗳气、腹泻等),既往也没有胃病史,故此可以基本排除消化道疾病。出于我行医30余年的经验，根据患者年已6旬，前几天又被大雨淋，相关检查又没有阳性发现，患者精神状态尚好，因此我初步考虑于老师可能患有带状疱疹病。于是我给他开了一些抗病毒、止痛药，并告诉他目前没有发现你有严重疾病的迹象，只有一边治疗，一边继续观察，不要紧张。

病后第四天，于老师又来到我院找到我，并告诉我，疼痛的部位长出了一排水疱。我掀起他的上衣，果真看见了一排长约8公分布满了米粒至绿豆大小的水泡。我笑着对于老师说：真相终于大白了，奇怪的"胸痛"不奇怪了！你患的真是带状疱疹病。

带状疱疹在临床上不少见，它与水痘是同一病毒，儿童感染该病毒后发生水痘，成人在身体抵抗力下降时则发生带状疱疹，本病常骤然发生，主要表现沿周围神经单侧分布的神经痛，可于发疹前出现或伴随发疹过程之中。疼痛呈阵发性电灼样或针刺样，皮肤初起为片状红斑，继之出现成簇米粒及绿豆大小，半球形水疱。部分老年人在皮疹消退后可遗留顽固性神经痛，持续数月之久，本病有自限性，治疗以抗病毒、止痛和防止继发性感染为原则，可使用病毒灵、聚肌胞、病毒唑等抗病毒；可使用去痛片、普瑞巴林（商品名乐瑞卡）止痛。普瑞巴林的疗效很好。有报道甲氰咪呱有良好的疗效。还可以使用维生素E。本病预后良好。

▶她的休克源于何因

一个星期六的上午，我在病房值班，突然从急诊科收入了一位休克待查的患者。正在值班的吴医师立即迎上前去，当见患者面色苍白、四肢冰冷，马上叫我来帮忙。我见患者神志恍惚、烦躁不安、呼吸急促，一边嘱吴医师测量血压，一边向患者丈夫询问她的病情，患者丈夫说，我爱人今天早上独自上街去买菜，在回家的路上突然感到右下腹痛，随后就倒在地上，我见爱人面色苍白、四肢冰冷，感到病情严重，立即送她来医院就诊。吴医师测完血压向我报告说患者现已休克，血压只有 60/20 毫米汞柱。我立即嘱咐吴医师给患者静脉点滴右旋糖酐同时向丈夫继续询问。她有没有肝病或胃病？这几天有没有呕血和解黑便？患者丈夫连声回答说，没有、没有。因此，可以排除消化道出血和胃穿孔引起的休克。我接着又问，她什么时候来的月经？患者丈夫回答说，有一个多月没有来月经，她去年已上环。我又问，她平时的月经是不是按时来潮？患者丈夫回答说，平时月经蛮准时。

之后我开始检查患者，发现患者心率快而低钝，脉搏细速，腹肌较紧张，右下腹有较大范围的压痛和反跳痛。由于患者是突发性腹痛，没有转移性右下腹痛的经过，又不发热，因此我初步考虑刘某患的是异位妊娠（宫外孕）。我立即建议吴医师请妇产科医师紧急会议。听完我的病情介绍后，妇产科张主任给患者做了子宫后穹窿穿刺，结果抽到了不凝固的血，到此，异位妊娠的诊断便确立了，刘某的休克就是因出血引起的失血性休克。经过一个多小时紧张而有条不紊的抢救，破裂的输卵管结扎了，腹腔的血也清洗干净了，患者转危为安。

孕妇得救了，但这里给人们以启示，育龄妇女下腹部痛别忘了自己的经期,千万不要漏了到妇产科检查,看是否异位妊娠。另外,现在带环受孕的妇女也屡见不鲜,上环妇女不要被"已上环"所迷惑。

▶ "高明"来自积累

一个周六的晚上,我在病房值二线班,突然来了一个休克待查的患者。正在值班的张医师立即迎上前去,一边向家属询问病情,一边给患者测量血压并检查患者。原来患者是我院一位护士长的父亲,今年72岁,两天前有些畏寒、咳嗽,但不发热,食欲不好,大小便没有异常,既往除发作过胃病以外没有其他毛病。今天傍晚病情突然加重,人感头晕、恶心、出冷汗、四肢冰冷,不愿说话。

张医师检查患者后向我报告说,患者体温36 ℃,血压只有60/30毫米汞柱,患者面色苍白、四肢冰冷,心音较低钝,心率较快,每分钟120次,心律齐,没有听到杂音,肺部也没有听到啰音,腹部也没有发现阳性体征,休克的原因不清楚。我嘱张医师给患者急查血常规,结果显示:血色素、红细胞以及白细胞均在正常范围,因此,可以排外失血性休克,也可以排除急腹症所致的感染性休克(如胆道感染、胃穿孔、阑尾炎等)。我仔细地检查患者,凭从医三十余年的经验,我决定重点听诊患者的肺部,结果在患者的左胸下背部听到一胸膜摩擦音,诊断大致就清楚了——老大爷肺部感染导致感染性休克。立即采取吸氧、抗感染、抗休克、输液等处理,病情渐渐好转,第二天患者的血压也恢复正常,面色也转红,四肢也转暖了。

病情稳定后我嘱张医师护送患者到放射科摄胸片检查。结果显示：左下肺部感染。回到病房患者家属连声说："李医生，你真高明！"何来"高明"，"高明"来自于积累，来自于仔细！

老大爷得救了，从中我们也得到几点启示：其一，高龄患者由于免疫力差，患有感染时体温可能不升高，白血球也可能不升高。其二，高龄患者由于身体机能降低，反应性差，痛觉减退，患有肺部感染时可能没有典型的呼吸道症状，如咳嗽、胸痛、咳铁锈色痰等。其三，高龄患者由于抵抗力差，轻度的肺部感染也可能导致严重的感染性休克。

▶急性腹痛的自我识别

急性腹痛是临床上常见的病症，如急性胰腺炎、胃穿孔、异位妊娠都是严重的急腹症，若能及时发现，就能避免其发展为腹膜炎及休克而危及生命。

怎样自我识别急腹症呢？根据腹部脏器的性质和病变的部位，一般分为四类：

1. 空腔脏器病变　胃、肠、胆囊、膀胱、子宫等为空腔脏器，这些脏器当有病变时，除了会出现所在部位的腹痛以外，疼痛的性质多为阵发性的、痉挛性的，比如：

（1）胃和十二指肠溃疡病为上腹部周期性、节律性疼痛，常伴有反酸和嗳气，进食或服碱性药物可缓解。

（2）急性阑尾炎开始为上腹阵痛，以后转到右下腹，常伴有发热。

（3）急性肠炎除了脐周阵发性疼痛以外，常伴有腹泻及呕吐。

（4）胆囊炎、胆结石为右上腹阵发性绞痛，向右肩部放射，常伴有呕吐、黄疸及发热。

（5）膀胱结石为下腹部阵发性绞痛，常伴有血尿和尿频、尿急、尿痛症状。

（6）机械性肠梗阻为脐周阵发性绞痛，常伴有呕吐粪样液体，无排便及排气，腹部可见肠型或肠蠕动波。

（7）异位妊娠为单侧下腹部撕裂样痛，逐渐波及全腹部，见于育龄妇女有停经或不规则阴道流血史，伴有不同程度的昏厥及休克。

2. 实质性脏器病变　腹部实质性脏器发病率高的是肝、胰和肾，多为所在部位腹部持续性痛，但可阵发性加剧。比如：

（1）肝痛时为右上腹持续性隐痛，常常伴有黄疸和食欲下降。

（2）急性胰腺炎主要是表现左上腹呈带状持续性痛，好发于饱餐及酒后。

（3）肾结石为患侧腰部持续性绞痛，常沿输尿管放射，伴血尿、尿频和尿急。

3. 腹膜病变　主要为腹膜炎，常继发于阑尾炎、溃疡病、胆囊炎穿孔、急性胰腺炎等。该病常在原腹痛基础上疼痛突然转剧，并扩展至全腹部，呈持续性。呼吸、咳嗽和转动身体均使腹痛加剧，常伴有面色苍白、四肢发凉、出冷汗等休克症状，患者多取两腿弯曲的平卧位，全腹均有压痛及反跳痛，腹部呈板状强直。

4. 肠系膜病变　主要是肠系膜供血不足，多见于动脉硬化,肠系膜血管炎造成组织局部出血及肠管功能障碍而引起的腹痛,疼痛好发于餐后,持续半小时左右可自然缓解。

▶怎样早期发现肺癌

肺癌是最常见的恶性肿瘤,有资料统计它已上升为群癌之首。本病的病因尚不清楚,但与下列因素有关:

(1)物理化学致癌因素:如长期接触无机砷、石棉、铬、镍、焦油、烹饪中的油烟以及放射物质。

(2)大气污染:如长期吸入含有苯物质的空气。

(3)吸烟:吸烟者比不吸烟者肺癌的发病率高出 10～13 倍。有证据表明 80％的肺癌发生与吸烟有关。

(4)慢性呼吸道疾病:如有慢性支气管炎、肺结核者发病率较高。新近研究还认为肺癌与精神因素有关,嬉称气出来的癌。

根据肺癌的发生部位可分为中央型和周围型两种二种。肺癌的症状取决于它的发生部位、发展阶段和并发症。肺癌的早期可无症状,仅在 X 线健康检查时发现。中央型者出现症状较早,周围型者较晚。肺癌常见的症状有咳嗽、咯血、胸闷、气急、发热、喘鸣、消瘦等。这里要特别指出的是肺癌的肺外表现,这些肺外表现常常有助于肺癌的早期诊断,然而也易被人们所忽视。肺外表现可出现于肺癌发现之前或发现之后,也可同时出现,包括杵状指、肥大性骨关节病、皮肌炎、硬皮病、男性乳房发育、高血钙、低血糖以及各种神经精神症状等。而当肺癌转移时则引起胸腔积液、胸壁水肿、颈静脉怒张、声音嘶哑、吞咽困难、膈肌抬高、上眼睑下垂、眼球凹陷、心包积液等。

肺癌的诊断主要依靠胸部 X 线摄片检查、肺 CT、痰液脱落细胞检查以及纤维支气管镜检查。特别是纤维支气管镜检查对诊断中央型肺癌很有帮助,不仅可直接窥视支气管的情况并可取下病变组织做病理检查,而且可吸取痰液做脱落细胞检查。

怎样早期发现肺癌呢?

凡年龄在 40 岁以上,特别是男性有长期吸烟史,烟龄在 400 年支以上者(即每天 20 支连吸 20 年),当出现下列情况应高度重视,应怀疑肺癌的可能。即:刺激性咯血持续 2～3 周,经积极的内科诊疗无效者;或原有慢性呼吸道疾病,咳嗽性质改变者;持续痰中带血而无其他原因解释者;单侧性局限性喘鸣,不因咳嗽而改变者;反复同一部位的肺炎,特别是节段性肺炎;原因不明的四肢关节疾病及杵状指;X 线上呈局限性肺气肿,段、叶性肺不张;无中毒症状的胸腔积液,且增长快,尤其为血性积液者。

发现以上体征应尽快去医院做 X 线、CT 以及纤维支气管镜检查,以便早期诊断,尤其是低剂量的螺旋 CT 对诊断肺癌很有帮助,可用于筛查肺癌患者。

▶ 怎样早期发现食管癌

食管癌是一种常见的恶性肿瘤,多见于 40 岁以上的男性,我国北方多于南方。食管癌病因尚不明,但长期饮烈性酒和吃刺激性食物,或进食过快、过热、过粗以及食道的某些慢性病变等均可成为本病的病因。

食管癌的主要临床症状是进行性吞咽困难,开始只是食物通过时有些不适感或堵塞感,渐发展为食物通过受阻,先是不能进固体食物,以后只能进流质,有些患者主要表现胸部不适或胸骨后疼痛,疼痛可放射至背部或咽喉部。由于食物通过受阻,常出现食物反流。当癌肿侵犯喉返神经时可出现声嘶,侵犯膈神经可引起呃逆或膈肌麻痹,压迫气管可出现气急、干咳,侵蚀主动脉可出现大出血等。

食管吞钡 X 线透视以及摄片或食管镜检查都是诊断该病的主要方法。食管镜检查不仅可以直接观察癌肿的部位、大小及类型,还可以钳取肿瘤组织进行病理检查以明确诊断。因此,对一个年过 40 岁、有进行性吞咽困难,或胸骨后疼痛的患者赶快去医院做食管镜或食管吞钡 X 线检查,以早期发现病变。

▶ 怎样早期发现胃癌

胃癌是消化道最常见的恶性肿瘤之一。过去诊断出的胃癌患者大多数已是中、晚期。中、晚期胃癌即使手术切除,其 5 年生存率低于 40%。近 10 余年以来,我国对胃癌的早期诊断已有相当的进步,预后已有改观,如果能早期发现,早期手术切除,其 5 年生存率可达 90% 以上。

早期胃癌是指癌肿局限于胃黏膜及黏膜下层,没有远处转移。胃癌起病隐匿,没有特异性症状,也没有特殊的体征,常常与溃疡病、慢性胃炎、消化不良等混淆。但如果我们能仔细地询问病史,密切观察病情,提高警惕而早期检查,该病是可以早期发现的。

怎样早期发现胃癌呢?

对一个没有胃病史且年过40岁者,在无明显诱因的情况下,出现上腹饱胀不适、疼痛、厌食,进行性贫血,进行性消瘦,低热,大便潜血试验持续阳性;或者原有胃病史,但疼痛的节律发生改变,变为持续性,进食后加重,使用制酸剂又无效,就要高度怀疑。出现以上两种情况应赶快去医院做胃镜和胃肠钡餐摄片检查。特别是胃镜检查是诊断胃癌的有力武器。

近十多年,通过胃镜和病理切片检查,使我国在胃癌的早期诊断上已积累了丰富的经验。因此,对于怀疑胃癌的患者应尽早去医院做胃镜检查,以便早期诊断、早期治疗。

▶怎样早期发现肝癌

原发性肝癌是消化道常见的恶性肿瘤,是所有癌肿中恶性程度最高的一种,素有"癌中之王"之称。其发生率占消化道肿瘤的第四位。肝癌早期易误诊为肝炎、肝脓肿、肝囊肿、肝硬化等,直至肝进行性肿大、黄疸、腹水等即已进入晚期。近十多年来,我国在原发性肝癌的早期诊断和治疗上都有较大的进步(尤其是上海中山医院),其预后已有明显的改观。

要早期发现肝癌,首先要发现亚临床型(无明显肝癌症状及体征者称亚临床型肝癌)及小肝癌(单个结节或两个肝癌结节直径之和小于2~3厘米者称小肝癌)。而要发现亚临床型及小肝癌,就要广泛开展健康教育及健康普查,定期检查甲胎蛋白（AFP）及做 B 超检查。特别是对于一个过去或现在感染了乙型肝炎或丙型肝炎者，或者其他肝病背景的男性中年更要提高警惕，更要定期复查甲胎蛋白，定期做 B 超检查。如果有原因不明的肝区疼痛、纳差、消瘦、进行性肝肿大的，也要高度怀疑患有原发性肝癌，赶快去医院做甲胎蛋白及 B 超检查，必要时还要做 CT、核磁共振及腹腔动脉造影等检查。

由于亚临床型及小肝癌的发现，使肝癌的自然病程由过去的 4～6 个月延长到 24 个月。如果我们再对亚临床型及小肝癌进行积极的内外科综合治疗，亚临床型及小肝癌的生存期则明显高于中、晚期患者。一般来说，亚临床型的 5 年生存率可达 43.9%，小肝癌可达 53.8%。因此，发现亚临床型及小肝癌是早期发现肝癌的关键。

▶甲胎蛋白升高就是患肝癌吗

甲胎蛋白（AFP）在人的胚胎早期存在，出生以后即迅速消失。所以，正常人的血清只有极微量的 AFP 存在，一般不超过 10 微克。当人的组织细胞增生时可以重新在血液中出现，比如活动性肝炎、肝硬化、妊娠、生殖泌尿系统肿瘤、胃肠道肿瘤等均可引起 AFP 升高，只不过升高的幅度不大（一般不超过 200 微克），持续的时间也不长（一般不超过 4 周）。而原发性肝癌的患者，AFP 升高的幅度要大很多，持续的时间也较长。

医学专家经过大量的临床实践指出：AFP 超过 400 微克、持续 4 周以上，或 AFP 超过 200 微克、持续 8 周以上，即可诊断为原发性肝癌。AFP增高有5种动态变化：①持续高浓度。②持续上升。③先高后低又复上升，呈马鞍形。④持续低浓度。⑤一度阳性后很快转阴。前三者大多数后被证实为肝癌，后二者大多不是肝癌。

虽然，AFP的测定对原发性肝癌的诊断很有价值，但仍要结合病史、体征以及特殊的检查方法，如B超、CT、MRI、同位素扫描、肝血管造影等综合判断，只有这样才不会误诊患者。肝脏胆管细胞癌时，血甲胎蛋白可以不升高。

▶怎样早期发现大肠癌

大肠癌是指发生在各段结肠或直肠的癌肿，是消化道常见的恶性肿瘤，近些年明显增多。大肠癌中又以直肠癌最多见，占60％左右。由于本病没有特异性临床表现，常误诊为痔疮、结肠炎或结肠功能紊乱等。但如果我们能仔细询问病史，密切观察病情变化，提高警惕，及时的做一些检查，是可以早期发现大肠癌的。早期诊断大肠癌是早期治疗的关键，而早期行根治性手术切除癌肿，其5年生存率可达50％以上。可见早期发现大肠癌有着重要的意义。

怎样早期发现大肠癌呢？

对于一个有家族性的多发性结肠或直肠息肉病史者；或有慢性溃疡性结肠炎、血吸虫病性结肠肉芽肿、慢性细菌性痢疾者；或者有慢性阿米巴痢疾史，又经正规的内科诊疗，症状不见好转者；或者中年以后大便习惯发生改变，即或便秘或腹泻，或腹泻便秘交替出现，粪便表面常附有少量血液和黏液,经积极的内科治疗而不能满意缓解者;或者既往无胃病史,年过40后近期出现持续性腹部不适、气胀、腹隐痛,而上消化道检查又是阴性者。凡有以上现象之一的就应高度怀疑是否患有大肠癌,必须赶快去医院做直肠指检、钡灌肠或纤维结肠镜检查。特别是纤维结肠镜是检查诊断大肠癌的有力武器,不仅可以直接窥见大肠内有无肿瘤、肿瘤的部位及大小,而且可以取下活体组织进行病理切片检查,从而确定病变的良、恶性,大便潜血试验是筛查大肠癌的简便好方法。

▶警惕胰腺癌的早期"信号"

胰腺癌号称新的"癌中之王",近些年有增多的趋势。胰腺癌是进行性生长的恶性肿瘤,多见于中老年人。临床上诊断的胰腺癌大多数为晚期患者,此类患者疗效差、手术后五年生存率仅为 $1‰\sim2‰$。因此,早期诊断是早期治疗的关键。

胰腺癌的病因尚未明了,多认为与吸烟、糖尿病、慢性胰腺炎、饮酒以及某些致癌物质有关。根据最近召开的全国胰腺癌研讨会专家的共识,一致认为,胰腺癌有三个早期"信号":①腹胀、腹痛,向腰背部放射,前倾及胸膝位疼痛减轻,夜间及进食加重。②不明原因的血糖升高(排除糖尿病)。③有恶心、呕吐、腹泻、食欲差、消瘦等症状。

发现有上述症状者应尽早做影像学检查。包括 B 超和 CT,或者逆行胰胆管造影、腹腔动脉造影及核素扫描检查等。

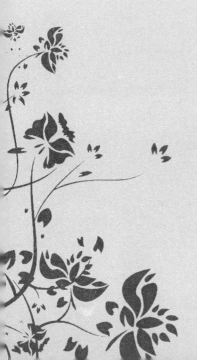

疾病浅谈

▶ 什么是反应性胸膜炎

反应性胸膜炎是由于上腹部某些脏器的病变波及到相邻的胸膜而引起的一种炎性反应。比如,常见的肝顶部脓肿(肝脓疡)波及右下肺胸膜,引起咳嗽、呼吸困难、右肩部疼痛(炎性反应刺激膈神经向右肩部放射所致)等症状,医生听诊时还可听到右肺底部有湿性啰音或胸膜摩擦音。以上这些都是肝脓肿引起的反应性胸膜炎。

反应性胸膜炎表面上酷似呼吸系统疾病,其实病根不在肺而在临近的脏器,临床上要注意区分,患者不可因呼吸道症状只看肺科而忽视了原有的病根(原发病)。临床上通过胸部透视和 B 超检查都可以确诊反应性胸膜炎及它的原发病。肝脓肿所致的反应性胸膜炎,直立位胸透可见膈肌运动受限制并升高,右肺底可见云雾状阴影,右胸腔可见积液或炎性反应,肝区 B 超检查可确诊肝脓肿并准确定位。

▶ 心脏传导阻滞是怎么回事

心脏之所以能有节律的跳动有赖于心脏传导组织的特性(自律性),当来自窦房结发出的电冲动不能下传时,即为心脏传导阻滞。

心脏病变时由于所阻断的传导组织的部位不同,常将心脏传导阻滞分窦房传导阻滞、房室传导阻滞、左右束支传导阻滞三种。一般以后二种较常见,也最重要。其中,房室传导阻滞又由于阻滞的程度不同分为三度。第一度为激动时间传导的延长，患者除原有疾病的症状外，多无自觉症状，只有在心电图上才能发现。第二度为激动部分被阻滞，此时患者感觉心率变慢，且不规则，心搏有脱落现象。第三度为激动完全被阻滞，心房与心室各自搏动，患者感气促、心悸、胸闷、头晕、乏力等，严重时可出现心搏停止（阿-斯综合征）。左右束支传导阻滞的患者，由于心率和心律一般没有什么变化，患者可能没有什么自觉症状，只有心电图才能发现。

传导阻滞可能是暂时性，也可能是间歇性和永久性的。暂时性或间歇性者，可能是由于迷走神经兴奋增加而引起，也可能是疾病或药物引起。永久性的传导阻滞多数是因心脏有器质性病变。

暂时性房室传导阻滞多见于洋地黄中毒、风湿热、急性心肌梗死、急性感染。永久性房室传导阻滞多见于冠状动脉粥样硬化性心脏病（冠心病）、风湿性心脏病、心肌炎后遗症及先天性心脏病等。右束支传导阻滞较多见，主要见于风湿性心脏病、冠心病、肺源性心脏病以及先天性心脏病。正常人虽也可见，但多为不完全性右束支传导阻滞。左束支传导阻滞绝大多数见于器质性心脏病，且多伴有心室肌弥漫性损害，如冠心病、高血压性心脏病、心肌炎等。

▶ 低血压不是贫血

临床中，经常遇到患者把低血压错误地认为是贫血，其实，低血压和贫血是病因完全不同的两种症状。

一般认为,成年人肱动脉血压低于 90/60 毫米汞柱即为低血压。低血压可分为急性低血压和慢性低血压。急性低血压是正常血压突然明显下降,这常常是严重疾病的临床表现之一。慢性低血压可分为:体质性低血压、体位性低血压、内分泌功能紊乱所致的低血压,心血管疾病所致的低血压,高原性低血压。

贫血,一般是指在单位容积的血液内血红蛋白量、红细胞计数以及红细胞压积低于正常而言。通常,成年男性血红蛋白量低于 120 克/升,成年女性低于 110 克/升时,即称贫血。造成贫血的原因主要有 3 类:失血,如消化道出血;溶血,如蚕豆病;造血原料缺乏,如缺铁或缺乏维生素 B_{12}。从以上可以看出,低血压和贫血是两个完全不同的概念,即低血压患者不一定贫血,同样,贫血患者血压也可以正常。

▶ 什么是药物性胃炎

胃黏膜屏障是胃黏膜的重要防御因子,正因为有了这道"防线",才可以保护胃黏膜不致被自身消化。但是,在多种病理条件下如有些药物,可破坏正常的胃黏膜屏障功能,使胃黏膜通透性增加,引起胃酸分泌增加,毛细血管扩张,血管通透性增加,血浆外渗,黏膜充血、水肿、出血和坏死,这在医学上叫急性胃黏膜病变。如果因药物所致者则称为药物性胃炎。

自从胃镜检查开展以来,特别是急诊胃镜检查(患者出现症状后 24～48 小时以内检查)很容易发现这种病变。实践证明,胃黏膜病变导致的上消化道出血占各种上消化道出血原因的第二位。

哪些药物可以引起急性胃黏膜病变呢？

常见的药物有：酒精（乙醇），水杨酸类（特别是阿司匹林），保泰松、吲哚美辛（消炎痛）、皮质激素、利血平、抗生素（红霉素、金霉素等）。呋喃西林、氨茶碱、氯化钾、氢氯噻嗪等。

发生了药物性胃炎，轻者则感上腹胀、胃痛、嗳气、反酸、呕吐等；严重者可致胃出血和穿孔。

治疗方面，首先要停用对胃黏膜有损害的药物，如一定要用，可合并胃黏膜保护剂使用。如果是浅表性胃炎，可使用胃黏膜保护剂，如硫糖铝、施维舒等，以加固胃黏膜屏障。这两种药物均可在胃黏膜表面形成一层薄膜，以隔开攻击因子（如胃酸、胃蛋白酶、药物等）对胃黏膜的侵蚀作用。

如果发生了胃出血，可使用甲氰咪胍、雷尼替丁、法莫替丁、奥美拉唑、兰索拉唑等抑制胃酸分泌的药物，以达到止血的目的。注意，严重出血者要住院治疗。

▶何谓应激性溃疡

应激性溃疡又名急性胃黏膜病变，出血性胃炎。它是指在应激状态下，上消化道黏膜发生的急性损害而出现糜烂、溃疡及大量出血，若不及时抢救，可危及生命。

哪些因素可引起应激性溃疡呢？如严重创伤、大手术、颅脑疾病、烧伤、严重感染及休克等均为强烈的应激因素，在这些状态下均可产生应激性溃疡。有时过度紧张，强烈的情绪波动、劳累,甚至气温突然改变也可作为应激因素引起的应激性溃疡和出血。

目前引起应激性溃疡的机制尚未完全明了,但胃黏膜屏障被破坏是主要原因。正常胃黏膜能阻止氢离子从胃腔向胃黏膜内扩散,同时也可阻止钠离子从黏膜细胞间隙向胃腔内扩散。这种只允许氢离子及钠离子各自向一方向通行的功能称为胃黏膜屏障,主要保护胃黏膜不致被自身消化。在多种应激状态下,如前述各种诱因均可破坏正常的胃黏膜屏障功能,使胃黏膜通透性增加,引起氢离子和钠离子向相反方面扩散。氢离子的逆扩散可导致迷走神经兴奋,胃运动加强。同时,使组胺分泌增加,引起胃酸分泌增加,胃黏膜毛细血管扩张,血管通透性增加,血浆外渗;引起黏膜充血、水肿、坏死和出血。

除此以外,胃黏膜血液循环障碍,胆汁返流,胃液分泌异常也是促进应激性溃疡的因素。应激性溃疡的主要临床表现是上消化道大量出血,表现为骤然发生呕血和解黑便,出血量大,不易自止,而且患者通常无胃病史。本病若抢救及时,止血也快。急诊胃镜检查(出血后 24~48 小时以内行胃镜检查)是诊断本病的主要手段,胃肠钡餐检查不能发现病灶。

自从 H_2-受体阻滞剂、质子泵抑制剂奥美拉唑问世以及急诊胃镜治疗开展以来,治疗本病有了切实的进步。H_2-受体阻滞剂、质子泵抑制剂可大幅度降低胃酸,使胃内环境有利于止血,使糜烂及溃疡能迅速愈合,也可使用奥曲肽(善宁)止血。通过急诊胃镜检查还可向病灶部位喷洒药物而达到止血的目的。

▶溃疡病有哪些并发症

溃疡病是一种慢性、周期性、节律性发作的常见病。该病除了反复发作可引起腹痛、反酸、嗳气、恶心、呕吐等症状外,常见的并发症有出血、穿孔、幽门梗阻和癌变,其中以出血最为常见。

1. 出血 溃疡病并发出血是上消化道出血最常见的原因,其主要临床表现是呕血和解黑便。溃疡病原来的症状在出血前可加重,出血后却可减轻,但有 $10\% \sim 15\%$ 的患者无溃疡病史而以大出血为首次表现。

2. 穿孔 穿孔是溃疡病第二常见的并发症。当溃疡深达浆膜层时进而可以发生急性穿孔,此时胃或十二指肠的内容物进入腹腔,导致急性腹膜炎。急性穿孔的诱因有饱餐、粗糙食物和引起腹压骤然增加的因素(如剧烈咳嗽、餐后运动等)。临床表现是突发上腹剧痛、满腹有压痛、腹壁呈板状,X 线腹透视见膈下有游离气体,严重者可出现休克。急性穿孔的患者要立即行外科手术治疗。

3. 幽门梗阻 幽门梗阻是溃疡病的第三个并发症。持久性的幽门梗阻是因溃疡愈合时的瘢痕形成,或与周围组织粘连形成。幽门管溃疡更易并发幽门梗阻。主要临床表现为餐后的腹痛、大量呕吐、呕吐物带酸性酵味,严重者可引起水和电解质的紊乱。幽门梗阻是外科手术的适应证。

4. 癌变 癌变是溃疡病的第四个并发症。溃疡病患者如果疼痛的节律发生改变,变为持续性、进食后加重、使用制酸剂又无效，或者出现厌食、进行性贫血、进行性消瘦、化验大便潜血试验持续阳性，就要高度怀疑溃疡病癌变，患者应赶快去医院检查。

▶ 胃切除是把双刃剑

胃切除是 20 世纪 80 年代以前外科的常见手术，如今为什么胃切除手术减少了许多呢？这主要是消化内科医生在治疗溃疡病及其并发症方面有了巨大的进步。同时，大量的临床实践也证明，胃切除以后有可能发生一些并发症。因此，20 世纪 80 年代以后消化内科医生不主张一般的胃溃疡及胃出血患者手术治疗，除非合并有胃穿孔、幽门梗阻、胃癌变以及反复大量出血，又经严格的内科治疗无效的患者才行手术治疗。然而，有不少的患者不听医生的话，认为"长痛不如短痛"、"切掉了溃疡省掉了以后的并发症"，等等，坚持要求手术治疗。殊不知，胃切除以后本身就可能产生很多的并发症，诸如倾倒综合征、贫血、吻合口炎、残胃癌等。特别是残胃癌的发生率比胃溃疡本身的癌变率要高出 1～7 倍。

自 1976 年 H_2-受体阻滞剂问世以后（包括西咪替丁、雷尼替丁、法莫替丁等），溃疡病的治疗取得了切实的进步，一般 1～3 天可以止痛，3～5 天能止住血，4～8 周溃疡的愈合率可达到 80％以上。

1979 年，又发明了质子泵阻滞剂洛赛克（奥美拉唑），使溃疡病患者数分钟至数小时就可以止痛，1～3 天能止住血，4～8 周溃疡的愈合率达到 90％～100％。既然治愈率提高了，癌变率降低了，患溃疡病的朋友，你想一想，有这么多高效、速效、低毒的抗溃疡药，何必急于手术呢！

▶ 胃镜—专多能　早查为安

过去做胃镜检查，一般要等患者的病情稳定以后做。比如，上消化道出血的患者一般要等止血（不呕血、不解黑便），贫血也基本得到了纠正，才让患者去做胃镜检查，以判断患者出血的原因及部位。但医学专家发现，消化道有些病变在病情稳定以后病变已愈合，结果找不到病变的部位。

急性胃黏膜病变（急性胃炎）就是如此。由于胃壁有丰富的血液循环，黏膜上皮细胞再生旺盛，黏膜修复能力很强，加上近些年特效抗溃疡的药物使用，使得急性胃炎引起的出血在36小时后，胃黏膜病变已趋于修复，因此发现不了病变的部位。

近些年来，专家根据大量的临床实践经验提出，只要患者情况不是太差，能耐受检查，特别是有些原因不明的大出血患者必须在短时间内弄清楚出血原因时，就要立即行急诊胃镜检查，以便早期诊断、早期治疗，不必等到出血停止、贫血纠正以后再做胃镜检查。

急诊胃镜检查是指发病以后24～48小时内做胃镜检查。目前，通过这种检查方法一方面可以最迅速发现出血的原因及部位，另一方面可以通过胃镜进行治疗。例如，通过胃镜向出血部位喷洒止血药物以止血等。又如，肝硬化门脉高压症引起食道胃底静脉曲张破裂出血，此时就可以在胃镜下实施曲张静脉结扎术。胃息肉出血同样也可以在胃镜下止血或行息肉摘除术。另外，部分胆道蛔虫（指蛔虫位于胆道下端）、上消化道异物等急诊均可在胃镜下取出。

▶ 消化道息肉该不该切除

息肉一词来自法语，形态上为一肿物，一端有多个突起，另一端固定在管腔脏器上，由黏膜或和黏膜下层组织隆起形成。

消化系统是息肉的好发部位，可见于食道、胃、胆囊、小肠和大肠，其中又以胃、胆囊和大肠为多见。消化道息肉好发于中老年人，由于很少引起症状，也很少引起出血和梗阻，因此往往不易被发现，多数是在体检或检查其它疾病时才被发现的。20 世纪 70 年代以后，由于 X 线、B 超以及内镜等检查技术的进步，消化道息肉的发现率大大增加了。

多数学者认为，消化道息肉是恶变率较高的疾患，属癌前病变之一，特别是直肠、结肠息肉、胃息肉、胆囊息肉恶变的倾向更高。一般而言，息肉的癌变率因息肉的种类不同而异，非肿瘤性息肉不易癌变，而肿瘤性息肉易癌变；不伴异型增生性的息肉几乎不癌变，而伴异型增生性息肉癌变率较高；多发性息肉，息肉大于 2 厘米、病程在两年以上者恶变率较高；腺管乳头状或乳头状腺瘤恶变率高。

在治疗方面，专家认为只要内镜检查所能到达消化道部位，均可在内镜的直视下行息肉的圈套摘除或行电热、电凝切除，无需剖腹，也不用切除病变部位的胃或肠，手术过程十分简单易行。由于腹腔镜和胆镜的问世，胆囊息肉也可在腹腔镜或胆镜下切除。

总之,消化道息肉患者通过以上的治疗,不仅可以消除恶变的隐患,而且可以解除患者精神上的恐惧,因此,患者及家属应采用积极的治疗态度为宜。

▶ 为什么夏秋季容易患腹泻病

为什么夏秋季腹泻患者会多起来呢?这个问题有它的内因和外因。

首先我们来谈谈它的内因。我们知道,人体本身有抵抗病原微生物入侵的能力,只有当人体抵抗力下降,病原微生物猖獗时,人体才有可能发病。

在夏秋季节天气炎热,皮肤的散热是起主要调节作用的(通过出汗散热)。由于要散热,体表组织的血流量相对地要增多,而消化道和其他脏器的血供就减少了,这就产生了血液的重新分布,胃肠道就发生了相对性的"贫血",因而消化道的抵抗力就降低了。另外,由于天气炎热,人们的饮食普遍会减少,消化液特别是胃酸的分泌相对地也会减少。加上饮水多冲淡了胃液,胃酸的降低使得消化道的"自净"机能也降低。以上这些就是夏秋季腹泻患者多的内因。

在外因方面,主要是由于夏秋季节病原微生物容易生长繁殖,食物被污染的机会较多(苍蝇、蚊子传播),人们也因常吃了一些生冷饮食的缘故。

腹泻除了一般的肠炎外,常见的还有痢疾。现在由于国际交往频繁,特别要警惕霍乱(2号病)的发生,这就要人们了解腹泻由哪些病引起。下面介绍几种不同病因引起腹泻的临床症状,以便读者识别。发生腹泻应到肠道专科门诊就诊。

1. 肠炎 一般肠炎性腹泻是腹泻水样便,无里急后重感,无中毒症状,大便化验无脓球。

2. 急性菌痢 主要症状是解脓血便,有里急后重感(有大便解不干净),有中毒症状,大便化验有脓球。

3. 霍乱 呕吐米泔样物,频繁解米泔样大便,有重度中毒症状,容易发生虚脱。发现疑似霍乱患者要做大便培养并立即报告卫生防疫部门,严格隔离,积极抢救。

▶ 节日里常见的消化道急症

每年春节期间,笔者均要接诊不少消化道急症患者,如上消化道出血、胆结石急性发作、急性胰腺炎等,主要是由于春节期间酗酒、暴饮暴食造成的。这里有必要对几种常见而又极其严重的消化道急症谈谈产生的原因及其注意事项。

1. 上消化道出血 主要表现为解黑便或呕血,有溃疡病、胃炎或肝硬化病史者多见,溃疡、胃炎、肝硬化病患者因酗酒损伤了业已发生了病变的胃、肠或食道黏膜而发生出血。有些上消化道出血的患者过去并没有"胃病"史,而是因喝高度酒致急性胃黏膜病变,(又称急性胃炎)造成的。由于高度酒能溶解胃黏膜上的脂质,导致急性胃炎而出血,因此酗酒是上消化道出血最常见的诱因。读者们,为了您的健康,最好不要喝烈性酒,特别是患有溃疡病、胃炎和肝硬化的患者春节期间最好不要饮酒。倘若发生了上消化道出血要赶快去医院治疗,不可掉以轻心。

2. 胆结石急性发作 胆结石患者如果没有嵌钝，胆囊壁也没有发炎，病情可处于"静止期"，临床上可没有症状，但如果春节期间酗酒或暴饮暴食可致胆结石急性发作而发生急腹症。其原因是暴饮暴食可促使胆汁大量分泌和胆囊的强烈收缩，致胆囊结石嵌于胆总管，造成胆道出口的急性梗阻；其次是胰液因胆总管梗阻可反流入胆道，被胆汁激活的胰消化酶因侵蚀胆囊壁而产生急性胆囊炎。

3. 急性胰腺炎 正常胰腺分泌十几种胰酶，以淀粉酶、蛋白酶和脂肪酶为主。如果十二指肠壶腹部发生梗阻，当胆囊收缩时胆管内压力升高并超过胰管内压力，胆汁便可能反流到胰管内激活胰酶原而引起自身消化，导致急性胰腺炎。酗酒可引起十二指肠乳头水肿，胰腺分泌增多，而且约有半数胰腺炎患者有胆结石、胆囊炎病史。急性胰腺炎可分为水肿型和出血坏死型，均表现为急性发作的上腹部或左上腹持续性剧痛，并呈束带状向二侧腰背部放射，多伴有发热、恶心、呕吐，而且呕吐物常有胆汁或血。出血坏死型胰腺炎还常伴有血压下降，严重脱水等休克现象。血、尿淀粉酶测定及 B 超检查可诊断急性胰腺炎。急性胰腺炎是严重的急腹症，要立即送往医院救治，不可耽误。

▶ 怎样看待谷丙转氨酶升高

谷丙转氨酶除了在肝脏里含量最高以外，心、肾、脑、肌内也含有一定浓度的谷丙转氨酶。当这些器官和组织因疾病受到损害的时候，转氨酶即从这些组织细胞里释放出来，进入血液，这时我们只要化验血液即可测得转氨酶是否升高。因此,除了病毒性肝炎可引起转氨酶升高以外,上述器官和组织的病变也引起转氨酶升高,只不过病毒性肝炎所致转氨酶升高的幅度要大很多,而心、肾、脑、肌内的病变所致转氨酶升高的幅度要小些。

谷丙转氨酶广泛存在于人体的许多脏器组织内,我们正常人的血液里都含有一定量的转氨酶,一般不超过40单位。由于谷丙转氨酶在肝脏里的浓度最高,而病毒性肝炎又是肝脏的弥漫性病变,因此病毒性肝炎患者转氨酶常呈大幅度升高,通常超过300单位。临床上也为此常将谷丙转氨酶升高的幅度作为判断肝脏受损害轻重的指标。心、肾、脑、肌内等组织器官中谷丙转氨酶的含量较低,因而当其因疾病受到损害时,释放出来的谷丙转氨酶也少,一般不超过100~200单位。

除了上述器官本身受到损害时可引起谷丙转氨酶升高以外,有些脏器的病变也可通过影响肝脏而引起谷丙转氨酶的升高。比如,充血性右心衰竭时,由于肝脏长期瘀血,肝细胞受到一定的损害,谷丙转氨酶也可升高。引起转氨酶升高的常见疾病有:药物性肝炎、肝硬化、胆结石、胆囊炎、脂肪肝、肝脓疡、血吸虫病、急性胰腺炎、疟疾、钩端螺旋体病、心肌梗死、严重营养不良、休克、骨骼肌损伤等。

▶肝囊肿会癌变吗

肝囊肿犹如生长在肝脏上的"水泡",大多数由先天性遗传而来,少数为创伤后形成。肝囊肿多数为单个,也有多个者。多个者称多囊肝。多囊肝常伴有肾囊肿、胰囊肿。肝囊肿大小不一，有数毫米至数厘米大，囊壁薄，其内液为清液、浆液或胶状液，当合并有出血或感染时则为血性或脓性。本病女性多于男性。囊肿小者可没有任何临床症状，囊肿大者可压迫胃、十二指肠或胆总管而引起不同的临床症状，如腹胀、腹痛、嗳气、恶心、呕吐、黄疸等。该病肝功能检查多数正常，甲胎蛋白（AFP）检测也正常，而 B 超检查是最简单、最可靠诊断方法。此外，还可做肝 CT 及肝动脉造影检查确诊。

肝囊肿是一种良性疾患，一般不会癌变，所以囊肿不大且无临床症状者，可不做任何治疗；囊肿大又有压迫症状或有并发症者，可行手术切除。

▶酗酒也伤胰和心

饮酒可分为少量饮酒和大量饮酒，少量饮低度酒对于一个健康的人来说应该是有益的，但酗酒不仅伤肝、伤胃，对胰腺和心脏也有损害。

酗酒对胰腺的损害主要是导致胰腺炎，临床上常常见到因酗酒和暴饮暴食导致的急性胰腺炎和慢性胰腺炎急性发作而急诊入院的患者。

酗酒还能直接损害心肌、造成心肌能量代谢障碍，酗酒可引起外周血管扩张，血压下降，使冠状动脉供血不足，加上酗酒时情绪激动，心肌耗氧量增加，对有冠心病的人容易促使心绞痛或心肌梗死的发生。

▶ 如何防控现代生活"第四高"——高尿酸

高血压、高血糖、高血脂被称为现代人的"三高"。而现代生活中的第四高——高尿酸也日益逼近人们。有报道指出,我国一般人群的高尿酸血症患病率为 10%～15%。而其中 5%～12% 的患者会发展为痛风。

现代人中的"三高"是人体代谢紊乱的一组症候群,也被称为代谢综合征。"三高"是由于长期不合理饮食,精神压力大,缺乏运动,遗传等因素造成的,同样,高尿酸也与上述因素有关。

高尿酸是由于嘌呤代谢紊乱所致血中尿酸浓度升高(尿酸是嘌呤代谢的产物),从而引起尿中尿酸浓度升高。早期高尿酸患者通常没有症状,大多数是在体格检查查尿酸时被发现的。如果长期不防控高尿酸,日久血中过高的尿酸则沉积于关节、软组织、软骨、骨骼及肾脏等处,形成一种疾病叫痛风。痛风的特点是反复发作的急性关节炎,其慢性表现为痛风石、关节强直或畸形、尿路结石、肾脏损害等。严重者最终导致肾功能衰竭和残疾。本病男性多于女性,50 岁以后发病率更高,嗜酒、盛餐容易诱发,常伴有肥胖、高血压、高血脂、糖尿病以及动脉硬化等。是心血管疾病的独立危险因素。

预防高尿酸注意以下 5 点:

(1) 避免高嘌呤膳食。比如动物内脏,肉类、海鲜、沙丁鱼、凤尾鱼、豆制品、菜花、菠菜、蘑菇等。忌酒包括啤酒。应进低热量,低脂肪饮食,控制食量,减轻体重。但又不能过度饥饿,饥饿可致血中酮体升高,酮体升高可抑制尿酸排泄,使血尿酸升高。

(2)适量运动,避免精神压力,避免风寒及过度劳累。

(3)发作期应多饮水,保持每天尿量在 2 000 毫升以上,以促进尿酸排泄。

(4)避免使用抑制尿酸排泄的药物,比如氢氯噻嗪、利尿酸、水杨酸类、乙酰唑胺、吡嗪酰胺、烟酸等。

(5)严重者可在医生指导下,使用促进尿酸排泄的药物,如立加利仙、别嘌呤醇、丙磺舒、秋水仙碱等,也可使用中药或中成药治疗,痛风患者应严格控制血尿酸在 360 微摩/升以下,最好达到 300 微摩/升并长期维持。

▶莫把痛风当风湿性关节炎

痛风为嘌呤代谢紊乱所引起的以关节、结缔组织和肾脏的炎性变化为主的代谢性疾病。由于人们生活水平提高,含嘌呤高的膳食增加,痛风也见增多。

正常人嘌呤来源于食物和体内合成两方面。嘌呤的代谢产物尿酸通过肾脏排泄。当体内尿酸产生过多,超过肾脏排泄能力时,尿酸即在血液及组织内积聚,形成痛风。由于痛风患者在急性发作期常表现痛风性关节炎,故常易误诊为风湿性关节炎(风湿性关节炎是与链球菌感染有关的变态反应性疾病)。其实两者的病因截然不同,临床症状也不同,治疗方法也不一样,不可混淆。

首先,痛风多见于成人,且男性明显多于女性,男女之比为 20∶1;而风湿性关节炎多见于青少年。其次,痛风性关节炎多发作于半夜或清晨，为第一跖趾关节、指、趾等小关节的红、肿、热、痛，约有半数患者关节周围及耳廓可见痛风石；而风湿性关节炎患者多发作于关节受风、寒、湿之后，多表现大关节如膝、踝、肘、腕关节的游走性痛。第三，痛风患者血尿酸和尿尿酸增高；而风湿性关节炎患者这两项检查均正常。第四，痛风患者关节面 X 片检查可见缺损；而风湿性关节炎无此变化。第五，风湿性关节炎患者抗链球菌溶血素 O(ASO)增高；而痛风患者 ASO 正常。第六，痛风患者使用降低尿酸药物如秋水仙碱、别嘌呤醇等有明显效果；而风湿性关节炎患者使用抗风湿药如阿司匹林、布洛芬等有效。

▶痛风患者莫忘查尿尿酸

不少痛风患者只关注血尿酸的高低，而忽略了查尿尿酸，这是不全面的。一个肾功能正常的痛风患者，如果血尿酸正常，不能断定他体内尿酸总量正常，这是因为体内多于的尿酸可通过正常的肾脏排出，但此时测他的尿尿酸有可能升高。而这种情况会增加肾脏的负担，虽然肾脏有代偿能力，但终有一天肾脏由于负荷过重会出现代偿失调，而导致肾功能损害，相反，一个痛风患者，如果血尿酸升高，而尿尿酸正常的话，说明肾功能已经受到损害，排泄尿酸的能力下降。

因此，痛风患者不仅要查血尿酸，而且要查尿尿酸，必要时还应检查肾功能以及做肾脏 B 超检查（可发现痛风性肾结石）。只有这样才能了解体内尿酸的总量以及肾脏的排泄能力,更有利于治疗。

▶为什么糖尿病患者要检查糖化血红蛋白

血液中的葡萄糖与血红蛋白可以形成一种稳定的化合物叫糖化血红蛋白。血糖越高,形成的糖化血红蛋白也越多。此化合物一旦形成以后,不再解离,直至血红蛋白被破坏为止。而血红蛋白的半寿期为 60～90 天,因此这个指标可以反映患者近 2～3 个月血糖控制的情况,这对于医生监测患者的病情很有帮助。

▶人是怎样感染乙肝病毒的

乙肝病毒在人群中的传播方式有两种,即垂直传播和水平传播。垂直传播是指母婴间的传播,水平传播是指人群间的密切接触传播。乙肝病毒就是通过这两种方式在人群间传播的。具体包括以下几方面:

(1)母婴垂直传播。携带乙肝病毒的母亲生下的婴儿乙肝病毒的感染率可高达 70%～100%,这是乙肝病毒的一条重要的传播途径。因此,为了减少婴儿的乙肝病毒的感染率,重要的一点就是阻断母婴垂直传播。阻断母婴垂直传播的方法是:婴儿出生时立即注射 1 针乙肝免疫球蛋白,之后立即接种 3 针乙肝疫苗(按 0、1、6 方案),这样其婴儿预防乙肝携带者的效果可达 80%～90%。

(2)医源性传播。乙肝病毒主要是通过血液传播的,输血、使用血液制品、注射、血液透析等均可传播乙肝病毒。

因为它是在医疗活动中传播的,所以称之为医源性传播。为了杜绝医源性传播,要做到以下几点:①严格掌握输血适应证,可输可不输的血不要输。②掌握使用血液制品的适应证,比如白蛋白不低者不要输白蛋白,千万不要把丙种球蛋白当万能补品来使用。③使用一次性注射器。

(3)密切接触传播。有资料表明,乙肝病毒感染有明显的家庭聚集现象,家庭人口越多,聚集现象越明显,家庭成员相处时间越长,乙肝表面抗原(HBsAg)阳性率也越高。提示乙肝病毒可通过日常生活密切接触传播。因此,家庭成员中有乙肝病毒感染者应提倡公筷制,所用食具、牙刷、毛巾、盥洗用具、剃须刀等应与健康人分开,要防止唾液、血液和其他分泌物污染周围环境,传染给他人。

(4)性接触传播。科研人员曾在人的唾液、精液和阴道分泌物中检出过 HBsAg。这说明在接吻和性交时,乙肝病毒可能会通过破损的黏膜表面进入对方的体内而引起感染。因此说,结婚前一定要进行婚前检查。通过婚前检查当发现对方被乙肝病毒感染,应对另一方采取积极的预防措施,即接种乙肝疫苗以防止性接触传播。

▶接种乙肝疫苗可获得终身免疫吗

乙肝疫苗是预防乙型肝炎的主动免疫剂,主要用于接触乙型肝炎病毒前或后的预防。注意,接种乙肝疫苗后并不能产生终身免疫,这主要是因为随着乙肝疫苗诱生的抗体水平(HBsAb)逐年下降。

一般免疫状况正常的儿童及成人,按照 0、1、6、方案接种 3 次乙肝疫苗以后 3～5 年内不要再接种乙肝疫苗。但如果第一轮接种 3 年后，当 HBsAb 转阴，则要注射 1 次乙肝疫苗加强，即乙肝血源疫苗 10 微克、或基因重组乙肝疫苗 5 微克。如果是高危人群（经常接触乙肝患者或病毒携带者），在注射 1 次乙肝疫苗加强接种后，当 HBsAb 又降到保护水平以下时，应再加强接种 1 次，或每隔 3～5 年加强注射 1 次。如果接触乙肝疫苗后不产生 HBsAb，则称为无免疫应答，应重新进行一轮系列注射（共 3 针）。

免疫应答与年龄有关，即：婴幼儿免疫应答比成人迅速而强烈，60 岁以上的老人仅有 1/2～2/3 的人在接种后产生免疫应答（即 HBsAb 转阳）。请注意，不产生免疫应答者接种乙肝疫苗无预防乙型肝炎的作用。

现在有接种 3 针乙肝疫苗可预防乙肝 10～20 年的疫苗供应。

▶面瘫有两种　鉴别很重要

面瘫又称面部神经麻痹，因患者有明显的面部表情肌瘫痪而得名。临床上的常见面瘫有两类，一类是原因尚不十分明了的周围性面瘫，又称贝尔麻痹，该病病情较轻，预后良好。另一类为中枢性面瘫，是由于脑血管病变（脑出血或脑梗死）或脑肿瘤所致，该病病情较重，部分还很危险，或留下后遗症。由于二者的病因不同，病情轻重也不同，治疗方法完全不同，而起病时又有面部麻痹相似之处，因此二者的鉴别很重要。

周围性面瘫：虽然可见于任何年龄，但多见于 20～40

岁男性。发病前常有寒风吹拂头面部或雨淋史。该病病侧不能作皱额、蹙眉、闭目等动作,没有肢体活动障碍、病情较轻、头颅 CT 检查完全正常。发病后 2～3 周开始恢复,多于 2～3 月内完全恢复。治疗方面药物可使用泼尼松、维生素 B_1、维生素 B_{12} 等,另外,理疗、针灸等均有一定疗效。

中枢性面瘫: 多见于年龄较大者,发病前大多有高血压或脑动脉硬化史。该病仅病变对侧下面部表情肌的运动障碍,而上面部表情如皱额、蹙眉、闭目等均正常。常伴有肢体偏瘫,病情较重,头颅 CT 检查可见出血,脑梗死,或占位性病灶。治疗方面可采用降颅压、止血或溶栓,或活血化瘀,或手术等治疗方法。

因此,二者的鉴别对治疗及预后均有极为重要的意义,发生面瘫应立即去医院检查鉴别,不可掉以轻心。

▶警惕流行性腮腺炎祸及大脑

流行性腮腺炎又名痄腮,是一种急性全身性病毒性传染病,以腮腺肿痛为主要特征,其他腺体和中枢神经系统也可同时受累。腮腺炎儿童患者易并发脑膜脑炎,成人易并发睾丸炎。

流行性腮腺炎全年均可见,但以冬春季为多,而且任何年龄均可得病,以 5～15 岁为多见。患者及隐性感染者为主要传染源,从腮腺炎前数天到腮肿期均有传染性。

流行性腮腺炎传染途径:病毒经飞沫侵入口腔黏膜及鼻黏膜后大量繁殖,并进入血液而发生病毒血症,再经血液局限于腮腺或其他器官。但也有人认为病原体经腮腺管口直达腮腺而后再入侵血液。

有 10％的儿童患者在抵抗力低下时会并发脑炎，常于腮腺肿后一周内发生。临床表现为：除有发热、乏力、纳差等一般全身症状外，还可出现嗜睡、头痛、呕吐等症状，颈有抵抗，脑膜刺激征呈阳性。因此，流行性腮腺炎患者一旦出现上述神经系统症状，要高度警惕并发脑膜脑炎，应赶快去医院住院，千万不要耽误了病情。流行性腮腺炎的治疗可使用中药普济消毒饮，抗病毒的药如病毒唑、病毒灵、聚肌胞等，倘若合并有脑膜脑炎和睾丸炎可短期使用激素。

▶夏日话中暑

正常情况下，人体的体温是恒定的，这除了体温调节中枢的作用外，人体的呼吸、大小便和皮肤也起了重要的调节作用。夏天，天气炎热，特别是当外界空气潮湿、通风不良或气温超过 37℃时，如果长时间的进行体力劳动，会使产热和散热失去平衡，体温调节发生障碍，因而引起高热、头痛、恶心、呕吐、烦渴、无汗等症状，严重者可出现昏迷、惊厥或虚脱，这在临床上叫中暑。

中暑发生程度有轻、有重。轻者解开患者的衣服，置阴凉通风处休息，喝一些清凉饮料或服人丹、十滴水等即可缓解；严重的中暑患者则要送医院救治。

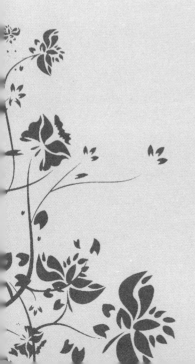

家庭用药

▶ 急性上呼吸道感染怎样用药与保健

急性上呼吸道感染是鼻、鼻咽、咽喉急性炎症的总称，大多数由病毒感染，少数为细菌感染所致。本病发病率高，传染性强，有时酿成流行，成为流行性感冒。然而，有少数患者在上呼吸道感染好转后却"引狼入室"而发生急性肾炎、风湿病和心肌炎等并发症，应高度重视。

本病全年均可发生，以冬春季多见。成人及儿童均可患病，但以儿童多见。病毒主要通过飞沫传播，受凉、淋雨、过度疲劳等是常见的诱因。

急性上呼吸道感染的主要症状是：喷嚏、鼻塞、流涕、咽痛、声嘶、咳嗽、畏寒、发热、头痛、全身不适或酸痛等。体检咽部有充血，扁桃体可肿大，但肺部常无异常体征。病毒感染者，白细胞正常或偏低，淋巴细胞比例升高；细菌感染者，白细胞增多，粒细胞增多。本病的诊断不难，临床上主要是区分病毒感染或细菌感染，从而采取不同的治疗措施。

由于急性上呼吸道感染大多由病毒感染所致，因此治疗应以中医中药为主。上呼吸道感染可分为风寒型和风热型二种。风寒型主要表现为恶寒重、发热轻、头痛、周身酸痛、鼻流清涕、口淡、欲热饮、咳白痰、小便稀、舌苔薄白、舌质淡、脉浮紧等，治疗可用葱豉汤或荆防败毒散加减。风热型主要表现为恶寒轻、发热重、头痛、口干、欲冷饮、口苦、咽痛、咳黄痰、小便短赤、大便干结、舌苔薄黄、舌质红、脉浮数，治疗可选用柴胡滴丸、连花清瘟胶囊、桑菊感冒片、银翘解毒片等。

以上方药均可另加用抗病毒药物,如利巴韦林,每天三次,每次一粒(0.15克),或病毒灵,每天三次,每次0.1克,或病毒唑,肌注,每天两次,每次0.1～0.2克。

高热者,可肌注复方氨基比林,或口服APC或扑热息痛,注意多饮水。咳嗽者,可加用急支糖浆、必漱平、咳必清等。咽喉痛者,可用复方瓜子金,金果饮等。

合并细菌性感染者,可使用抗生素,如青霉素、先锋霉素、螺旋霉素等。

▶ 支原体肺炎怎样用药与保健

支原体肺炎是由肺炎支原体(一种比病毒大、比细菌小的微生物)所致的肺部感染。本病多见于学龄期儿童,40岁以上的成人较少见,并好发于春季。一般起病较缓慢,有低热、咳嗽、咽痛、乏力、纳差等症状,但咳嗽是本病最突出的症状,并呈刺激性咳嗽,很顽固,不易缓解,咳黏液性痰,偶带有血丝。本病可通过飞沫传染,因此在家庭和单位可逐个传染,造成一定的流行。这种流行特点对本病的诊断有很大的参考价值。

本病肺部体征很少,偶可闻干湿性啰音,但胸部X线检查可以发现肺部有炎性改变,有半数以上患者会出现支原体抗体试验阳性,约有半数以上的患者会出现冷凝集试验阳性、血清补体结合试验也可阳性。临床上要注意本病与细菌性肺炎、病毒性肺炎相鉴别。

本病首选药物是红霉素,其次也可选用四环素等大环类脂类抗生素,用量根据年龄大小和体重计算,疗程不要少

于 10 天。此外,可选用一些<u>止咳化痰药物</u>,如急支糖浆、必
漱平、咳必清等。

支原体肺炎患者饮食要清淡,且富含维生素、蛋白质和
碳水化合物,不吃油腻食物。

预防本病的重要措施:春季不要受凉,加强体育锻炼,
少到公共场所活动。

▶ 支气管哮喘怎样用药与保健

支气管哮喘是由于外源性或内源性因素引起气道的变
应性炎症,表现为咳嗽、气逼、喘息、胸闷等症状的一种慢性
呼吸道疾病。本病常反复突然发作,一般都有遗传史或个
人过敏史。个人过敏史包括:吸入物如花粉、尘螨、动物毛
屑、药物等,接触物如油漆、塑料、薄膜等,食物如虾、蟹、药
物等。过去认为支气管哮喘的病理基础是支气管平滑肌痉
挛,因而治疗主要是解痉平喘。现在认为支气管哮喘是气
道变应性炎症,除了使用解痉平喘的药物外,还要使用抗过
敏、抗炎等药物。

本病可自行缓解或经适当治疗后缓解,但易反复发作。
发作时表现为呼气性呼吸困难、喘鸣、呈端坐呼吸、胸廓膨
隆、颈部副呼吸肌运动,严重者口唇发绀,同时两肺可闻喘
鸣音。哮喘发作可持续数小时,至数日不等,若持续 24 小
时以上,称哮喘持续状态,这是哮喘者最严重的一种发作状
态,表现为严重的呼吸困难、口唇发绀、大汗、脱水、酸中毒、
虚脱,发生这种状态要及时到医院抢救。支气管哮喘要注
意与心脏性哮喘、喘息性支气管炎等鉴别。

发生支气管哮喘首先要离开或避免与发病有关的过敏源,吸烟者要戒烟,同时还要使用药物。药物包括控制症状和预防再发作两个方面。控制症状药物包括使用肾上腺皮质激素(可吸入二丙酸倍氯米松),严重者可静脉使用地塞米松;还可使用支气管扩张剂如氨茶碱、博利康尼等,也可使用抗生素预防和控制感染。预防本病再发作要做到以下几方面:精神上要乐观,进行呼吸锻炼,使用脱敏疗法、哮喘疫苗、针灸等,口服祛痰药排痰。

酮替芬有抗过敏、抗组织胺作用,有预防哮喘发作的作用,每次 1 片(1 毫克),每天 2～3 次,不良反应为嗜睡。

▶ 慢性支气管炎患者如何防止急性发作

慢性支气管炎(简称慢支),是老年人极为常见的病,是因细菌或病毒的感染,或化学、物理性因素长期作用于呼吸道而引起气管、支气管的慢性炎症。该病常反复发作,缠绵不愈,最终酿成肺气肿和肺源性心脏病,严重危害人们健康。冬季是慢性支气管炎患者好发的季节,应如何防止慢性支气管炎急性发作呢?

1. 防寒 慢性支气管炎患者容易在冬季发作是因为寒冷的空气刺激了呼吸道,引发了呼吸道的感染,从而产生咳嗽、吐痰、气逼等症状。因此,慢性支气管炎患者冬季应减少外出,万一要外出应戴口罩。

2. 戒烟、防尘 吸烟是导致慢性支气管炎的主要病因已众所周知,吸烟的人比不吸烟的人慢性支气管炎的发病率要高几十倍,吸烟开始的年龄越早,烟量越多,发病率也

越高。不少慢性支气管炎患者戒烟后咳嗽明显好转,可见

越高。不少慢性支气管炎患者戒烟后咳嗽明显好转,可见戒烟的重要性。空气中的灰尘与吸烟一样会刺激呼吸道而使慢性支气管炎复发,事实证明慢性支气管炎的发病率与大气污染的程度成正比。

3. 锻炼 慢性支气管炎患者可进行气功和太极拳锻炼,二者均可促进血液循环,改善通气功能和肺活量,增强免疫力,这对防治慢性支气管炎复发、促进好转均有好处。

4. 药物治疗 对于发作频繁的患者可适当使用丙种球蛋白,每月 1 支,肌内注射;也可使用转移因子,每周 1～2 次,每次 1 支,肌内注射;还可使用卡介菌素(斯奇康),每周打 2 次,每次 1～2 支,肌内注射。这些均可增强患者的抵抗力,对防止慢性支气管炎复发有一定好处。

通过以上方法尚不能缓解急性发作的患者则要到医院就诊,使用抗生素,如青霉素、链霉素、先锋霉素等。痰多者可用急支糖浆、乐舒痰、化痰片等帮助祛痰。气逼的患者可选用美喘清、博利康尼、氨茶碱、桂龙咳喘宁等。

▶ 肺不张怎样用药与保健

肺不张是由多种原因引起的肺组织萎缩,包括呼吸道阻塞、肺外因素压迫肺、外伤损伤肺、神经系统病变累及肺等等。其中,最常见且重要的原因是呼吸道感染引起的肺不张。

小范围的肺不张可无症状,体征不明显,而急性全肺不张则表现为胸闷、呼吸困难、咳嗽、咳痰不畅、发绀、发慌等。大范围的肺不张患侧胸廓塌陷,肋间隙凹陷或狭小,呼吸运

动减弱或消失,叩诊呈浊音或实音,呼吸音消失,纵隔向患侧移位。肺不张X线摄片检查可诊断,支气管碘油造影和肺CT检查可确诊阻塞的部位。

患了肺不张要针对病因治疗,属结核性者要抗痨治疗,属肺部感染要抗炎治疗,属肿瘤压迫所致者要手术治疗。

肺不张的护理很重要,要帮助患者翻身,做深呼吸或用力咳嗽,采取健侧侧卧位睡眠,这样有利于痰液引流。痰液黏稠者可做超声雾化吸入治疗,使用的祛痰剂有急支糖浆、必漱平、化痰片等,支气管扩张剂有博利康尼、氨茶碱等,还可使用吸痰器吸痰。抗生素不但可预防感染还可使痰液消散。肺不张者饮食宜清淡,而且要富含维生素、蛋白质和碳水化合物,不宜进油腻食物,不吃烟酒。注意,支气管异物所致的肺不张者可通过支气管镜检查并取出。

▶支气管扩张患者怎样用药与保健

支气管扩张是由于支气管或肺部的疾病而引起支气管壁破坏和管腔扩张的一种病。临床上以长期反复咳嗽、咯痰、咯血为特点。患者常因合并感染和咯血而住院。在医院里经过抗炎、祛痰、止血等治疗,病情能逐步好转,咳嗽、咯血能缓解,但病情缓解不等于支气管扩张完全好了,因为扩张了的支气管是不可能恢复原状。支气管扩张患者出院后的自我保健很重要,出院后如不注意自我保健却很容易复发,而且发作愈频繁、进展愈快、后果就愈严重,支气管扩张患者出院后要注意以下几点:

(1)咳嗽、咳痰没有根本好转的患者,要继续使用抗菌、祛痰药物,以促进炎症的进一步消散吸收。比如,抗菌药物可选用青霉素、链霉素、先锋霉素等,祛痰药物可选用必漱平、化痰片、鲜竹沥等,有气逼者可选博利康尼、氨茶碱、舒喘灵等。

(2) 注意保暖,预防感冒。感冒是支气管扩张复发最常见的诱因,患者一定要特别注意保暖。冬天及平时气候突变时要少到户外活动,即使要外出应戴口罩。

(3) 戒烟。吸烟不仅可诱发支气管扩张,而且可进一步破坏气管、支气管的自净机能,加速气管扩张的进程,所以一定要戒烟。

(4) 避免灰尘的吸入。灰尘同样会刺激呼吸道,引发咳嗽、咯痰,破坏气管、支气管的自净机能,加速支气管扩张的进程。

(5) 体位引流。痰多者可行体位引流,每天早晚各一次。病变位于肺上部者,可取坐位或侧卧位引流;病变位于肺部下者,可将床脚抬高 30~50 厘米引流。作体位引流时,可拍背部或做深呼吸。

(6) 加强体育锻炼,增强体质。比如,打太极拳、进行气功锻炼等。

(7) 加强营养。食物宜富含蛋白质和维生素,如蛋类、鱼、豆类、瘦肉等;不吃或少吃脂肪性食物,如肥肉、动物油等。因为脂肪性食物会使痰液黏稠,不易咳出,对支气管扩张患者排痰极为不利。

中医治疗支气管扩张积累了丰富的经验,有很多中药具有润肺、化痰、排脓、止咳作用,如芦根、瓜蒌、鱼腥草、半夏、百部、紫菀、白前、杏仁、竹沥等,可根据病情选用。

▶肺结核患者出院后的注意事项

肺结核病是一种通过呼吸道传染的慢性消耗性疾病。近几年,该病有增多的趋势,患者常因发热、咳嗽、咯血而住院。在医院里经过抗痨、祛痰、止血、支持等治疗,绝大部分患者能迅速好转出院。然而,患者发热、咯血虽已停止,但并不等于结核病已完全治愈了,因为病变部位的结核杆菌不可能在短期内全部杀灭,而肺组织的病变愈合也要有一个过程,出院后如果不继续服药和注意自我保健很可能死灰复燃。由于肺结核患者出院后的自我保健至关重要,故出院后要注意以下几点:

1. 注意坚持服抗痨药物 抗痨治疗一般选用 3～4 种抗痨药物联合治疗,这样一方面可以增强抗痨药物的疗效、缩短疗程,另一方面也减少抗痨药物的不良反应,减少耐药菌的产生。抗痨治疗的疗程,视病情而定,其原则是早期、联合、适量、规律、全程。

(1) 轻型病例的初治。一般选用 3～4 种杀菌抗痨药物做 6～9 个月的化疗即可。比如,前 2 个月用雷米封＋利福平＋吡嗪酰胺,后 4 个月用雷米封＋利福平。

(2) 重型病例或耐药病例。如果是血行播散性肺结核、干酪性肺结核或空洞已形成者,一般宜实行四联治疗,疗程为 1 年。比如,前 2 个月可选用链霉素＋雷米封＋利福平＋吡嗪酰胺,后 4 个月用雷米封＋利福平＋吡嗪酰胺,或用乙胺丁醇取代其中一种。近些年,发现氧氟沙星、环丙沙星、左氧氟沙星等对结核菌有一定的杀灭作用,也可以选用。

在抗痨治疗时同时结合免疫治疗，不仅可以提高患者机体的免疫力，还可以提高化疗效果、缩短疗程，如胸腺肽、白细胞介素-2、卡介菌素等。

肺结核痊愈标准，除了临床症状消失以外，还有两条：①痰中找结核菌持续 3 个月呈阴性；②X 线片示结核病灶被吸收、出现硬结或钙化。

抗痨药物大多有一定的不良反应，如链霉素可致听神经损害，引起眩晕、共济失调、耳鸣、耳聋等；利福平、雷米封、吡嗪酰胺可致肝损害；乙胺丁醇可致眼球后视神经炎。患者当发生眩晕、共济失调、耳鸣、耳聋时要停用链霉素。服利福平、雷米封、吡嗪酰胺等要定期复查肝功能，肝功能异常者不能服用。发生视力障碍者，要停用乙胺丁醇。

2. 加强营养　俗话说，结核病是一种"富贵病"，的确，肺结核是一种慢性消耗性疾病，优质蛋白、多种维生素的饮食很重要，患者出院后可多吃一些乳类、蛋、鱼、豆制品、瘦肉等。

3. 切忌吸烟　吸烟可刺激呼吸道，破坏气管、支气管的自净机能，这对肺结核患者恢复极为不利，并且有使结核病灶恶化的危险，一定要戒除。同理，也应尽量避免灰尘。

4. 注意事项

（1）不要面对家人咳嗽、打喷嚏，不要随地吐痰，因肺结核病是通过飞沫和空气传染的。

（2）早晨到树木多的地方呼吸新鲜空气，进行体育锻炼，这对身体恢复有益。

▶胸腔积液怎样用药与保健

正常情况下胸腔内只有少量的液体起润滑作用，X线和B超检查均不能查见。如果当胸腔内液体量增多，并引发临床症状即为病态。胸腔积液的病因很多，包括细菌感染、病毒感染、霉菌感染、寄生虫感染、恶性肿瘤、心血管病变、淋巴引流阻塞、血清低蛋白等等，其中，以结核性胸膜炎、化脓性胸膜炎以及恶性肿瘤发生的胸腔积液者最为多见。

由于胸腔积液的量不同，临床症状即有差异，主要表现为咳嗽、胸痛、胸闷、气促、畏寒、发热等。体检时可见患侧胸廓饱满，呼吸活动减弱，叩诊患侧呈实音，语颤及呼吸音减弱或消失，纵膈向健侧移位。

胸腔积液的诊断主要依靠X线、B超等检查（300毫升以下的积液不易查见），必要时还可行胸部CT以及胸腔穿刺等检查。胸腔穿刺不仅可诊断积液的性质，而且可做抽液治疗，减轻患者压迫的症状。

胸腔积液的治疗主要应针对病因。结核性者应抗痨治疗，细菌性者应抗炎治疗，恶性肿瘤者应手术治疗。

胸腔积液患者应卧床休息，采取患侧侧卧位睡眠，这样不仅可减轻胸痛、气逼等症状，而且不会降低患者的肺活量。

胸腔积液是一种消耗性疾病，患者应加强营养，需进食富含维生素、蛋白质以及碳水化合物的食物（如瘦肉、蛋、奶、鱼等），以增强抵抗力，加速积液吸收，减少胸膜粘连。

此外,患者应戒除烟酒。

胸腔积液患者要使用肾上腺皮质激素,比如泼尼松、地塞米松等。该类药能迅速控制临床症状,促进积液吸收,减少胸膜黏连及肥厚。

胸腔积液量多者可行穿刺抽液治疗,并可在抽液后局部注入药物,加速疾病痊愈,减轻胸膜粘连。抽液时不要过多、过快,一般第一次不要超过 600 毫升,以后每次不要超过 1 000 毫升。

▶ 肺源性心脏病患者出院后的注意事项

肺源性心脏病是由慢性肺部疾病、气管和支气管疾病造成肺气肿,继而造成右心室肥大、呼吸衰竭、心力衰竭的一种继发性心脏病。该病的形成一般需几年至几十年时间。肺源性心脏病常反复发作、反复住院,出院后若不注意自我保养,发作的频率可增加,病程进展可加快,患者的生存期也缩短,因此出院后的自我保健至关重要。

肺源性心脏病患者出院后要注意以下几点:

(1)肺源性心脏病患者常常是因继发性肺部感染而住院,出院时虽然肺部感染已经控制,咳嗽、吐痰、气逼等症状有所好转,但病情只是暂时缓解,而慢性支气管炎和肺气肿的病理改变不可能消除。这样,患者出院后要继续防寒,防止呼吸道感染。如果感染没有完全控制,要继续服抗炎、祛痰、平喘的药物。

(2)戒烟、防尘。吸烟是慢性支气管炎的主要病因已是众所周知。吸烟不仅会诱发肺源性心脏病急性发作,而且还会加速肺源性心脏病的进程，一定要戒除。空气中的灰尘与吸烟同样会影响呼吸道使肺源性心脏病复发，事实证明，肺源性心脏病的发病率与大气污染的程度成正比。

（3）肺源性心脏病患者出院后可进行气功和太极拳锻炼，两者均可促进血液循环，改善通气功能和肺活量，增强免疫力，对防止复发、促进好转均有好处。

（4）肺源性心脏病患者冬春季容易复发，可适当使用转移因子，每周1～2次，每次1支，肌内注射，也可使用丙种球蛋白，每月1支，肌内注射。这些药均可增强抵抗力，对防治复发有一定作用；也可以使用卡介菌素（斯奇康），每周两次，每次1～2支，肌内注射。

（5）中医认为，肺主气，肾主纳气、脾为生痰之源，因此肺源性心脏病的治疗主要在肺、脾、肾三脏。患者出院后可吃一些扶正固本的中药，如核桃、冬虫夏草等。该两药既能补肺，又能补肾、定喘；既能药用，又能食用。也可服肺肾两补的金水宝胶囊。

（6）饮食宜清淡并富含维生素。因咸食可加重肺源性心脏病患者的水肿，而油腻食物又影响患者的排痰。

▶病毒性心肌炎怎样用药与保健

病毒性心肌炎常继发于上呼吸道感染或肠道感染，儿童患该病比成人多见。患者过去均无心脏病史，而在上呼吸道或肠道感染后1～2周，即出现发热、胸闷、心悸，甚至心律失常及心功能不全等症状，所以说患者抵抗力下降是该病的诱因。春季天气变化大，乍冷乍热，易患上呼吸道及肠道感染,是病毒性心肌炎的好发季节。

病毒性心肌炎患者心脏常扩大,听诊可发现心律失常,心包摩擦音,第一心音减弱,奔马律等。一般的化验检查无特异性诊断价值,主要依靠病史与症状、体检及心电图检查诊断。本病治愈后部分患者会留有后遗症。

病毒性心肌炎怎样用药与保健呢?

(1)由于本病常继发于上呼吸道或肠道感染,因此增强抵抗力、积极预防和治疗上呼吸道及肠道感染对预防本病的发生有特别重要的意义。

(2)病毒性心肌炎患者急性期要卧床休息,不能剧烈运动,以免增加心脏负担。同时,饮食宜清淡,富含维生素、蛋白质及碳水化合物。

(3)由于本病由病毒所致,抗病毒治疗仍必须,可选用聚肌胞、病毒唑、病毒灵等。

(4)急性期可使用肾上腺皮质激素,如泼尼松、地塞米松等,这有利于控制临床症状,减少后遗症。

(5)使用营养心肌的药物,如 ATP、辅酶 A、辅酶 Q_{10}、肌苷、CYC、极化液等,也可以使用免疫增强剂,如左旋咪唑、胸腺肽、转移因子等。该类药物能加速疾病痊愈,减少复发,减少后遗症。

(6)合并有心律失常者要作抗心律失常治疗,合并有心衰者要做强心治疗。

▶心脏早搏怎样用药与保健

早搏又名期前收缩、期外收缩,是提前发生的一种心脏跳动,是最常见的一种心律失常。正常人与病理情况下均可发生,但以后者较多见。早搏可来自心房、房室交界组织或心室,以室性早搏较多。偶然发生者称偶发早搏,频繁的出现者称频发早搏。迷走神经兴奋,则产生房性早搏,而交感神经兴奋则产生室性早搏。心率缓慢较心率快时易发生早搏。一般来说,偶发早搏意义不大,多与兴奋、疲劳、饱餐、烟、酒、茶过度有关。频发早搏常为病理性的,多见于冠心病、心肌炎等。休息或心率缓慢时发生的早搏多为功能性的,而运动或心率快时发生的早搏多为病理性的。

发生早搏时患者有心悸、心慌、头晕、乏力、失眠、精神紧张等感觉,通过听诊或心电图检查很容易诊断,但如果要确定早搏的频率和发生的部位则要依靠 24 小时动态心电图监测。

发生了早搏,精神不要紧张,可适当的服镇静药,偶发早搏一般也无需治疗(每分钟发生 5 次以下),只要避免以上列举的诱因即可恢复正常。频发早搏每分钟 5 次以上要寻找原因,针对病因治疗。冠心病者要使用扩张冠状动脉与活血化瘀类的药物治疗,心肌炎者要使用抗病毒或抗炎以及营养心脏等药物治疗。频发早搏使用的药物:

频发房性早搏可用异搏定,每天 3 次,每次 40～80 毫克;

频发室性早搏可用慢心律,每天 3 次,每次 0.1～0.2 克。

心律平是一种广谱抗心律失常的药物,适用于室上性和室性心律失常,每天 2～4 次,每次 0.15 克。注意,患有心动过缓、传导阻滞、心力衰竭的患者不要用以上的药物。也可以使用中成药稳心颗粒治疗。

▶ 高血压病需长期服药治疗

虽然原发性高血压(又称高血压病)的病因迄今尚未完全弄明白,但降血压治疗始终是治疗的主线。只有将血压降至 140/90 毫米汞柱以下(这叫做降压达标),合并有肾脏、糖尿病的患者血压降至 130/80 毫米汞柱以下,才能减少心脑肾等靶器官的损害,达到与健康人一样延年益寿的目的。

要使降压达标,医学专家认为,最有效的治疗方法是坚持长期服用有效的降血压药。有效、持续、平稳、达标的降血压是降压治疗的基本原则。目前降血压药有 6 大类几十种,这 6 大类降血压药降压作用的机理是不同的,患者应在医生指导下选择适合自己病情的降血压药,不能"千篇一律"地使用某一种降血压药。如果使用某一种降压药不能使血压达标,宜更换另一种降血压药,或合并使用第二种降压药。小剂量联合用药是当今治疗高血压的方向。临床实践证明,大多数高血压都要联合使用二种或二种以上降压药才能使血压达标。当今没有任何高血压控制不了的。降血压治疗任何时候都不言晚,降血压愈早,收益愈早,降血压愈充分(并不是指血压愈低,而是指能耐受的达标值),收益愈多,降压达标是硬道理。

▶关注高血压病的"后备军"——临界高血压

临界高血压又称高正常血压,是指收缩压达 130～139 毫米汞柱,舒张压达 85～89 毫米汞柱的一部分人群。临界高血压虽不应被诊断为高血压病,但它比血压更低的正常血压人群更容易发展成为明确的高血压,并且心脑血管病的风险已开始增高,所以,这些人群是高血压患者的"后备军"。有资料显示,临界高血压约有 10％～25％可发展为持续性高血压(高血压病),长期的临界高血压可损害靶器官——心、脑、肾、血管。如果对临界高血压进行干预,不仅可降低高血压病的发病率,而且可降低靶器官损害的发生率和死亡率。因此,我们应加强对这一人群的监测,并且呼吁患者改变不良生活方式,预防高血压病。

干预临界高血压首先要进行非药物治疗,具体做法是:

(1)戒烟。吸烟是动脉粥样硬化和冠心病的易患因素。因此临界高血压者一定要戒烟。

(2)限酒。酗酒可兴奋交感神经,使血压升高,并使血清总胆固醇水平升高。由于酒精的热量高,还使人长胖。因此,临界高血压者要限酒(可适当喝点葡萄酒等低度酒),切忌酗高度酒。

(3)低盐饮食。钠盐可潴留水分,增加血容量,增加血管壁对升压物质的敏感性,从而增高血压和增加心脏负荷。老年人每日盐摄入量应在 6 克以下(包括味精和酱油的含盐量)。

(4)避免肥胖。肥胖是高血压危险因素,一定要避免。要避免肥胖,一方面要节制饮食,另一方面要增加运动。要使体重指数(BMI)控制在 18.5～24[BMI＝体重(kg)/身高平方(m^2)]。男性腰围＜90 厘米，女性腰围＜80 厘米。

(5) 科学膳食。临界高血压者要不吃或少吃高胆固醇性食物,如动物内脏、蛋黄、肥肉、奶油等。少吃甜食,多吃新鲜蔬菜和水果。因为新鲜蔬果中含有大量的维生素 C 和钾离子,维生素 C 有抗动脉粥样硬化的作用,而钾离子的增加有排除钠和水的作用,从而有利于血压下降。有降压作用的食物有:芹菜、海带、西红柿、冬瓜、荸荠、大蒜、胡萝卜、玉米、绿豆等。含钾丰富的水果有:橘子、香蕉、苹果、西瓜、猕猴桃等。多吃鱼,尤其是海鱼(鱿鱼、带鱼、乌贼鱼除外),因为鱼类含有丰富的不饱和脂肪酸,它有抗动脉粥样硬化的作用,有利于血压下降。

(6) 增加运动。生命在于运动,运动能消耗脂肪、减轻体重、能改善血脂、血糖代谢,增加胰岛素的敏感性,能降低血压。要进行有氧代谢运动,如慢跑、快步行走、游泳、骑自行车、打乒乓球、跳绳、扭秧歌、跳健身舞、打太极拳等。

(7) 减少脑力活动,注意劳逸结合。精神紧张是高血压的发病原因之一,情绪放松有利于血压下降。

(8) 避免高血脂、高血糖。临界高血压者若合并有高血脂、高血糖,一定要使用调血脂药或降血糖药。

通过以上非药物的治疗,临界高血压仍不好转者可行降压药物治疗。

▶降压治疗必须遵循的四项原则

虽然高血压的病因较复杂,每个人的病因不尽相同,治疗用药不能"千篇一律",但有4项原则是每个患者必须遵守的,这就是小剂量开始、优先选择长效制剂、个体化用药和联合用药。

1. 小剂量开始　首次发现高血压的患者,由于不知道高血压的起病日期,是否有并发症以及对降压治疗的反应等,因此宜从小剂量开始。不少高血压患者由于血压已升高较长时日,患者已经适应了这种"高血压状态",如果使用降压药使血压下降,患者反而会感到"不舒适",这是初次使用降压药后患者普遍感受到的。从小剂量开始可以减少这种"不舒适",同时可以避免血压大幅度波动,保护靶器官脑、心、肾,有利于观察患者对降压治疗的反应,有利于调整降压药物的剂量。

2. 优先选择长效制剂　长效制剂一般可以维持有效降压24小时以上。服用长效降压药一方面可以覆盖高血压的晨峰现象(早上6～10时是血压的高峰),减少早上高发的心脑血管事件;另一方面,长效降压药可以有效、持续、平稳地降血压,减少血压的大幅度波动,保护靶器官。再则,长效制剂可以减少服药次数,避免漏服,提高患者的顺从性。常用的长效制剂有:氨氯地平(络活喜)、非洛地平(波依定)、硝苯地平控释片(拜新同)、贝那普利(洛汀新)、培哚普利(雅施达)、福辛普利(蒙诺)、赖诺普利(利压定)、吲达帕胺(寿比山)、氯沙坦(科素亚)、缬沙坦(代文)、厄贝沙坦、替米沙坦、奥美沙坦,坎地沙坦。

3. 个体化用药　由于每个高血压患者的病情不尽相同,有无并发症的不同以及对降压药的耐受性不同,治疗用药应遵循个体化的用药原则。比如一位年轻人患高血压,同时他的心率又较快（＞90～100 次/分钟），此时就应选用 β受体阻滞剂（如倍他乐克）治疗。因其不但能降血压，而且可减慢心率，保护心脏，可谓一箭双雕。又比如一位老年高血压患者，同时又患有冠心病，此时就应选择钙离子拮抗剂（络活喜）治疗，因其不但降压显著，而且可扩张冠状动脉，缓解心绞痛。可谓一举两得。再比如一位高血压患者，同时又患有糖尿病，此时就应选用血管紧张素转换酶抑制（如洛汀新）或血管紧张素受体拮抗剂（如代文）治疗，因其不但能降血压，而且可保护靶器官脑、心、肾，还能增加胰岛素的敏感性，有利于糖尿病的治疗，可谓一举三得。在现阶段 6 大类降压药中这样的例子很多，由于这 6 大类降压药理作用原理不同，因此可用于不同病情的人。

4. 联合用药　循证医学证据表明，70％的高血压患者需要联合两种或两种以上降压药治疗才能使血压达标。联合用药控制血压更为快捷、有效，是治疗高血压的重要方法。联合用药不仅可加强降压效果，使血压早日达标，优化达标，而且可减少药物各自的不良反应。比如血管紧张素转换酶抑制（ACEI）或血管紧张素受体拮抗剂（ARB）与利尿剂是常用的一组联合用药搭配，两者联合使用后（如安博诺）不仅疗效显著提高，而且各自的用量均减少了，利尿剂还可抵消 ACEI 或 ARB 升高血钾的不良反应。又比如，ACEI 或 ARB 与钙离子拮抗剂（CCB）也是常用的一组联合用药搭配，两者联合后（如倍博特）不仅降压作用显著增强，而且 ACEI 或 ARB 可消除 CCB 引起的踝部水肿和增快心率的不良反应。再比如，CCB 与 β 阻滞剂（如倍他乐克）也是常用的一组联合用药搭配，两者联合后不仅降压作用增强,而且 β 阻滞剂可减轻 CCB 增快心率的不良反应。由此说明,联合用药是降压治疗的重要方法,也是降压治疗的优化。

▶降压达标是个硬道理

新近资料显示,我国成人高血压的患病率为 18.8%。近些年来虽然我国高血压的防治取得了显著的进步,但是高血压的"三高"(患病率高、致残率高、致死率高)和"三低"(知晓率低、治疗率低、达标率低)现象仍未得到根本性的改观,这其中"三低"现象直接导致了"三高"现象的发生。

北京阜外医院刘力生教授新近指出,"目前我国约有1.3亿高血压患者不知道自己患有高血压,在已知自己患有高血压的人群中,约有3千万没有治疗,在接受治疗的患者中有 75% 血压没有达到控制水平,我国面临的高血压防治任务仍十分艰巨。"有资料显示,收缩压每增加 10 毫米汞柱,脑卒中相对危险增加 49%,舒张压每增加 5 毫米汞柱,脑卒中相对危险增加 46%。收缩压每降 10~14 毫米汞柱和舒张压每降低 5~6 毫米汞柱,脑卒中减少 40%,冠心病减少 17%,人群中主要心血管事件减少 33%。由此可见,血压水平与心脑血管疾病发生的危险性是密切相关的,血压越高,危害越大。

高血压的危害,首先,一方面是由于高血压对动脉血管壁是一种机械性损伤,它能促使血液当中的脂质(包括低密度脂蛋白、甘油三酯、胆固醇等)更容易在血管壁上沉积下来产生动脉粥样硬化。动脉一旦硬化,将巩固原来已升高了的血压,致使血管硬化加剧,血压进一步增高,如此产生恶性循环。另一方面是高血压对心脑肾等靶器官的损害。由于血压增高,心脏排血时所遇到的阻力增加,心脏的工作负荷加重,日久会导致左心室肥厚、扩大,一旦出现左心室肥大,心力衰竭、急性心肌梗死和猝死的风险将显著增加。另外,高血压也是冠心病最主要的危险因素之一,它能使发生冠心病的危险增加5倍。

高血压也可引起脑损害。高血压所致的脑损害包括脑动脉硬化、脑供血不足、脑梗死、脑出血等,这其中脑出血是高血压最为凶险的并发症,是高血压致死,致残的主要原因。血压增高达到脑血管不能耐受的程度时脑血管即发生破裂,这时脑出血即发生了。脑动脉硬化以后,也容易因血液黏稠度的增高,血流缓慢,发生脑供血不足和脑梗死。

此外,长期的高血压会促使肾动脉硬化,使得可正常工作的肾脏组织越来越少,最终导致肾脏萎缩和肾功能衰竭。肾脏一旦受到损害,肾素等血管紧张物质的释放会增多,从而促使血压进一步升高并产生恶性循环。可见,控制高血压是何等的重要!它能有效的保护心、脑、肾等重要器官。

降压达标就是要求高血压患者将血压控制在目标水平以下,即<140/90毫米汞柱,患有糖尿病、肾病的患者降至130/80毫米汞柱以下。临床实践证明,将高血压患者的血压控制在目标值以下可大大减少心脑肾等靶器官的并发症。血压达标是最终减少心脑血管事件的根本途径,是衡量血压管理质量的核心指标。降压治疗任何时候都不言晚,降压愈早,受益愈早;降压愈充分(并不是指降压愈低,而是指患者能耐受的血压达标值),受益愈多,降压达标是

个硬道理。

▶管控高血压从早晨开始

中华医学会的心血管病分会前任主任委员霍勇教授曾指出，心血管疾病的发生与清晨血压密切相关，心肌梗死、心源性猝死及脑卒中等都于清晨高发，但遗憾的是这段时间是药物效果最薄弱的阶段，很多药物在这个关键时间反而不能提供有效的血压控制，管理清晨血压对心脑血管事件风险意义重大。由此可见管控清晨高血压至关重要。

人的血压是动态的，一天24小时当中不是恒定不变的，而是会波动。高血压患者的血压也会波动，清晨6～10时血压最高，晚上入睡以后血压水平最低。如果将动态血压监测仪检测的24小时血压画成一条曲线，此曲线类拟一个匙形，所以被称为匙形血压。匙形血压说明晚上血压比白天低，而非匙形血压说明晚上的血压与白天血压同样高，非匙形血压比匙形血压风险更大。因此，高血压患者最好做一次动态血压检测检查以了解血压波动情况，分辨血压类型，以便指导治疗用药。

有充分证据表明，血压过度波动是心脑血管疾病的独立危险因素，其对患者的危害性甚至高于血压本身，只有24小时血压平稳下降才能充分保护脑心肾等靶器官。由于早晨6～10时的血压为一天24小时当中最高，因此管控早晨6～10时的血压显得尤为重要。而要管控好早晨6～10时的血压，必须选择高质量的降压药物治疗，要达到高质量的降压治疗，除了要做到有效降压以外，同时要有效改善血压波动。管控好早晨 6～10 时的血压,实现血压早晨平稳、长期达标的目标。

为了管控清晨 6～10 时的血压,应优先选择长效降压药,长效制剂一般能维持有效降压 24 小时以上。服用长效降压药一方面可以覆盖高血压的晨峰现象(6～10 时),减少早上高发的心脑血管事件,另一方面长效降压药可以有效、持续、平稳的降血压,减少血压大幅度波动,保护靶器官。再则长效制剂可以减少服药次数,避免漏服,提高患者的顺从性。因此选择使用高质量的长效降压药是管控早晨 6～10 时高血压的最佳选择。常用的长效降压药有:苯磺酸氨氯地平片、硝苯地平控释片、非洛地平缓释片、氯沙坦、缬沙坦、厄贝沙坦、替米沙坦、奥米沙坦、坎地沙坦、贝那普利、培哚普利、福辛普利、赖诺普利、西拉普利等。

▶ 指导高血压治疗的最佳理念——降压"三达标"

降压"三达标"是指平稳达标,晨起达标,长期达标。这是我国专家根据《中国高血压防治指南 2010 版》新近提出的一种更简洁、更清晰和更直接的高血压管理理念,它对指导我国高血压的日常治疗工作有着非常重要的现实意义。北京大学第一医院李建平教授最近指出:"血压达标是衡量血压管理质量的核心指标,是最终减少心脑血管事件的根本途径。降压三达标是分别从达标方式,达标原则,达标目标三大方面对血压达标的诠释。"

1. 平稳达标　是指降压过程应做到循序渐进,不可急于求成。《中国高血压防治指南 2010 版》明确指出,"大多数高血压患者应根据病情在数周至数月内将血压逐渐降至目标水平"。从指南中可以看出,降压应强调和缓达标,尤其是老年人,降压速度更应缓慢,要避免血压的大幅度波动。临床实践证明,降压过急过快弊大于利,不仅会引起头晕、头痛和跌倒等不良反应以外(脑供血不足所致),严重时还可导致心脑血管事件的发生,诸如脑卒中、心绞痛、心肌梗死。而要做到平稳达标,最好选择那些起效慢、维持时间长、不良反应少的降压药,且从小剂量开始,比如氨氯地平(络活喜)就是其中之一。

2. 晨起达标 我们知道,大多数高血压均有"晨峰现象",即早晨 6～10 时血压为一天当中的高峰时段。此时也是心脑血管事件容易发生的时段。如果我们做到了晨起达标,就可以减少心脑血管事件的发生,因此,晨起达标同样有着非常重要的现实意义。《中国高血压防治指南 2010 版》指出,"优先应用长效制剂,尽可能使用每天 1 次给药,能持续 24 小时降压的长效药物,以有效控制夜间血压与晨峰血压,更有效预防心脑血管并发症。"因此,为了达到晨起达标的目的,我们还要养成清晨测血压和服药前测血压的习惯。而提倡家庭自测血压则有利于此项目标的实施。

3. 长期达标 是指高血压者要终身治疗,使血压长期达标。《中国高血压预防指南 2010 版》明确提出,"大多数高血压患者需要长期,甚至终身坚持治疗。定期测量血压,规范治疗,改善治疗依从性,尽可能实现降压达标,坚持长期平稳有效地控制血压。"临床实践表明,长期将血压控制在 140/90 毫米汞柱以下能有效保护靶器官、降低心脑血管事件,因此,长期达标是保护靶器官、预防心脑血管事件之本。

总之,降压三达标是简洁明了全面的高血压管理理念,它对指导我国高血压的治疗工作有重大意义。

▶ 老年高血压的特点与对策

老年高血压是指 60 岁以上老年人的高血压(≥140/90 毫米汞柱),其特点不同于其他年龄的高血压。

1. 老年高血压多表现为单纯收缩期高血压 即收缩压≥140 毫米汞柱而舒张压<90 毫米汞柱。这种单纯性收缩期高血压对人体同样有害。超声心动图检查发现,单纯性收缩期高血压的人左心室厚度和重量都明显大于正常血压者,他们的高血压性心脏病,冠状动脉粥样硬化性心脏病、脑缺血、脑卒中、心力衰竭等心脑血管病的患病率和死亡率明显高于正常血压者。因此,老年单纯收缩期高血压同样应积极治疗,争取早日控制。可根据个人的不同情况,选用利尿剂、β 受体阻滞剂、钙离子拮抗剂、血管紧张素转换酶抑制剂或血管紧张素 Ⅱ 受体拮抗剂等降压药治疗。

2. 老年高血压容易合并存在心、脑、肾或其他疾病 因此老年高血压要积极控制,最好选用起效缓慢,维持时间长,降压平稳的药物。降压要渐进,不可急于求成,要使用对肾脏没有损害的药物,使用对血脂、血糖代谢没有不良影响的药物。比如,长效钙离子拮抗剂(络活喜),血管紧张素转换酶抑制剂(雅施达),血管紧张素 Ⅱ 受体拮抗剂(傲坦)等。

3. 老年高血压容易发生"直立性"或"体位性"低血压 因此,老年高血压患者在变动体位,如由平卧起床上厕所时,应在床上睁开眼睛静卧半分钟,再起床坐半分钟,再将两腿下垂床沿坐半分钟后,慢慢站起。切勿一醒过来就直奔厕所,以免大脑缺血晕倒而发生意外。

4. 老年高血压容易发生心力衰竭 由于老年人心脏机能衰退,加上高血压使心脏的负荷加重,如果已经有左心室肥厚、扩大,此时做剧烈运动或强体力劳动极容易发生心力衰竭。因此老年高血压患者如果有左心室肥厚,最好选用血管紧张素转换酶抑制剂或血管紧张素Ⅱ受体拮抗剂,这两类药逆转左心室肥厚的作用最强,同时应避免剧烈运动和强体力劳动,比如搬重物、负重物登楼梯、用力排便等。

▶高血压治疗新策略——简化达标

由于高血压的发病机制非常复杂,每个人的病因不尽相同,而单药降压的达标率又低,因而当今降压治疗大多数需要小剂量联合用药。

联合用药就是把两种或两种以上不同作用机制的降压药相加使用,这样做不仅增强了疗效,提高了降压的达标率,增加了患者的依从性,而且减少了不良反应,保护了靶器官。联合用药又分为处方自由联合和单片固定复方联合。由于自由联合的方案多而复杂,患者的依从性较低,不良反应较多等,因而,国际上首推单片复方联合方案。单片复方联合方案有两种:一种是肾素—血管紧张素—醛固酮系统(RAS)阻断剂＋利尿剂;另一种是RAS阻断剂＋钙离子拮抗剂(CCB)。最新版"中国高血压防治指南"指出,早日达标、优化达标、简化达标是高血压治疗新策略。中华医学会心血管病学分会前任主任委员胡大一教授指出，单片复方制剂是实现简化达标这一目标的最新方法。

我国高血压患者当中60％为盐敏感型高血压，而利尿剂又特别适用于我国高盐—盐敏感高血压的治疗，主要包括老年高血压、高血压合并心力衰竭以及难治性高血压等，厄贝沙坦氢氯噻嗪片（商品名安博诺）是RAS阻断剂厄贝沙坦与利尿剂氢氯噻嗪的单片复方制剂。厄贝沙坦是作用最强的血管紧张素Ⅱ受体拮抗剂（ARB），ARB可全面干预心肾血管事件链，预防、改善或逆转靶器官损害；氢氯噻嗪是利尿剂，它可显著增强厄贝沙坦的降压效果，而厄贝沙坦又可减少氢氯噻嗪导致的低血钾。这种联合是优势互补，是降压治疗的优化，是简化达标的新选择。

安博诺长期治疗不仅可有效降低血压，还可显著减少左心室肥厚、蛋白尿、终末期肾病及脑卒中。

▶降血压不可急于求成

有些首次发现得了高血压的患者感到非常焦急和害怕，他们怕因此而脑卒中，因而着急的想把血压降下来。殊不知，心急吃不了热豆腐，急于求成的降血压弊大于利，降压过急过快除了可引起头晕、头痛等脑供血不足症状外，严重时还可导致脑梗死（脑血栓形成）、心绞痛发作等。

高血压患者，尤其是血压增高多年的患者，由于人体已适应了这种"高血压状态"，很可能没有临床症状（不适感）。如果使用猛烈的降压药使血压下降过快过多，此时会造成大脑供血不足，人就会感到头晕、头痛、乏力，患者反而感到不适。如果此时患者有脑动脉硬化(高龄患者),血管弹性差、血管内壁粗糙、血液又黏稠的话(高血脂造成),很容易造成脑梗死(缺血性脑卒中),特别是晚上人入睡后由于迷走神经活动占优势,心率会变慢,更容易发生脑梗死。如果患有冠心病,此时还会出现胸闷,甚至心绞痛等心肌缺血的症状。

因此,高血压患者不可急于求成的降血压,尤其是 2、3 级以上的高血压患者降压更应循序渐进,可在医生指导下,使血压逐步下降,争取 3～5 天左右使血压下降,一般可在 1～3 周使血压下降至正常范围(＜140/90 毫米汞柱)。

▶ 走出降压的误区

我国有 2 亿多高血压的患者,不少患者在治疗中会步入以下误区。

误区一:只要无"不适感",血压高些无关紧要,因而可以不用再服降压药。有些高血压患者由于血压增高已多年,人已适应了这种"高血压状态",很可能没有明显的临床症状(不适感)。如果自认为没有"不适感"就不要服降压药治疗,那就大错特错。要知道,长期的高血压必然会导致脑、心、肾等靶器官的损害,最终酿成脑出血、脑梗死、高血压性心脏病、冠心病和肾功能衰竭等严重的并发症。

误区二:血压降至正常后不需要再服药。有些高血压患者自认为血压降至正常后就不需要再服药。殊不知,停药后血压会反弹。医学专家认为,高血压患者一般要坚持长期服降压药,甚至要终身服药。有效、持续、平稳、达标地降血压是降压治疗的基本原则。

误区三:血压降至正常后再服维持量(使血压降至正常的最小剂量)降压药,这样会使血压继续下降,因而停药。服用维持量降压药是避免血压反弹,使血压控制在正常范围内的有效措施。维持量降压药不会使正常范围的血压继续下降。

误区四:药物价格越高,降压药的效果越好。降压药的好坏并不取决于药品的价格,而是取决于降压效果及患者对该药物能否适应。到目前为止,降压药有六大类,几十种,同一种降压药,有人适合,有人不适合;有人效果好,有人效果差。患者应在医生指导下选择适合自己病情的降压药,凡能使血压下降至正常,又无明显不良反应的降压药就是好的降压药。

误区五:长期服用降压药容易产生耐药性,因此宜经常更换。降压药不像抗生素那样容易产生耐药性。只要能使血压下降至正常,无明显不良反应的发生,又适合并存的其他疾病(如糖尿病、冠心病等),就应在医生指导下坚持长期使用药物,不需经常更换。

▶哪些高血压需联合用药治疗

我国最新高血压临床研究发现,与单药治疗高血压相比,联合两种降压药物治疗能使血压达标率升高 18%。联合用药不仅可增强降压效果,使血压早日达标,优化达标,保护靶器官,而且可减少药物的不良反应,提高患者对降压治疗的依从性。根据国内外对高血压的研究,下列几种高血压需联合用药治疗。

①凡收缩压高于目标血压 20 毫米汞柱或舒张压高于目标血压 10 毫米汞柱者。②二级及以上高血压,即收缩压达 160～179 毫米汞柱或舒张压达 100～109 毫米汞柱者。③伴有靶器官损害的高血压患者,如左心室肥大、冠状动脉粥样硬化性心脏病、慢性心力衰竭、脑卒中、蛋白尿、肾功能不全。④伴有其他疾病或多种危险因素的高危人群,如糖尿病、高血脂、动脉硬化、高尿酸血症、肥胖、吸烟等。

联合用药应选择优先推荐的联合方案。相对优先推荐的方案应该是选两种具有不同的降压机制的药物,因而疗效具有互补性,而不良反应可相互抵消,比如钙离子拮抗剂(CCB)与血管紧张素转换酶抑制剂(ACEI)或血管紧张素Ⅱ受体拮抗剂(ARB);血管紧张素转换酶抑制剂或血管紧张素Ⅱ受体拮抗剂与利尿剂;钙离子拮抗剂与 β 受体阻滞剂均为优先选择的联合用药方案。

▶治高血压联合用药有讲究

高血压的发病机制较复杂,不同的患者有不同的发病机制,有些患者是多种发病机制交织在一起,这就使病情更为复杂;这也是临床上单一药物治疗高血压达标率低的主要原因。

有资料统计,单药治疗一级高血压达标率(<140/90 毫米汞柱)小于 40%,而单药治疗高血压合并 2 型糖尿病达标率(≤130/80 毫米汞柱)更是小于 20%。而不断地加

大单药的用量（超过常规用量），不仅降压效果不会相应的增加，反而会增加不良反应，这种降压的方法显然是不可取的。小剂量不同作用机制的联合用药具有更广的针对性（现阶段 6 大类降压药降压机制不同），能起到 $1+1>2$ 的作用，是降压治疗的优化。临床实践证明，大多数高血压患者需要两种或两种以上降压药物联合使用，才能使血压达标。

联合用药不仅能增强降压作用，提高达标率，而且能减少不良反应，提高患者依从性，节约治疗费用。

比如，钙离子拮抗剂（CCB）及 β 受体阻滞剂是一组很好的联合用药搭配。β 受体阻滞剂（如倍他乐克）不仅可增强 CCB（如氨氯地平）的降压作用（约提高 30％以上），而且可抵消 CCB 反射性增快心率的不良反应，可谓一举两得。又比如，利尿剂（如氢氯噻嗪）与血管紧张素转换酶抑制（ACEI，如贝那普利）是常用的一组联和用药搭配，两药联合使用后，不仅疗效显著提高（约提高 50％以上），而且各自的用量均减少了，不良反应也减少了，利尿剂还可降低 ACEI 升高血钾的不良反应，可谓一箭双雕。还比如，CCB（如氨氯地平）与 ACEI（如贝那普利）联合使用，不仅降压作用增强（约提高 50％左右），ACEI 可抵消 CCB 引起下肢水肿的不良反应，而且 ACEI 还可改善血管内皮，抗动脉粥样硬化，增加胰岛素的敏感性等，可谓一举三得。遇到难治性高血压（又称顽固性高血压）更需联合使用 3 种甚至 4 种降压药才能使血压达标，比如可联合 CCB＋ACEI＋利尿剂使用。

▶降血压如何用药效果好

现阶段高血压病的治疗主张有效、持续、平稳、达标的降压治疗。而要做到这些并非易事，特别是老年高血压病大多数有动脉硬化，更不容易。但治疗中注意以下几个问题有助于达到以上目的。

1. 个体化用药 各人要选择适合自己病情的降血压药。比如一位年轻人患高血压病、同时他的心率又较快（>90～100 次/分钟），此时就应选用 β 受体阻滞剂（如倍他乐克）治疗。其因不但能降血压，而且可减慢心率，保护心脏，可谓一箭双雕。又比如一位老年高血压患者，同时又患有冠心病，此时就应选择钙离子拮抗剂（如氨氯地平或非洛地平）治疗。其因不但能降压显著，而且可扩张冠状动脉、缓解心绞痛，可谓一举两得。又比如一位高血压患者，同时又患有糖尿病，此时就应选用血管紧张素转换酶抑制剂（如培哚普利等）治疗。因其不但能降血压，而且可保护靶器官心、脑、肾，还能增加胰岛素的敏感性，有利于糖尿病的治疗，可谓一举三得。在现阶段 6 大类降血压药使用中这样的例子很多，由于这 6 大类降血压药药理作用原理不同，因此可用于不同病情的人。

2. 最好选用长效降压药 比如氨氯地平、硝苯地平缓释片、非洛地平控释片、培哚普利、贝那普利、氯沙坦、缬沙坦、吲达帕胺（寿比山）等。这些长效降血压药容易达到有效、持续、平稳、达标的降血压效果，可增强患者的顺从性。而短效降血压药（如硝苯地平、卡托普利等）不仅会引起血压的大起大落,使患者感到不适,不容易达到 24 小时持续、平稳的降血压,而且容易漏服。使用长效降压药还有一个优点就是它能覆盖早上的高血压"晨峰"现象,预防早晨多发的心脑血管事件。

3. 主张低剂量联合用药 低剂量联合用药不仅可提高降血压效果,更容易达到有效、持续、平稳、达标的降血压,而且可减少药物各自的不良反应。比如利尿剂与血管紧张素转换酶抑制剂是常用的一组联合用药搭配,两者联合使用后不仅疗效显著提高(约提高 50％以上),而且各自的用药量均减少了,利尿剂(如双氢克尿噻)还可降低血管紧张素转换酶抑制剂升高血钾的不良反应。

4. 采用 3 种以上降压药 经过 3 种抗高血压药物联合使用后,血压仍控制不满意,超过 140/90 毫米汞柱称难治性高血压或顽固型高血压。遇到难治性高血压,首先要排除继发性高血压,再联合使用含利尿剂在内的 3 种或 3 种以上降血压药物治疗可望有效。比如可使用利尿剂＋血管紧张素转换酶抑制剂＋钙离子拮抗剂治疗。此外,还要注意减肥,限制钠盐摄入,进行有氧代谢运动,不服影响降压药效果的其他药物。

5. 根据季节变化增减药物 高血压的波动与季节变化有很大关系,严寒的冬季比炎热的夏季血压要高出许多,因此患者应根据季节变化监测血压并增减药物。

▶高血压合并左心室肥厚怎样选降压药

左心室肥厚是高血压病最常见且严重的并发症之一。

胡大一教授指出,高血压患者一旦出现左心室肥厚,急性心肌梗死和猝死的风险显著增加。左心室肥厚所带来的心血管病的风险程度不亚于甚至重于患一次心肌梗死。因此,高血压合并左心室肥厚应及时有效控制血压,以免病情进一步发展。有充分证据说明,高血压病经过长期持续的治疗,使高血压得到有效控制(降压达标),有可能使左心室肥厚明显减轻、甚至消退。

循证医学的证据表明,在现阶段 6 大类降血压药中,血管紧张素转换酶抑制剂(ACEI)逆转左心室肥厚的作用最强,它能抑制血管紧张素Ⅰ转化为血管紧张素Ⅱ,抑制交感功能,扩张血管,降低外周阻力,改善动脉顺应性和心室舒张功能,增加胰岛素敏感性及抗动脉粥样硬化的作用。这类药物常用的有:卡托普利、依那普利、贝那普利、赖诺普利、西拉普利、培哚普利、福辛普利等。ACEI 是目前唯一拥有全部 6 个强适应证(包括心力衰竭、冠心病高危因素、心肌梗死后、糖尿病、慢性肾病和预防脑卒中复发)的一线抗高压药物,因此,高血压合并左心室肥厚应首选 ACEI 治疗。除此以外,血管紧张素Ⅱ受体拮抗剂(ARB)逆转左心室肥厚的作用与 ACEI 类似,若服 ACEI 出现咳嗽等不良反应(我国人咳嗽发生率较高),可改用血管紧张素Ⅱ受体拮抗剂,比如氯沙坦、缬沙坦等。再其次是钙通道阻滞剂(CCB),亦有逆转左心室肥厚的作用,比如氨氯地平(如络活喜)、非洛地平缓释片(如波依定)、硝苯地平控释片(如拜新同)等,患者可根据个人的具体情况选择使用。ACEI 的常见不良反应有:头晕、头痛、嗜睡、乏力、上腹不适、恶心、咳嗽、直立性低血压、皮疹等。

▶高血压并发冠心病怎样选降压药

高血压并发冠心病是临床上常见且严重的并发症之一，也是导致心脏事件的最常见原因。高血压并发冠心病表明患者已进入高危或很高危的高血压危险分层之列，因此控制好高血压十分重要（并发冠心病的血压达标值是≤130/80毫米汞柱），而选好降压药又是控制高血压的前提，同时对稳定，遏制冠心病进展有着举足轻重的作用。

上海瑞金医院施仲伟教授指出，过去高血压并发冠心患者们曾习惯于使用血管紧张素转换酶抑制剂和β受体阻滞剂治疗，现在有充分证据说明，高血压并发冠心病选用长效钙离子拮抗剂能使患者获益更多。

钙离子拮抗剂不仅能强效降血压，而且可扩张冠状动脉，改善心肌缺血。钙离子拮抗剂是最常用的一线抗高血压药物。长效钙离子拮抗剂不仅降压作用强大、持久、平稳，能使更多的患者降压达标，而且能有效缓解心绞痛，预防新发心力衰竭，减少多种心血管事件。长效钙离子拮抗剂是6大类降压药中唯一一类没有绝对禁忌证的降压药物，它对血脂、血糖代谢没有不良影响，绝大多数患者有良好的依从性。因此，长效钙离子拮抗剂特别适用于高血压并发冠心病患者。

常用的长效钙离子拮抗剂有：氨氯地平（络活喜），硝苯地平控释片（拜新同），非洛地平缓释片（波依定）等。

▶高血压合并肾功能受损怎样选降压药

肾脏是高血压的靶器官。肾功能衰竭是导致高血压患者死亡的主要原因之一。高血压一旦合并肾功能受损,二者将互相推波助澜使病情进入恶性循环。因此,高血压合并肾功能受损的患者选好降压药对于遏制肾病进展有着举足轻重的作用。

北京大学第三医院郭静萱教授指出,肾素血管紧张素醛固酮系统(RAS)激活在高血压及肾病发生发展中均起着重要的作用,抑制 RAS、不仅可防治心血管疾病,而且可减少蛋白尿,改善肾功能,延缓肾病进展。由此可见在高血压合并肾功能受损的患者中选择使用血管紧张素转换酶抑制剂(ACEI)治疗是"恰到好处"的治疗方法。

北京大学人民医院胡大一教授指出,ACEI 在降低血压的同时能够降低蛋白尿及微量白蛋白尿,可以延缓肾病进展。循证医学证据证实,ACEI 能够干预心、肾疾病事件链的各个环节。因此对于具有肾脏损害的高血压患者,尽早应用 ACEI 可有效降低心血管事件,同时可以保护肾脏。

贝那普利(洛汀新)是双通道排泄、高组织亲和力的ACEI,其半衰期长达 22 小时,循证医学证据表明,高组织亲和力 ACEI 改善血管内皮功能优于低组织亲和力的ACEI,而且具有超越降压的肾脏保护作用,贝那普利是同类药中最廉价的,因此高血压合并肾功能受损患者应选择贝那普利药或以贝那普利为基础联合长效钙离子拮抗剂治疗。贝那普利与长效钙离子拮抗剂联合治疗不仅可增强降压效果,提高达标率,减少心血管事件,而且可减少钙离子拮抗剂引起的外周水肿等不良反应。提高患者治疗的耐受性。

与贝那普利有类似作用的 ACEI 还有:培哚普利、赖诺普利、雷米普利、福辛普利等。

▶高血压合并代谢综合征该如何治

代谢综合征是近些年确立的反映人体代谢紊乱的一组症候群。它是一组以肥胖、高血糖(糖尿病或糖调节受损),血脂异常(高甘油三酯和/或低高密度脂蛋白胆固醇血症)以及高血压等聚集发病,在代谢上又互相关联的危险因素的组合。这些因素直接促进了动脉粥样硬化性心血管疾病的发生,也增加了发生 2 型糖尿病的风险。在代谢综合征的发生和发展中,肾素—血管紧张素—醛固醇系统发挥着重要作用,同时胰岛素抵抗也是代谢综合征发病的重要病理生理环节,二者相互作用形成恶性循环,共同促进了代谢综合征的各个组分的发生和发展。而高血压合并代谢综合征时,心血管风险将显著增加。

复旦大学附属华山医院心内科主任施海明教授指出,高血压合并代谢综合征是临床中经常面对的问题,这些患者往往有多个危险因素和靶器官损伤的聚集,因此,对于这些患者诊断过程应当更加完备,在治疗方面,严格的生活方式干预是首要治疗策略。代谢综合征的治疗重在早期干预、健康膳食和合理运动,这些都是非常重要的措施。因此高血压合并代谢综合征患者应做到以下几点:

1. 合理膳食 应限制脂肪和糖的摄入,倡导荤素搭配,以素为主;增加纤维素性食物和坚果的摄入,如杂粮、玉米、荞麦、大豆、燕麦、花生、核桃等。限制钠盐的摄入,每天不超过 6 克(包括酱油和味精的含盐量)。常食黑木耳和洋葱可降血脂、降低血液黏度,有预防心脑血管并发症的作用。不吸烟、限制饮酒、尤其不酗高度酒。要放松情绪。

2. 适量运动 运动可以降血压,增加胰岛素的敏感性,帮助降低血糖。宜多做有氧代谢运动如步行、游泳、打乒乓球、打太极拳、跳舞、骑自行车、体操等。

3. 合理选用降压药 根据《中国高血压防治指南(2010 年修订版)》,高血压合并代谢综合征应首选血管紧张素转换酶抑制剂(如洛汀新)或血管紧张素受体抗结剂(如代文)治疗;其次也可以使用长效钙离子拮抗剂(如络活喜、拜新同、波依定)和保钾利尿剂(如螺内酯);慎用 β 受体阻滞剂及噻嗪类利尿剂,因为这两类药对血脂、血糖代谢有不良影响。降压的目标值为<130/80 毫米汞柱。

4. 降糖降脂 血糖、血脂高者要给予降糖、调脂治疗。肥胖者要减肥,力争使体重指数(用体重千克数除以身高米数平方)降至正常范围(18.5～24)。

▶如何治疗难治性高血压

难治性高血压是指高血压患者在改善生活方式的基础上规律服用包括利尿剂在内的 3 种或 3 种以上不同作用机制的降压药,剂量充足,并随访至少 3 个月,血压仍不能控制在 140/90 毫米汞柱以下的患者。根据有关文献报道,难治性高血压至少占高血压人群的 5% 以上,估计可能在 10% 左右。

华中科技大学附属协和医院魏宇淼教授曾指出,难治性高血压患者较一般高血压患者往往血压较高、病程较长、心脑血管并发症较多,是引起高血压人群严重并发症和死亡的最危险组分,是临床中最需要干预的一组患者,是提高高血压人群血压控制率的难点和关键点。

难治性高血压的形成原因很复杂。其形成与用药欠规范或合理、继发性因素未发现,神经内分泌因素参与,血容量超负荷、代谢超负荷、靶器官损害尤其是肾脏损害以及血管重塑的发展等因素有关。因此对付难治性高血压首先要针对每例患者进行具体的分析,对可能导致的原因进行排查,以便针对性地进行治疗。

(1) 首先应该进行 24 小时动态血压监测,以排除是否是"白大衣高血压"和监测错误造成的。

(2) 做到戒烟限酒、合理膳食、控制体重、限制钠盐摄入,每天不超过 6 克、适量运动,放松情绪。

(3) 停用有可能升高血压的其他药物,如固醇类药物、口服避孕药、拟交感神经药、鼻通剂、可待因等。

(4) 排除继发性因素造成的顽固性高血压,如原发性醛固酮增多症、嗜铬细胞瘤、柯兴氏综合征、主动脉缩窄以及肾脏病等。

(5) 联合用药,至少使用 3 种组合合理,剂量足够的降压药。多数专家推荐使用:肾素血管紧张素系统阻断剂(如洛汀新或代文)+钙离子拮抗剂(如络活喜、拜新同或波依定)+噻嗪类利尿剂(氢氯噻嗪)。血容量超负荷是高血压难以控制的常见原因,因此增加利尿剂剂量是控制难治性高血压的重要手段。

如果使用以上3种降压药无效,可根据患者的具体情况加用第4种降压药,如β受体阻滞剂(如倍他乐克)或α受体阻滞剂(如哌唑嗪),或盐皮质激素拮抗剂(如螺内酯)。肥胖患者往往存在胰岛素抵抗,胰岛素可增加钠重吸收,此时加用螺内酯可增强疗效。

如果使用4种降压药不能使血压达标,还可根据病情加用第5种降压药,比如中枢神经抑制药(如可乐定)或降低主动脉压药(如硝酸盐类药)。经以上措施血压仍未达标,应考虑肾动脉去交感神经介入手术治疗。

▶ 减少血压波动可减少心脑血管事件

血压变异性是指血压在一定时间内变化(波动)的程度。过去一直认为心脑血管事件的危险来自于自身血压的增高,因而治疗的目标是千方百计降低平均血压。但是近年来一系列研究相继表明,血压变异性是心脑血管事件的另一个危险因素。

2011年英国"成人高血压管理指南"指出,血压过度变化是心血管疾病的独立危险因子,其对患者的危险性甚至高于血压本身。

北京大学人民医院孙宁玲教授指出,尽管平均血压是心脑血管事件强有力的危险因素,但是越来越多的研究表明,血压变异性是卒中及心血管事件的强预测因子,其预测价值相当于平均血压,血压变异性已成为新的心血管危险因素及降压治疗新靶点。因此,高质量的降压治疗,除了要做到有效降压以外,同时要有效改善血压变异性,实现平稳持久降压目标。

钙离子拮抗剂尤其是以苯磺酸氨氯地平(如络活喜)为代表的二氢吡啶类钙离子拮抗剂,它有着强效降压、改善血压变异性,良好的靶器官保护和减少心脑血管事件的循证医学证据。长效钙离子拮抗剂是6大类降压药中唯一的一类没有绝对禁忌症的降压药物,它对血脂、血糖代谢没有不良影响,绝大多数患者有良好的依从性,所以,它也是目前我国处方量最多的降压药物。

因此,对血压变异性风险较大的人群(如老年患者)应首选最有效的药物——苯磺酸氨氯地平(络活喜)作为初始治疗药物,以减少血压变异性,实现平稳持久降压,减少心脑血管事件的发生。

▶脉压增大的高血压怎样选降压药

脉压是指收缩压减去舒张压所得的数值,正常人脉压为30~40毫米汞柱。

脉压增大的高血压多见于老年人,这是由于老年人主动脉硬化造成的。主动脉硬化以后,心脏收缩时,硬化的主动脉不能适度扩张,使收缩压急剧增高;心脏舒张时,主动脉回缩能力也减弱,不能充分推送血液前进,因而舒张压降低或不变。由此可见,脉压增大的高血压多见于单纯收缩期高血压患者,也就是老年高血压患者。

解放军总医院李小鹰教授指出,脉压大于65毫米汞柱时,心血管、脑卒中及周围血管病的发生率明显升高。脉压每升高 10 毫米汞柱,冠心病发生率增高 36%,脑卒中增高 11%,总病死率增高 16%。因此,降低脉压显得十分重要。

由于现阶段 6 大类降压药中目前还没有只降低收缩压,而不降低舒张压的药物。而要降低脉压只有改善大动脉的顺应性,通过改善大动脉顺应性可降低收缩压,升高舒张压。

循证医学证据表明,利尿剂(如氢氯噻嗪)和钙离子拮抗剂(如络活喜)不仅有良好的降压作用,而且可改善大动脉顺应性,因此,脉压增大的高血压患者选择利尿剂或钙离子拮抗剂治疗能使患者获益更多。

▶ 关注 H 型高血压　降低心血管风险

H 型高血压又名高血压伴高同型半胱氨酸血症(HCY),它是"中国高血压防治指南 2010 版"提出的一项新的心血管危险因素。2006 年美国心脏协会指出,HCY 的浓度高于 10 微摩/升称为高 HCY 血症。与西方国家高胆固醇普遍偏高不同,我国人群中 HCY 普遍增高。HCY 目前已引起学术界的高度重视,有研究表明,高 HCY 的心血管危险度仅次于高血压,居第 2 位,它与高血压、冠心病、脑卒中、肾功能不全有着密切的关系。HCY 水平越高,心血管风险越大。H 型高血压是心脑血管疾病的极高危险因素,可使心脑血管风险增加 28 倍。

我国高血压并发高 HCY 患者占 75%,因此,治疗 HCY 有着广泛而重要的临床意义。有研究指出,叶酸可降低 HCY 水平,因此,叶酸可用于治疗高 HCY,也就是可用于 H 型高血压的治疗。

依那普利叶酸片是依那普利与叶酸的单片复方制剂,依那普利是血管紧张素转换酶抑制剂(ACEI)类降血压药,它与叶酸组合后既能降血压,又能降低 HCY,因此,最适合 H 型高血压治疗。用法用量:每天一次、每次一片(内含依那普利 10 毫克、叶酸 0.8 毫克),早上服。肾动脉狭窄、妊娠及哺乳期妇女禁用。

▶利尿剂治疗高血压安全有效

利尿剂是最早期使用的降压药之一,也是现阶段六大类降压药中一线降压药之一。广东省人民医院陈鲁原教授指出,它与 β 阻滞剂一起被建议作为治疗高血压的初始药物。循证医学的证据表明,利尿剂可以显著降低血压,降低患者的死亡率,脑卒中和心血管事件的发生率并具有良好的安全性。因此高血压患者使用小剂量的利尿剂是安全有效和可行的。

利尿剂降低血压的机制主要是通过增加尿钠的排泄,减少血容量和细胞外液量,降低心排出量来降低血压,此外,噻嗪类利尿剂还能够降低与交感活性有关的血管收缩反应性,从而使血压下降。

但是有不少的医生和患者对利尿剂的使用存在顾虑。他们过分担心利尿剂对血脂、血糖代谢有不良影响,认为利尿剂降血压效果不如其他几类药物等,致使利尿剂不能合理充分的得到使用。

其实，大量循证医学的证据表明，小剂量的利尿剂是预防心血管发病和死亡的最有效的一线药物。小剂量利尿剂是无并发症的高血压患者的首选治疗药物。上海瑞金医院高平进教授指出，以利尿剂为基础的治疗方案可极大提高血压达标率，尤其在顽固性高血压治疗中的作用是不可替代的。此外，噻嗪类利尿剂的费用及效益比具有廉价有效的优势，尤其适合我国的国情。

利尿剂治疗高血压的最佳适应证为：高血压合并心力衰竭、老年人单纯收缩期高血压、冠心病高风险患者以及脑卒中后预防复发。

对于合并糖尿病的高血压患者不建议以噻嗪类利尿剂作为单药初始治疗，但如两药连用血压仍不能达标的情况下，除非有禁忌证，否则都应该加用利尿剂治疗。此外，使用利尿剂要限制钠盐摄入，这样有利于发挥噻嗪类利尿剂的效果，单独使用利尿剂不佳时，要加用其他降压药物，而不应单纯加大药量，事实证明，利尿剂几乎可以增强所有降压药物的降压效果。另外，吲达帕胺（寿比山）对血脂血糖代谢的不良影响较小。

▶ 患了冠心病　同样能长寿

冠心病是严重危害人们身心健康的常见病，不少患者被确诊冠心病以后非常焦急和害怕。但是，冠心病也并非不治之症，只要卸下包袱，及时就医，学习保健知识，就能带病生存，延年益寿，享受与健康人一样的寿命。

为什么说冠心病也能延年益寿呢？这主要得益于两个

方面。一方面主要是冠状动脉循环有很大的潜力,也就是说有很大的储备能力,这种储备力的主要方面在于冠状动脉存在着侧支循环。比如某一支冠状动脉部分狭窄或阻塞以后,其近端的血液可以通过侧支循环绕过狭窄或阻塞处而进入远侧端,这种由侧支代替主干血管输送血液,使缺血区得到血液供应称为"侧支循环"。侧支循环大多由原来就存在的细小血管扩张增粗而形成。心脏的这种自身保护能力,随着病程的延长,侧支循环还会更加丰富,吻合的血管会变得更粗,从而使狭窄的冠状动脉远端的血液循环大大改善,冠心患者心肌缺血缺氧的症状也会大大改善,从而达到延年益寿的目的。

冠心病患者能延年益寿的另一方面是通过药物治疗(介入治疗在此不讨论)、精神调摄、饮食调节、适量运动等综合性的治疗措施,冠状动脉粥样硬化的斑块有望稳定和减轻,甚至逆转和消退。尤其是斑块造成的血管狭窄小于70%的稳定型冠心病患者都可以用药物控制。近十多年来西方国家通过大力控制高血脂、高血压、吸烟、糖尿病以及肥胖等危险因素,使冠心病的发病率和死亡率得到明显下降。近些年我国在防治冠心病方面也取得了可喜的成果。上海复旦大学附属中山医院心内科主任、中华医学会心血管病学分会主任委员葛均波院士团队研制的生物可降解支架植入病变的冠状动脉治疗冠心病正在赶超世界先进水平。因此,冠心病患者应做到以下几点:

1. 坚持服药 冠心患者要坚持 ABC 治疗方案。A:使用抗血小板聚集药阿司匹林,该药有预防心肌梗死、稳定斑块的作用;B:使用降低心肌耗氧量药,常用 β 受体阻滞剂倍他乐克,该药有防治心绞痛、心肌梗死、降低血压的作用;C:使用他汀类降低胆固醇药,该类药有防治动脉粥样硬化、稳定斑块的作用。除此以外,若患者有胸闷、心绞痛等症状,要加用硝酸脂类药如单硝酸异山梨醇酯、消心痛、硝酸甘油等。也可以长期服用活血化瘀中成药,如复方丹参滴丸、银杏叶片、心血康胶囊等。

2. 精神调摄 精神紧张,情绪波动可引起冠状动脉痉挛诱发心绞痛,因此冠心患者切忌暴怒、惊恐、思虑过度、过喜等。

3. 饮食调节 饮食宜清淡易消化,不可过饱(七八分饱),晚餐量要少,不吃或少吃油腻和过甜的食物,比如动物内脏、肥肉、蛋黄、奶油、鱼籽等;而洋葱、黑木耳、燕麦片、芹菜、香菇、海带、紫菜等有降低血液黏度、预防心肌梗死的作用,可常吃。要戒烟限酒,适当饮一点红葡萄酒对软化血管,升高高密度脂蛋白胆固醇有一定的好处。但不宜喝烈性酒、浓茶及咖啡。

4. 起居有常 冠心患者要有充足的睡眠,做到早睡早起,防寒保暖,特别是天气突变和冬天时要减少外出,不要逆风而行走,要避免重体力劳动和突然用力,走路、上楼梯、骑车均宜慢,性生活要严格节制,要保持大便通畅,切勿用力排便。

5. 适量运动 生命在于运动,运动能增加冠状动脉血流、建立侧支循环,对冠心病患者有益。但运动要量力而行、持之以恒,最好选择有氧代谢运动,比如打太极拳、做气功、做体操、骑车、打乒乓球等,不可做剧烈运动。

6. 积极治疗并存的疾病 比如高血压、糖尿病等。高血压不仅是冠心病的病因,而且会加剧冠心病的进展,应切实控制好血压,力争降到<130/80毫米汞柱。糖尿病不仅易并发冠心病,而且使冠心病更难控制,它是冠心病的等危症,只有"双管齐下"才能使冠心患者延年益寿。

▶冠心病患者莫忘控制心率

冠状动脉粥样硬化性心脏病简称冠心病。患者由于脂质代谢不正常,血液中的脂质沉着在动脉内膜堆积而成白色斑块,这些斑块渐渐增多造成动脉管腔狭窄,使血流受阻,导致心脏缺血,产生心绞痛。医学最新研究发现,心率不仅与血压密切相关,而且直接关系到冠心病患者的预后以及心血管事件的多少。

由于心率增加,心肌的舒张充盈时间便缩短,回心血量则减少,心脏的射血量因而减少,导致冠状动脉供血不足。这样既降低心肌的氧供给,又增加心肌的耗氧量,进一步削弱了患者已经受损的冠状动脉储备力,加重心肌缺血,容易诱发心绞痛、心力衰竭、冠状动脉斑块破裂、心血管事件发生。此外,心率增加可加速新陈代谢,损伤血管内皮,加速动脉硬化的发生。

有最新医学研究资料显示:静息心率≥84次/分者,冠心病与总死亡率均明显增加,其心血管死亡与冠心病死亡均随心率增快而递增。而控制心率则可降低新发的心肌梗死的患病率。

心率增快可增加高血压患者心房颤动的发生率。心率又是冠心病心力衰竭治疗中最主要的疗效指标,降低心力衰竭患者的心率具有显著的临床意义。由此可见,心率增快可显著影响冠心病患者的预后以及心血管事件的多少。

冠心病患者对心率的控制十分重要。心率的控制目标是:静息状态下一般冠心病患者不高于 55～60 次/分,劳力型心绞痛患者不高于 55 次/分,严重的心绞痛患者不高于 50 次/分。这样有利于增加心肌收缩力,延长舒张期,有利于心肌灌注及每搏输出量的增加;还可以增加冠状动脉灌注时间和减少心肌的氧需求;同时还能减少过快的心率同冠心病其他危险因素之间的相互促进作用。

β受体阻滞剂是唯一有效控制心率且能预防心源性猝死的一类药物。β受体阻滞剂通过抑制肾上腺素能受体,减慢心率,减弱心肌收缩力,降低血压,减少心肌耗氧量,防止儿茶酚胺对心脏的损害,最终改善左心室和血管的功能。常用β受体阻滞剂有:美托洛尔、比索洛尔等。剂量因人而异,需做到个体化用药,要使患者能耐受,使心率达到最佳状态,同时满足患者的血压状态。

▶治冠心病莫忘降脂达标

冠心病是营养心脏的冠状动脉发生了粥样硬化,冠状动脉管壁内形成了斑块,导致心脏在增加负荷状态下(如运动)产生缺血和缺氧,从而引起一系列临床症状(如心绞痛等)。

南京医科大学第一附属医院黄峻教授最近指出,过去认为动脉粥样硬化斑块是不断进展的病变,能够延缓其进展就是很好的效果,而如果能进一步实现逆转,那么未来的前景是非常光明的。

最近美国心脏协会 2011 年科学年会上公布的一项实验表明,应用两种强效他汀(瑞舒伐他汀和阿托伐他汀)均显著逆转了动脉粥样硬化斑块,如此高的斑块逆转比例前所未有,且安全性耐受性良好,更多的降低低密度脂蛋白胆固醇(LDL-C)带来更好的斑块逆转效果。有关他汀防治冠心病的研究也指出,如果 LDL-C 降幅达到 50％左右就可能逆转斑块,从而减少临床心血管事件的发生。

美国心脏病协会指南要求将冠心病患者的 LDL-C 降至100 毫克/分升(2.6 毫摩/升)以下,对于极高危人群要求将LDL-C 降至 70 毫克/分升(1.8 毫摩/升),或至少降低 50％。由此看来血脂达标是稳定、减轻、逆转和消退斑块的前提。

他汀类调脂药能降低 LDL-C,升高高密度脂蛋白胆固醇(HDL-C),有强大的抗凝、改善血管内皮、稳定和逆转斑块作用,能使患者多重获益,而且安全性耐受性良好,是冠心病一级和二级预防最主要的手段,是抗动脉粥样硬化的基石,特别是强效他汀类药瑞舒伐他汀和阿托伐他汀有着更强的降低 LDL-C、逆转斑块作用。因此,冠心患者宜长期使用强效他汀类药,莫忘降脂达标。

▶甘油三酯增高也易导致冠心病

一般医院化验血脂主要包括 4 个项目,即总胆固醇(TC),甘油三酯(TG),低密度脂蛋白胆固醇(LDL-C),高密度脂蛋白胆固醇(HDL-C)。大量国内外关于血脂管理的研究和指南一致认为,低密度脂蛋白胆固醇是致动脉粥样硬化和冠心病的元凶,降低低密度脂蛋白胆固醇可延缓动脉粥样硬化的进展和显著减少心血管事件的发生,因此,临床上特别重视低密度脂蛋白胆固醇值。

但是国内外新近研究指出,只重视低密度脂蛋白胆固醇有其局限性,高甘油三酯和低高密度脂蛋白胆固醇是心血管疾病的剩留风险,也应引起临床的关注。中南大学湘雅二医院赵水平教授新近指出,部分动脉粥样硬化性疾病患者低密度脂蛋白胆固醇水平处于适合范围,也有部分患者经降脂治疗使低密度脂蛋白胆固醇降至<1.8毫摩/升(极高危患者低密度脂蛋白胆固醇的达标值)后,动脉粥样硬化病变仍在进展。甘油三酯与冠心病发生、发展密切相关。提高对高甘油三酯血症的认识,有助于更好地控制心血管危险因素,更大程度地降低冠心病发生的风险。

解放军总医院叶平教授新近也指出,甘油三酯水平增高和高密度脂蛋白胆固醇水平降低是心血管剩留风险主要的危险因素,也是在胆固醇水平以外血脂异常的主要指标。

北京大学人民医院胡大一教授新近也指出,甘油三酯可能代表新世纪心血管疾病进一步流行的关键问题,中国高甘油三酯血症伴发率非常高,必须引起重视。

国内外众多研究指出,甘油三酯升高有直接致动脉粥样硬化作用(正常参考值为≤1.5毫摩/升),患冠心病的危险性会增加。而甘油三酯重度升高(≥5.65毫摩/升)还可致急性胰腺炎。高密度脂蛋白胆固醇可将人体内胆固醇转运至肝脏进行分解,具有抗动脉粥样硬化作用。高密度脂蛋白胆固醇每增加0.4毫摩/升,冠心病危险性降低2%~3%。而当高密度脂蛋白胆固醇>1.55毫摩/升时,对冠心病有保护性作用(正常参考值为≥1.2毫摩/升)。吸烟可使高密度脂蛋白胆固醇下降，而运动和少量饮红酒可升高高密度脂蛋白胆固醇。因此吸烟是冠心病的易患因素，而运动和少量饮红酒对人体有益。

　　因此，在临床上除了要重视低密度脂蛋白胆固醇的达标值以外，还要关注甘油三酯和高密度脂蛋白胆固醇的指标。对于高甘油三酯和低的高密度脂蛋白胆固醇患者，除了要治疗性生活方式改善，包括合理膳食，适量运动，戒烟限酒，控制体重，管理好血压，血糖以外，必要时还要启动药物干预，比如可使用他汀（如立普妥）或贝特（如非诺贝特）药物治疗。

▶怎样使用保健药盒

　　保健药盒是医生和药厂根据冠心病患者容易发生心绞痛、心肌梗死，甚至猝死（突然死亡）而配置的。它可起到挽救生命、争取抢救时间的作用。保健药盒内有患者的姓名、单位、住址及所患疾病的名称，目的是在患者发生紧急时，家人、同事或过路人，能及时知道患者的病情，从而合理使用保健药盒内的药品进行临时抢救。保健药盒内常备有4种药品，下面谈谈怎样使用保健药盒内的药品。

　　1. 硝酸甘油　能扩张周围血管，降低收缩压，减少回心血量，减轻心脏负荷，减少耗氧量，促进侧支循环。因而它能缓解心绞痛，解除胸闷、胸痛等症状，是治疗心绞痛最常用药物。硝酸甘油每片0.5毫克，舌下含服，初次用药可先含半片，以观察个体的敏感性以及副反应。一般约2～5分钟发挥作用，可维持约25～40分钟，一天可应用多次。不良反应主要为头昏、头痛、体位性低血压。但青光眼患者忌用。

2. 硝酸异山梨酯　又名消心痛。此药作用机理与硝酸甘油相似,只是作用较弱,维持时间稍久。用法:舌下含服 1 片(5 毫克),10 分钟起效,持续时间约 1～2 小时;口服吸收慢,维持时间可达 3～4 小时,但效果较差。舌下含服可治心绞痛急性发作,口服用于防止发作,不良反应与硝酸甘油相似。

3. 亚硝酸异戊酯　有扩张冠状动脉及周围血管的作用,药效最快,持续时间较短。此药主要用于心绞痛急性发作,使用时将安瓿(0.2 毫升)裹在手帕内戳破由鼻腔吸入。

4. 安定　有抗焦虑、镇静、催眠作用,主要用于焦虑、恐惧、心悸、失眠等症状。安定每片 2.5 毫克,用于抗焦虑及镇静,一次 2.5～5.0 毫克,每天 3 次;用于催眠,睡前服 5 毫克。

总之,冠心病患者外出须带上保健药盒,同时还要注意检查盒内药品的有效期(如硝酸甘油),以便及时补充和更换。

▶ 长用硝酸脂　不可骤然停

硝酸脂类药是预防和治疗冠心病、心绞痛的常用药物。该类药主要扩张静脉、减低心脏的前负荷,兼有较轻的动脉扩张作用。它能使心肌耗氧量减少,从而可预防和治疗心绞痛,疗效可靠。常用的硝酸脂类药物有:硝酸甘油、硝酸异山梨酯(消心痛)、单硝酸异山梨醇脂等。

值得注意的是,长期使用硝酸酯类药物可产生药物依赖性,如果骤然停药可产生反跳性冠状动脉痉挛,引起心绞痛发作,甚至发生急性心肌梗死及猝死。因此长期使用硝酸脂类药不可骤然停药,而应逐渐减量停药。最好加用其它扩张冠状动脉、降低心肌耗氧量药物,如潘生丁、倍他乐克、硫氮䓬酮、康可等,或中成药复方丹参滴丸。

▶中老年人怎样防治动脉粥样硬化

动脉粥样硬化是中老年心脑血管疾病的最主要病因。由于动脉粥样硬化早期临床症状不明显极易被人们忽视,等到病变进展至有明显临床症状时动脉粥样硬化已形成斑块、造成了狭窄和血流动力学改变。因此防治动脉粥样硬化要注重早发现、早治疗,而要早发现就要常规地检查血脂、血压和血糖,必要时还要行颈动脉超声、经颅多普勒、CT、核磁共振和血管造影等检查。

众多研究显示,血脂异常,血压增高,糖尿病是动脉粥样硬化的高危因素,这些患者是动脉粥样硬化的高危或极高危人群。防治动脉粥样硬化可以从上游阻遏心脑血管疾病的发生和发展,从源头上减少心脑血管疾病的发病率。

怎样防治动脉粥样硬化呢?

首先要控制好血压,降压要达标(<140/90毫米汞柱)。糖尿病患者空腹血糖要力争控制在7毫摩/升以下,餐后血糖要力争控制在9毫摩/升左右,糖化血红蛋白可控制在7%左右。初次发现血脂异常的患者必须进行治疗性生活方式改变,包括限制高胆固醇膳食,增加运动,戒烟限酒、控制体重。通过改变生活方式3~6个月以后,血脂仍

然异常,则应在改变生活方式的同时启动药物治疗。

药物治疗首选他汀类。他汀类药是目前世界各国研究最充分,作用机理最明确的药物,是目前唯一能降低动脉粥样硬化心血管疾病总死亡率,唯一能稳定动脉粥样硬化斑块甚至逆转斑块的药物。临床证明,他汀类药物治疗动脉粥化硬化疾病有神奇的功效。他汀类药物已成为抗动脉粥样硬化的基石。

中华医学会心血管分会前任主任委员霍勇教授新近指出,在中国,目前主要要解决的问题是动脉粥样硬化疾病的有效干预和管理,问题集中在三个方面:应治疗而没有治疗的患者;应强化而没有强化的患者;应长期治疗而没有长期治疗的患者。这三个方面,是我国目前心脑血管防控领域的短板,也是我们首先要考虑改进和提高的。由此可见积极防治动脉粥样硬化才能有效减少心脑血管疾病。

▶ 下肢动脉硬化疾病不可忽视

下肢外周动脉粥样硬化性疾病是一种较为常见的严重的循环系统疾病,其主要病因是动脉粥样硬化。过去绝大多数研究都致力于动脉粥样硬化对心脑血管的损伤,而忽视了对下肢外周动脉粥样硬化的研究。有统计数据表明,我国心血管高危患者中,下肢外周动脉粥样硬化的发病率高达 25.4%,且随着年龄的增长有逐步升高的趋势。

下肢外周动脉粥样硬化不仅是心血管疾病的危险因素之一,其本身就是一个独立的疾病。但是到目前为止,绝大多数研究致力于动脉粥样硬化对心脑血管的损伤,而忽略了下肢外周动脉粥样硬化的研究，尤其是对女性下肢外周动脉粥样硬化的研究。由于人们对于下肢外周动脉粥样硬化的认知率低，便使得疾病不能在早期作出诊断，从而获得正确的治疗。

与动脉粥样硬化的危险因素一样，下肢外周动脉粥样硬化的危险因素包括：年龄≥50岁，高血脂、高血压、糖尿病、肥胖症、吸烟、久坐的生活方式以及下肢外周动脉粥样硬化家族史等。下肢外周动脉粥样硬化最常见的症状是间歇性跛行。绝大多数患者没有特异性症状，仅表现双腿和脚后跟出现疼痛、不适等，因此容易误诊为肌肉、关节疾病、尤其是女性误诊率更高。部分患者可见血脂异常，血糖增高，高血压。多普勒血流仪测量踝部动脉收缩压与肱动脉收缩压的比值（AB1）有利于诊断该病。下肢动脉造影可以确诊该病。

下肢外周动脉粥样硬化的治疗方法，包括以下几点：①改变饮食及生活方式、做到合理膳食、适量运动、戒烟限酒、心理平衡。②使用他汀类调脂药；使用抗血小板药肠溶阿司匹林、氯吡格雷等。③积极治疗高血压、糖尿病。④使用西洛他唑等药物。

通过以上治疗无效者可考虑下肢血运重建，如行支架、搭桥治疗。

▶ 血脂异常的自疗和药疗

血脂异常是中老年人的常见病，是心血管疾病的主要危险因素之一。调脂治疗包括改善生活方式和药物治疗两方面。对于初次发现单纯性血脂异常又无并发症者可先行改善生活方式自疗。这种治疗性生活方式的改变是调脂治疗的最基本步骤，是药物治疗的基础，是治疗所有血脂异常患者的主要手段。具体做法是：

1. 调整饮食，限制脂肪性食物摄入 做到荤素搭配粗细搭配，不吃或少吃高胆固醇性食物如动物内脏、蛋黄、肥肉、鱼籽、鱿鱼等。常吃有降胆固醇作用的燕麦片、黑木耳、洋葱等。

2. 控制体重，避免肥胖 最好使体重指数控制在 18.5～24〔体重指数＝体重(kg)/身高(m^2)〕。男性腰围＜90 厘米，女性腰围＜80 厘米。

3. 增加体育运动 运动可升高高密度脂蛋白水平(对人体血管有保护作用的好胆固醇)，可以减肥。比如慢跑、散步、骑自行车、游泳、扭秧歌、跳健身舞等。

4. 戒烟 吸烟有降低高密度脂蛋白水平作用。吸烟是冠心病的三大易患因素之一。戒烟对预防心血管病等慢性病有明确的益处，戒烟后可使冠心病发病率减半并减少死亡率，因此，血脂异常应戒烟。

通过改变生活方式 3～6 个月以后，血脂仍然异常，则应在改变生活方式的同时启动药物治疗。对已有冠心病或其他动脉粥样硬化疾病的患者必须进行药物治疗。

药物治疗首先应分清血脂异常是属于哪一型，根据不同类型，选用合适的调脂药物。降总胆固醇多选用他汀类药物，该药同时兼有降甘油三酯的作用。常用有：辛伐他汀、普伐他汀、洛伐他汀、氟伐他汀，阿托伐他汀等。

降甘油三酯的药物有贝特类、烟酸及其衍生物。这类药物也兼有降总胆固醇的作用。常用的有：非诺贝特、吉非罗齐、苯扎贝特、烟酸、烟酸肌醇脂类等。单纯甘油三酯升高者也可选用亚油酸衍生物（深海鱼油制剂）如多烯康、鱼油烯康等。

中药制剂也有调血脂作用，且不良反应少，单纯性血脂异常无并发症者可以选用。常用的有：血脂康、绞股蓝总甙、脂必妥等。

服药期间还应定期检查肝功能、肾功能、磷酸肌酸激酶，以了解调脂药物的不良反应并采取相应的处理。

▶短暂性脑缺血发作应引起警惕

短暂性脑缺血发作（TIA）是指某一区域脑组织因血液供应不足导致其功能发生短暂障碍，表现为突然发作的局灶性症状和体征。比如突发一侧肢体或面部麻木、无力，突发单眼或双眼发黑，视物不清，突发双眼相同一侧的视野发黑、消失。突发言语障碍或者听说障碍等。此病在临床上很常见。由于短暂性脑缺血发作大多数只持续数分钟至数小时，最多在 24 小时内完全恢复，因此容易被人们忽视。

首都医科大学附属天坛医院王拥军教授最近指出，短暂性脑缺血发作是脑卒中重要的先兆或警示信号，短暂性脑缺血发作可作为脑卒中预防和窗口期。北京安贞医院毕齐教授新近也指出，短暂性脑缺血发作患者不仅易发生脑梗死，也易发生心肌梗死和猝死，短暂性脑缺血发作是严重的需紧急干预的"卒中预警"事件，是最为重要的神经内科急症之一，同时也是二级预防的最佳时机，必须给予足够的重视。

短暂性脑缺血发作好发于 50～70 岁年龄，男性多于女性，常突然发作，恢复也快，不遗留神经功能缺损，无意识障碍。常反复发作。常有脑动脉粥样硬化，各种脑动脉炎及心脏病史。提高对短暂性脑缺血发作的认知对脑卒中的筛查和预防具有重要意义。因此，凡有以上症状和体征的中老年人要去医院行血脂、血糖、血压、血黏度、眼底、心脏超声、颈动脉超声、经颅多普勒超声等检查，必要时还应做 CT 血管成像，磁共振血管成像和数字减影血管造影等检查。

治疗方面，首先要针对病因治疗，比如降血压、调血脂、降低血液黏度，治疗心律失常等。由于短暂性脑缺血发作属于缺血性脑血管病范畴，因此可按急性缺血性脑血管病处理。

▶ 预防脑卒中的关键：控血压、调血脂

脑卒中是 2011 年召开的第 66 届联合国大会提出的要防控 5 大慢性非传染性疾病之一。最新的《中国高血压防治指南（修订版）》也指出，预防脑卒中是我国高血压治疗的主要目标。

脑卒中俗称中风，可分为出血性卒中和缺血性卒中。前者主要包括脑出血和蛛网膜下腔出血，后者主要包括短暂性脑缺血发作和脑梗死。脑出血多因高血压和脑动脉硬化引起，蛛网膜下腔出血主要是因脑动脉瘤或脑血管畸形破裂所致。短暂性脑缺血发作和脑梗死多因脑动脉硬化和高血脂造成。因此，预防脑卒中的关键是要防治动脉粥样

硬化,也就是要控血压、调血脂。

有研究资料显示,收缩压每降低 10～12 毫米汞柱和舒张压每降低 5～6 毫米汞柱,脑卒中减少 40％,由此可见控制血压对预防脑卒中的作用是显而易见的。

《中国高血压防治指南》指出,一般高血压患者的血压目标为低于 140/90 毫米汞柱;高血压伴冠心病、糖尿病、慢性肾脏病的血压目标为低于 130/80 毫米汞柱;脑血管病后血压一般目标为低于 140/90 毫米汞柱;老年高血压(65 岁以上)的血压目标为低于 150/90 毫米汞柱,因此,高血压患者应根据自己的危险分层控制好血压。

高血脂是引起动脉粥样硬化的主要原因,脑动脉硬化以后不仅易发生出血性脑卒中,也易导致缺血性脑卒中。中华医学会心血管分会前任主任委员胡大一教授在防治动脉粥样硬化行动计划中,号召大家"一手抓高血压,一手抓胆固醇"。可见调血脂对预防动脉粥样硬化和脑卒中的重要性。

一般医院化验血脂主要包括四项,即总胆固醇(TC),甘油三酯(TG),低密度脂蛋白(LDL),高密度脂蛋白(HDL)。其合适范围是:

TC 150～200 毫克/分升(4.0～5.2 毫摩/升),

TG 120～150 毫克/分升(1.3～1.7 毫摩/升),

LDL 60～120 毫克/分升(1.5～3.1 毫摩/升),

HDL 35～60 毫克/分升(0.9～1.8 毫摩/升)。

最新的《中国成人血脂异常防治指南》指出,TC、TG、LDL 的增高是动脉粥样硬化发生、发展的主要危险因素,而 HDL 能将外周组织如血管壁内胆固醇转运至肝脏进行分解代谢,具有抗动脉粥样硬化作用。因此,调血脂的目标是根据自己的危险分层将 TC、TG、LDL 降至目标值以下,而尽量升高 HDL,增强其对人体的保护作用。

▶ 老年糖尿病的特点及其对策

老年糖尿病是指年龄大于 60 岁的糖尿病患者,包括 60 岁以前诊断和 60 岁以后诊断为糖尿病者。老年人是糖尿病的高发人群,老年糖尿病不同于其他年龄糖尿病患者,症状与治疗特点是:

(1) 新诊断的老年糖尿病多数起病缓慢,大多数没有"三多一少"的症状(多饮、多食、多尿、消瘦),大多数是体检或因其他疾病检查血糖或尿糖时发现的。因此,60 岁以上老年人每年应定期进行体检,检查血糖和尿糖以便早期发现糖尿病。

(2) 部分老年糖尿病以并发症为首发症状,比如高血糖高渗状态,心脑血管意外以及视力改变等为首发症状,因此应多关注老年人的认知状态,心血管病症状,脑血管病症状以及视力改变等,还有皮肤瘙痒,反复生疖肿,手足发麻、乏力等,以便早期发现,早期治疗。

(3) 老年糖尿病常有慢性并发症,或潜在的伴随疾病、因此应多监测老年糖尿病患者的心肾肝肺功能,在使用口服降糖药时要注意适应证和禁忌证。比如老年糖尿病合并肾病者可选择糖适平治疗(糖适平 95% 经肝脏代谢,肠道排泄,仅 5% 经肾脏排泄)。

(4) 老年糖尿病绝大多数为 2 型糖尿病。老年糖尿病差异较大,各人发病年龄,病程相差较大;各人的基本健康状况,并发症以及预计生存期也相差较大,因此治疗方案应遵循个体化的治疗原则,不可"千篇一律"。

（5）老年糖尿病周围神经病变和自主神经病变均随年龄增加而增加,常表现手足发麻,感觉异常,自发性疼痛,多汗,直立性眩晕等,可选用甲钴胺治疗。

（6）老年糖尿病患者白内障,视网膜病变和青光眼的发病率明显增多,因此应尽早控制好血糖,减少眼并发症的发生。

（7）由于老年人对低血糖的耐受性差,特别是老年糖尿病在使用容易导致低血糖的降糖药时应格外小心,切勿强化降糖。老年糖尿病血糖控制目标要略宽于一般成人,比如空腹血糖可控制在 7 毫摩/升左右,餐后血糖可控制在 9 毫摩/升左右,糖化血红蛋白可控制在 7％左右。为了防止低血糖的发生,老年糖尿病应尽量选择导致低血糖风险小的药物,如二甲双胍（格华止）,罗格列酮（文迪雅）,吡格列酮（瑞彤）,阿卡波糖（拜唐苹）,伏格列波糖（倍欣）,米格列醇、西格列汀、沙格列汀和维格列汀等药物。

（8）心血管事件是老年糖尿病死亡的主要原因,因此老年糖尿病在控制好血糖的同时,更要预防心血管事件的发生。要规范抗血小板治疗（使用肠溶阿司匹林）,他汀类调脂治疗（高危患者低密度脂蛋白胆固醇＜2.6 毫摩/升,极高危患者低密度脂蛋白胆固醇＜1.8 毫摩/升,并控制好血压（＜130/80 毫米汞柱）。

（9）老年糖尿病患者应做到:管住嘴（控制饮食）,迈开腿（适量运动）,开动脑（学习糖尿病知识）,保护肺（预防肺部感染,其中包括肺结核),只有坚持做好以上四点,才能达到延年益寿的目的。

▶控糖三要素:有效降糖,低血糖风险小,减少体重增加

控制血糖水平是治疗糖尿病的关键,而要控糖,有三要素是必须遵循的,这就是有效降糖,低血糖风险小,减少体重增加。

目前使用的降糖药物有七大类几十种,这七大类降糖药虽然有不同的降糖作用机制,但均能达到有效降糖的目的,关键是每位糖友要在医生的指导下选择适合自己病情的降糖药,只有这样才能达到有效降糖又不会产生不良反应。如一位空腹血糖不高而餐后血糖升高的糖尿病患者应选用α糖苷酶抑制剂(如拜唐苹)治疗,因该药不仅降餐后血糖效果好,而且有使体重下降趋势,可谓一举两得。又比如一位肥胖的糖尿病患者此时就应选用二甲双胍(格华止)治疗,因其不但能降血糖,而且可减肥(体重下降),可谓一箭双雕。还比如一位肾功能不全的糖尿病患者此时就应选用格列喹酮(糖适平)治疗,因其95%经肝脏代谢,肠道排泄,只有5%经肾脏排出,用糖适平治疗既降血糖,又保护了肾脏。这样的例子还有很多。

第二要素是选择使用降糖药要减少低血糖风险,尤其是老年人,有频发低血糖倾向,预期寿命较短的以及合并心血管疾病或严重的急,慢性疾病的患者,更应选择发生低血糖风险小的药物,比如二甲双胍(格华止),罗格列酮(文迪

雅),吡格列酮(瑞彤),阿卡波糖(拜唐苹),伏格列波糖(倍欣),西格列汀,沙格列汀,维格列汀等药物发生低血糖的风险就较小。

第三要素是减少体重增加,七大类降糖药有不少有增加体重的不良反应,对于超重或肥胖的人群应避免使用,而应选择不增加或减少体重的药物,比如二甲双胍,阿卡波糖,伏格列波糖,西格列汀,沙格列汀,维格列汀,艾塞那肽,利拉鲁肽等。

现在提倡精准医学,控糖三要素就是治疗糖尿病的"精准医学",它能使患者"恰到好处"。控糖三要素就是当前治疗糖尿病的新理念,选择使用降糖药物时必须遵循这三要素,权衡利弊,综合考虑才能使患者获益更多。

▶降糖药猛似虎 低血糖危害大

有些糖尿病患者由于害怕高血糖对人体产生的危害,因而迫不及待的把血糖立即降下来。殊不知心急吃不了热豆腐,血糖过快过多的下降,弊大于利,其最大的危害是导致低血糖反应。患者一旦出现低血糖反应,轻则引起饥饿、心悸、出汗,重则可致死亡。因此,糖友千万要牢记:药物猛如虎,低血糖猛于高血糖。降血糖一定要遵医嘱:密切监测血糖,循序渐进的降血糖。

何谓低血糖?低血糖有何诱因?该如何预防呢?

糖尿病患者只要血糖水平低于或等于3.9毫摩/升即称低血糖。引起低血糖的原因有:①使用了可引起低血糖的降糖药物,比如胰岛素,磺脲类和非磺脲类胰岛素促泌剂以及胰高糖素样多肽 1（GLP-1）。②降糖药剂量过大。③未按时进食或进食过少。④运动量较平日增加。⑤饮酒，尤其是空腹饮酒。

预防低血糖方法有：①尽量选择单独使用不会导致低血糖的药物，如二甲双胍（格华止），罗格列酮（文迪雅），吡格列酮（瑞彤），阿卡波糖（拜唐苹），伏格列波糖（倍欣），米格列醇、西格列汀、沙格列汀和维格列汀等。②先检测血糖，再用降血糖药物且从小剂量开始。③定时定量进餐，如果进餐量减少应相应减少降糖药物剂量。有可能误餐时应提前做好进食准备。运动量增加前应增加额外的食物摄入。④不饮酒。⑤糖尿病患者要随身携带碳水化合物类食品（即含糖食物），以备用，一旦有自觉症状及时食用。

▶服降糖药有学问

目前常用的口服降糖药有五大类，几十种，由于它们的作用原理不同，服用的方法也不一样，为了达到"恰到好处"的治疗效果，糖尿病患者应遵循以下服药原则。

1. 磺脲类促胰岛素分泌剂　包括甲苯磺丁脲，氯磺丙脲，格列本脲（优降糖），格列齐特（达美康），格列吡嗪（美吡达），格列喹酮（糖适平）等。这类药主要是通过刺激胰岛 β 细胞释放胰岛素和抑制胰岛 α 细胞分泌高血糖素，从而使血糖下降。这类药只对胰岛功能尚未完全丧失非肥胖 2 型糖尿病患者有效。由于这类药经口服后需要一定的时间来刺激胰岛 β 细胞分泌胰岛素后才能发挥降血糖作用，因此宜选择在饭前 30 分钟服用。每日服 1～3 次。近年来，格列齐特及格列吡嗪有缓释或控释片,每日只需服药 1 次,方便了患者。

2. 非磺脲类促胰岛素分泌剂 包括瑞格列奈(诺和龙),那格列奈(唐力)等。这类药是模拟自然生理性胰岛素分泌,只在进餐后血糖升高时才产生促胰岛素分泌作用,这样就避免了对胰岛 β 细胞的过度刺激,保护了残存的胰岛 β 细胞功能,也不易发生低血糖。该类药主要是控制餐后血糖,适用于 2 型糖尿病以及合并肾脏损害和老年糖尿病患者。该类药一般在餐前 15 分钟服药,不进餐不服药。

3. 双胍类 包括苯乙双胍(降糖灵),二甲双胍(美迪康)等。该类药主要是通过促进肌肉等外周组织对葡萄糖的利用,抑制肝糖元异生和肠道对葡萄糖的吸收,从而起到降低血糖的作用。由于该类药是盐酸盐制剂,对胃肠道有刺激,故宜饭后服用,每天 2~3 次。该类药适用于 2 型糖尿病尤其是体型肥胖者。

4. α 糖苷酶抑制剂 包括阿卡波糖(拜唐苹),伏格列波糖(倍欣)等。该类药作用机制是在小肠内竞争性抑制糖苷水解酶,减少碳水化合物分解为葡萄糖,并延迟小肠对葡萄糖的吸收,从而使餐后血糖下降。因此,该类药只有与第一口饭同服才能产生治疗效果。又由于该类药使葡萄糖在肠道停留的时间增加,因而经细菌酵解产气增多,部分患者可发生腹胀,腹泻等不良反应。该类药使用于餐后血糖控制不好的 2 型糖尿病患者,作用温和,单用一般不会引起低血糖反应。

5. 胰岛素增敏剂噻唑烷二酮类 包括罗格列酮(文迪雅),吡格列酮(瑞彤)等。该类药能恢复人体自身对非外源性胰岛素的敏感性,提高胰岛素在外周组织的作用,增加外周组织对葡萄糖的利用,降低肝糖输出,达到降血糖作用。该类药适用于早期 2 型糖尿病、肥胖型 2 型糖尿病,伴高胰岛素血症的 2 型糖尿病。宜早餐前服用,每天 1 次。心、肝功能不全者一般不用。

除了以上所述外,服降血糖药还应注意:同一类降血糖药不能同时合用,比如格列本脲不要与格列齐特合用;对磺胺药过敏者,不能用磺脲类降糖药;还要配合饮食控制,运动锻炼、监测血糖等措施才能使降糖药发挥更好的疗效。

▶ 糖尿病患者不要忽视用他汀调脂治疗

糖尿病需降糖治疗,这是患者都知道的常识,但有不少糖尿病患者由于血脂值在正常范围,因而拒接使用他汀药调脂治疗,这是十分错误的。

糖尿病患者由于血糖持续增高导致代谢紊乱,体内甘油三酯水平增高,低密度脂蛋白胆固醇水平增高,高密度脂蛋白胆固醇水平降低等,这些血脂异常有致动脉粥样硬化作用,并共同构成一组相关的危险因素。

有资料显示,我国七成以上糖尿病患者都合并有高血压、血脂异常等心血管疾病的高危因素。胆固醇是中国糖尿病危险因素控制得最薄弱的环节。

循证研究显示,低密度脂蛋白胆固水平无明显升高的 2 型糖尿病患者,每日服阿托伐他汀 10 毫克可使主要心血管事件减少 37％,脑卒中减少 48％,所有原因死亡降低 27％。可见使用他汀调脂治疗的重要性。

最新指南推荐，所有 2 型糖尿病患者作为心血管风险的一级预防都要积极使用他汀治疗。指南全面强调了他汀在糖尿病患者中的治疗地位，进一步提醒广大医生应从上游开始关注糖尿病患者的心血管疾病。对糖尿病患者早期、足量应用他汀治疗，积极预防糖尿病大血管并发症。阿托伐他汀作为目前降低胆固醇最有效的他汀类药物，循证医学证据丰富、确凿，成为各国多项指南中使用最多的降胆固醇药。

▶ 正确看待胰岛素治疗

胰岛素治疗是控制高血糖的重要手段。1 型糖尿病患者需依赖胰岛素维持生命。2 型糖尿病患者，由于口服降糖药的失效或存在口服药使用的禁忌证时，需要使用胰岛素控制高血糖，以消除糖尿病的高血糖症状，减少糖尿病的并发症发生。一般经过较大剂量、多种口服降糖药联合治疗，尤其是病程较长时，血糖控制仍未达标，此时就应果断改用胰岛素或口服降糖药联合胰岛素治疗。

可是有不少患者惧怕胰岛素治疗，他们对胰岛素治疗存在误解，认为胰岛素是激素，是病情危重糖尿病患者使用的，初次发现糖尿病没有必要使用胰岛素。他们怕使用胰岛素以后会产生依赖性、会成瘾。怕注射胰岛素麻烦和痛苦。他们不听医生劝说，坚持口服药物治疗。

《中国 2 型糖尿病防治指南（2010 年版）》明确指出：1 型糖尿病患者在发病时就需要胰岛素治疗，而且需终身使用胰岛素替代治疗。2 型糖尿病患者在生活方式和口服降糖药联合治疗的基础上，如果血糖仍然未达到控制目标，则可开始口服药和胰岛素的联合治疗。一般经过较大剂量、多种口服药联合治疗后糖化血红蛋白仍大于7.0%时，就可以考虑启动胰岛素治疗。对新发病且与1型糖尿病鉴别困难的消瘦的糖尿病患者，应该把胰岛素作为一线治疗药物。在糖尿病病程中(包括新诊断的2型糖尿病患者)，出现无明显诱因的体重显著下降时，应尽早使用胰岛素治疗。

其实，外源性补充胰岛素(如注射优泌乐或诺和锐)是非常直接而重要的降糖措施。使用胰岛素治疗可以减轻胰岛β细胞负担，保护残存的胰岛β细胞，让它休养生息，从而发挥更好更持久的降糖作用，进而延长患者寿命，减少药费开支。注射胰岛素除了偶尔发生低血糖，注射部位疼痛以外，罕见其他不良反应，因此，糖尿病患者应遵从医嘱，正确看待胰岛素治疗。

▶联合用药是降糖利器

目前降糖药有七大类几十种。各类降糖药有不同的作用原理，比如二甲双胍(格华止)是通过减少肝葡萄糖的输出和改善外周胰岛素抵抗而降低血糖。格列齐特(达美康)是通过刺激胰岛素β细胞分泌胰岛素，增加体内的胰岛素水平而降低血糖。阿卡波糖(拜唐苹)是通过抑制碳水化合物在小肠上部的吸收而降低餐后血糖。通过联合不同作用原理的降糖药同时干预糖尿病，实现优势互补，有助于增强降糖作用、减少不良反应，实现快速有效控制血糖的目的。

联合用药就是选择2种或2种以上不同作用原理的降糖药联合治疗糖尿病。对长期单药治疗血糖控制不佳，或者起始血糖就较高的糖尿病患者可选择联合用药,能使血糖优化达标,早日达标。

虽然联合用药有以上优点,但要防患低血糖反应,特别是使用了容易引起低血糖反应的降糖药物,如胰岛素、磺脲类(格列类)以及胰岛素促泌剂(如格列奈类)更应增加医患监测血糖的频率,而且联合的药物要从小剂量开始,根据监测的血糖值,逐步调整剂量。

总之,联合用药是控制血糖的重要手段,既是一柄利器,也是一把双刃剑。

▶糖尿病并发肾病怎选口服降糖药

肾病是糖尿病最常见且严重的并发症之一,也是导致糖尿病患者死亡的主要原因。

糖尿病肾脏并发症包括糖尿病肾病、肾盂肾炎、肾乳头坏死、肾功能衰竭等。

糖尿病一旦并发肾病,除了可注射胰岛素治疗糖尿病以外,在选择口服降糖药时有讲究。一些对肾脏有损害的降糖药不宜使用,比如双胍类降糖药苯乙双胍(降糖灵),二甲双胍(美迪康、格华止);磺脲类促胰岛素分泌剂甲苯磺丁脲(D860),氯磺丙脲,格列本脲(优降糖),格列齐特(达美康),格列吡嗪(美吡达,瑞易宁),格列美脲(科德平,万苏平)等。这2类降糖药虽然是最常用的降糖药,但由于对肾脏有损害,糖尿病并发肾病患者要忌用。

糖尿病合并肾病患者如果要选择磺脲类促胰岛素分泌剂可选格列喹酮(糖适平)。该药95%经肝脏代谢,肠道排出,另有 5％经肾脏排出,适合糖尿病并发肾病患者使用。该类药对胰岛功能尚未完全丧失的 2 型糖尿病患者疗效好。

非磺脲类促胰岛素分泌剂包括瑞格列奈(诺和龙),那格列奈(唐力)等,该类药常规剂量可用于并发有肾病的糖尿病患者,但加大剂量需谨慎。该类药适用于餐后血糖控制不好的 2 型糖尿病。

α糖苷酶抑制剂包括阿卡波糖(拜唐苹),优格列波糖(倍欣)等。该类药主要经肠道排泄(部分患者有消化道反应),对肾脏没有毒性,适用于并发有肾病且餐后血糖控制不好的 2 型糖尿病。

胰岛素增敏剂噻唑烷二酮类包括罗格列酮(文迪雅),吡格列酮(瑞彤,艾汀)等,该类药可用于合并有肾病的 2 型糖尿病患者,但不能用于心、肝功能不全者。

▶甲状腺功能亢进症怎样用药与保健

甲状腺功能亢进症(简称甲亢)是由于甲状腺激素过多所致的一组常见的内分泌疾病,可由多种原因引起,女性发病多于男性(约为 4∶1)。临床上以弥漫性甲状腺肿伴甲亢及结节性甲状腺肿伴甲亢占绝大多数。

甲亢的主要症状为:多言、易激动、失眠、性情急躁、面部潮红、震颤、手心热、多汗、低热、食欲亢进、体重减轻、大便频数。突眼是本病具有的特征性,对诊断甲亢很有帮助。甲状腺呈弥漫性肿大如为结节性甲状腺肿则肿大不规则,并且腺体在吞咽运动时随气管上下移动,触诊甲状腺有震颤、听诊时有器官杂音。

甲状腺危象是最严重的急性临床表现,多见于重症而未经治疗的患者,或因感染、劳累、手术等而诱发本症,以老年人居多,如诊断不及时,死亡率很高。

甲亢的诊断主要依据症状、体征及实验室检查,一般诊断不困难。

甲亢的治疗与保健包括以下几方面:

(1)休息,避免情绪激动,并给予高热量、高糖、优质蛋白质和B族维生素饮食,如牛奶、瘦肉、鱼类。失眠可给予镇静剂,如安定或舒乐安定。心率快者可给予倍他乐克或比索洛尔。

(2)抗甲状腺药物治疗。常用的有丙基硫氧嘧啶和他巴唑。丙基硫氧嘧啶每天3次,每次50～100毫克,症状缓解后改为维持量,每天50～100毫克;他巴唑每天3次,每次10～20毫克,症状缓解后改为每天5～10毫克的维持量。一般疗程为一年半左右。如果症状缓解,而甲状腺继续肿大,则要加服适量的甲状腺素片,每天30～60毫克。服用丙基硫氧嘧啶和他巴唑可致粒细胞减少或产生药疹,因此服药初期每周要查白细胞,以后每2～4周检查一次,当白细胞低于3 000/mm^{3}时要停药。

(3)放射性碘-131治疗。对不能使用抗甲状腺药物或使用效果不好的,同时又不宜手术治疗者,可考虑采取放射性碘-131治疗,但要注意其禁忌证。

(4)手术治疗。甲状腺次全切除术是治疗本病的较好方法,但要注意其并发症。

▶甲状腺功能减退症怎样用药与保健

甲状腺功能减退症(简称甲减)是由于甲状腺分泌甲状腺素不足而引起的疾病,以人体代谢率降低为其特征。因起病年龄不同,可分为三型:

呆小型:功能减退始于胎儿期或新生儿。

幼年型:甲状腺功能减退症,功能减退始于发育前儿童。

成年型:甲状腺功能减退症,功能减退始于成人期。

不论幼年型或成年型,甲状腺功能减退严重者称黏液性水肿。临床上以成年型甲减最多见。

本病多见于成年女性,男女比例为1:5。本病起病隐蔽,病情发展缓慢,早期症状常缺乏特征性,主要表现为畏寒、乏力、嗜睡、运动迟钝、记忆力减退、厌食、便秘、体重增加、皮肤干燥、性欲减退、甚至阳痿等。基础代谢率降低可达$-45\%\sim-30\%$以下。血清蛋白结合碘降低,一般在3微克/100毫升以下。T_3、T_4降低。甲状腺吸[131]碘低于正常,促甲状腺素升高。

本病的典型病例诊断不难,但对早期及轻型患者,因症状缺乏特征性易被误诊。因此,对不明原因的乏力、畏寒、贫血、毛发脱落、纳减而体重增加者应疑本病,需尽早进行甲状腺功能检查。本病的治疗包括:

(1)替代治疗。常需终身服药,常用甲状腺片,宜从小剂量开始,缓慢递增。一般开始剂量为每天15~30毫克,直到每天90~240毫克,如肿消、畏寒乏力、食欲改善是疗效满意的反映,然后逐步探索适宜的维持量;如果发生心动过速、失眠、兴奋、多汗等应减量或停药。或使用左甲状腺素片(优甲乐),每天 25 微克,可每隔 2～4 周增加 25～50 微克,直至维持正常代谢。一般维持量每天 50～200 微克。

(2) 有贫血者可给予铁剂、维生素 B_{12}、叶酸等。

(3) 黏液性水肿者,要注意保暖,给予抗生素以预防感染,并补充能量。注意,要慎重使用镇静剂。

▶反流性食管炎怎样用药与保健

反流性食管炎是因食管下端括约肌功能障碍而引起的胃肠内容物反流入食管,导致食管下端黏膜炎症。本病并非少见,主要临床症状是:剑突后烧灼感,反酸,咽下有梗阻感等。本病易误诊为溃疡病、冠心病、食管癌等。胃镜检查是诊断该病的主要手段。质子泵抑制剂试验简便有效,可作为本病的初步诊断方法。

饮酒、吸烟、某些食物和药物、反复呕吐、插胃管、胃潴留、十二指肠溃疡、食管及胃手术都可使食管下端括约肌功能减弱而导致本病。

患了反流性食管炎怎么办?

(1) 要少吃多餐,避免过冷、过热及粗糙食物对食管黏膜的机械性、化学性损伤。

(2) 避免浓茶、咖啡及刺激性食物,这些食物会加重食管黏膜的炎症,对食管炎恢复不利。

(3) 由于平卧时会加重反流,因此睡前不要进食,晚饭要提前到睡前 4 小时进行,以使胃内压降到最低程度,必要时可将床头垫高 15~20 厘米,以减少反流。

(4)避免食用降低食管下段括约肌张力的食物或药物,如吸烟、饮酒和高脂肪饮食及抗胆碱药物(如阿托品、654-2 等)。

(5)使用黏膜保护剂思密达。该药由于生物反馈作用能抵抗反流,故能保护食管黏膜,防止倒流液体的侵害性,而且又无不良反应。

(6)使用消化道促动力药,莫沙必利、吗丁啉等。该类药能增强食管蠕动和下食道括约肌的张力,可防止胃内容物反流入食管,既能改善食管的清除率又无大的不良反应。

(7)使用抑酸剂,可以减少胃酸分泌,缓解临床症状为首选药物。抑酸作用最强的是质子泵阻滞剂如埃索美拉唑、奥美拉唑、兰索拉唑、泮托拉唑等,疗程至少 8 周,其次是 H_2 受体阻滞剂如法莫替丁、雷尼替丁等。

▶ 慢性胃炎怎样用药与保健

慢性胃炎是临床上最常见的消化道疾病之一,与胃溃疡、胃息肉、胃癌的发生均有密切的关系。由于纤维胃镜的问世,使得对本病的认识有了很大的提高,一般认为慢性胃炎与下列因素有关:

(1)由急性胃炎演变而来。

(2)长期服用对胃有刺激的食物或药物,如浓茶、咖啡、烈性酒、吸烟、辛辣及粗糙食物,以及水杨酸类药物等。

(3)幽门括约肌松弛、胆汁反流至胃,而高浓度的胆盐却会破坏胃黏膜屏障,引起胆汁反流性胃炎。

（4）自身免疫反应可引起萎缩性胃炎。

（5）胃黏膜缺血，缺氧，营养障碍（如心力衰竭、门脉高压等）。

一般将慢性胃炎分二种：浅表性、萎缩性，以浅表性最常见，慢性胃炎患者部分可无任何临床症状，但大多数有不同程度的消化不良症状，特别是胆汁反流性胃炎常表现持续性上中腹部疼痛。胃窦胃炎有时酷似溃疡病，而且可反复出现上消化道出血，表现为解黑便或呕吐咖啡色液体。胃窦胃炎常发展为溃疡病，部分萎缩性胃炎可发展为胃癌。胃窦胃炎发生胃癌远较胃体胃炎为多见。

慢性胃炎的诊断主要依靠胃镜检查，X线钡餐检查往往不能发现。萎缩性胃炎伴有肠上皮化生或上皮内瘤变的患者，通过胃镜可取下活体组织进行病理切片检查，以鉴别是否恶变。

慢性胃炎的治疗主要包括以下几方面：

（1）戒除烟酒。吸烟可导致幽门括约肌功能失调，使胆汁反流入胃内引起胆汁反流性胃炎。高度酒会溶解胃黏膜上的脂质，破坏胃黏膜屏障而引起化学性胃炎。

（2）饮食宜清淡、易消化。不吃粗糙及刺激性食物、如笋、辣椒、咖啡等；不吃损害胃黏膜的药物，如水杨酸类、消炎痛、红霉素等。

（3）增强"防卫因子"。使用胃黏膜保护剂以加固胃黏膜屏障，如丽珠得乐、施维舒、硫糖铝等。该类药能在胃黏膜上形成一层保护膜，隔断"攻击因子"的侵蚀。

（4）抑制"攻击因子"。使用法莫替丁、雷尼替丁、奥美拉唑等抑制胃酸的分泌，以减轻对胃黏膜的侵蚀。

近些年,医学专家研究发现慢性活动性胃炎和溃疡病与幽门螺杆菌(HP)感染有关,因此对于 HP 阳性者要加用清除 HP 的药物,如克拉霉素、甲硝唑、阿莫西林等。

▶ 萎缩性胃炎会癌变吗

陆先生最近因胃不适作了胃镜检查,报告单上的结论是:慢性浅表萎缩性胃炎,为此陆先生忧心忡忡,担心萎缩性胃炎会癌变。

其实,萎缩性胃炎不都是癌前病变。萎缩性胃炎是指部分胃黏膜的固有腺体有萎缩的现象,胃镜下见胃黏膜呈白色或灰白色,黏膜变薄,可透见黏膜下血管网,淋巴细胞浸润等。

腺体的萎缩不仅有轻、有重,而且还伴有肠上皮化生以及不典型(也称异型)增生的轻重(或称上皮内瘤变),只有胃黏膜活检报告(病理切片报告)示胃黏膜有重度不典型增生(或重度上皮内瘤变)才认为是癌前病变。因此,萎缩性胃炎患者除了要关注胃镜检查报告单以外,更要关注病理切片报告单。

另外,癌前病变也不等于是癌症,只是发展下去会演变成癌症,上皮内瘤变分为轻、中、重三度,前二者癌变率为0.6%,重度为 20%~80%,有报告认为轻度可稳定甚至逆转消失。因此,萎缩性胃炎患者不要过分担忧癌变的问题,而是要积极治疗,定期随访观察(定期复查胃镜,每半年至1 年复查一次),一旦恶变立即进行手术切除。

萎缩性胃炎的治疗包括以下几方面:

（1）消除病因，吸烟者戒烟，饮酒者戒酒。

（2）饮食应做到定时、定量、定餐，不吃刺激性食物如辣椒、咖啡、浓茶等，不吃损害胃黏膜的药物，如非甾体抗炎药，肾上腺皮质激素等。饮食以清淡、软食为好。

（3）如果有幽门螺杆菌感染则要根除幽门螺杆菌。

（4）使用保护胃黏膜药物，如替普瑞酮（又名施维舒），该药能显著增加高质量的胃黏液分泌，抑制黏膜炎症和氧化应激反应，促进上皮修复和更新。

（5）如果有腹胀、嗳气等症状可服用促胃动力药，如吗丁啉、莫沙必利等。

（6）中成药猴菇菌、胃复春对该病治疗有益，可选择一种使用。

▶怎样防止溃疡病复发

溃疡病是一种容易反复发作的慢性病。自从 1976 年 H_2-受体阻滞剂问世以后，溃疡病的治疗取得了切实的进步。因此，近 10 多年来溃疡病的并发症也较以前减少了，一般的溃疡需转外科手术治疗的患者也很少了。但是，令医务人员和患者苦恼的是停药后溃疡病的复发率较高。大量的临床实践证明，即使使用雷尼替丁、奥美拉唑等高效抗溃疡药物，一个疗程治疗后，一年内复发率仍在40%～80%。

怎样才能防止溃疡病复发呢？

首先，我们应保持心情愉快，戒除烟酒，饮食要做到定时定量，并以软食为主，避免粗糙及刺激性食物。除此以外，更重要的还有下面几点：

(1) 在完成一个疗程治疗后,继续服用维持剂量半年至 1 年。以雷尼替丁为例,一个疗程是 4～8 周,每天早晚各服一粒(0.15 克),一个疗程结束后改为每天晚上服 1 粒,维持半年至 1 年,复查胃镜见溃疡愈合后才能停药。

(2) 近些年来医学专家研究指出,溃疡病的产生与复发,与幽门螺杆菌(HP)感染有关,因此在抗溃疡治疗的同时,要加用清除 HP 的药物。此类药物虽有很多,但都需合并用药,当前清除 HP 的方案主要有下面几种:①奥美拉唑 20 毫克＋克拉霉素 0.5 克＋阿莫西林 1.0 克。②奥美拉唑 20 毫克＋克拉霉素 0.5 克＋甲硝唑 0.4 克。③枸橼酸铋钾(丽珠得乐)110 毫克＋克拉霉素 0.5 克＋阿莫西林 1.0克。④枸橼酸铋钾(丽珠得乐)110 毫克＋克拉霉素 0.5 克＋甲硝唑 0.4 克。以上每种药物每天 2 次,连用 10～14 天,其中克拉霉素被认为是必要的抗生素。注意对青霉素过敏者不能用阿莫西林,甲硝唑对胃有刺激宜饭后服。

近年来,由于 HP 对甲硝唑、克拉霉素耐药的不断上升,以上标准三联方法根除率已下降至 80% 以下,因此专家建议 HP 根除失败的患者(称难治性 HP 感染)可采用质子泵抑制剂＋阿莫西林 1 000 mg＋左氧氟沙星 200 mg,每天 2 次,共用 10 天或采用质子泵抑制剂＋铋剂＋四环素＋呋喃唑酮的四联方案进行 HP 根除补救治疗,其根除率可达 91.7%。

(3) 还有一种防止溃疡病复发的方案,即在完成一个疗程用药后,采用间歇给药的方法。每周用药 3 天,即一、三、五给药,二、四、六停药,用药期间服每天的全量,持续半年至一年。

（4）20世纪90年代又有专家指出"症状自我控制疗法"，即在完成一个疗程用药后停药。但是，如果出现下列情况应再用药（应用每天的全量），直至症状消失后停药，即所谓的"自我控制"。①患者有临床症状，如腹痛、反酸、嗳气等；②天气突然变冷；③工作过于劳累；④思想情绪不好时。这种方法一般只用于60岁以下的患者，有其他器质性疾病的人以及难治性溃疡不要采用。

通过以上综合性的治疗，溃疡病是可以治好的，而且复发率可以降到5%以下。

▶ 怎样提高溃疡病的愈合质量

溃疡病容易复发，原因是多方面的，比如溃疡没有完全愈合、过早停药、幽门螺杆菌（HP）没有根除、饮食没有注意、天气变化、精神因素、过于劳累等。但溃疡的愈合质量不高是主要原因。目前常使用的抗溃疡病药 H_2-受体阻滞剂和质子泵抑制剂都是高效抑酸剂，在它们的作用下，致溃疡的"攻击因子"被抑制了，溃疡会很快愈合。但此时此刻修复溃疡的是生长脆嫩的肉芽组织，如果停药过早或者以上因素没有避免，脆嫩的肉芽组织很快又会遭到"攻击因子"的破坏，溃疡病又复发了。因此，提高溃疡的愈合质量是防止溃疡病复发的关键。

（1）使用抑制"攻击因子"药物，在完成一个疗程的治疗后，继续服用维持剂量半年至1年，让溃疡慢慢地愈合，让溃疡上面新生的肉芽组织逐渐被纤维结缔组织替代。以雷尼替丁为例，一个疗程是4～8周，每天早晚各服1粒

（150毫克）。一个疗程结束后，改为每天晚上服1粒，维持半年至1年，再复查胃镜，待溃疡愈合后才停药。

（2）同时使用加强"防卫因子"药物，如替普瑞酮（商品名"施维舒"）。临床实践证明，同时使用抑制"攻击因子"和加强"防卫因子"两种药物可促进溃疡早日愈合，提高愈合质量，防止复发。特别是难治性溃疡，一定要"双管齐下"才能获得满意的疗效和较好的愈合质量。施维舒能增加胃内黏液的合成，保护黏膜，修复受损的黏膜，提高愈合的质量，减少复发。用法是每天3次，每次1粒（50毫克），饭后服，疗程为8～12周。

（3）根除幽门螺杆菌（HP），对于HP阳性的溃疡患者一定要进行清除HP治疗。清除HP的方案有很多，目前公认的以"三联10～14天疗法"为好，即一种抑酸剂（奥美拉唑或枸橼酸铋钾）加两种抗生素（克拉霉素＋甲硝唑或阿莫西林），每天两次，连用10～14天。使用此方案，HP的清除率可达85％～95％。

通过以上综合性的治疗，溃疡的愈合质量将得到提高，复发率可以降到5％以下。

▶难治性溃疡是否要手术治疗

溃疡经过一段时间（一般为6～8周）的严格内科治疗（包括休息、饮食调节和中西医综合治疗），症状未见好转，胃镜或X线下溃疡的客观证据不变或恶化的，即称之为难治性溃疡或顽固性溃疡。

难治性溃疡多由以下因素引起：①溃疡为复合性，即胃和十二指肠同时存在溃疡；②巨大溃疡，即溃疡直径超过2.5厘米；③幽门管（幽门括约肌至幽门口一段长约2～4厘米的管腔）或球后溃疡（十二指肠球部以后的溃疡）；④穿透性溃疡；⑤高龄患者；⑥溃疡癌变；⑦服用与溃疡发病有关的药物，如水杨酸类、消炎痛等；⑧胃泌素瘤，即胃酸大量分泌、严重溃疡、胰岛细胞肿瘤；⑨神经精神因素；⑩伴有其他慢性病，如肝硬化、类风湿性关节炎等。

一旦确认为难治性溃疡，除了继续注意休息、戒烟、戒酒外，饮食要做到定时、定量、定餐，以半流质或软食为主外，还可使用质子泵阻断剂洛赛克。该药既有强烈的抑酸作用、促进顽固性溃疡愈合，又能杀灭与溃疡病有关的幽门螺杆菌。洛赛克被专家称之为治疗消化性溃疡的"特种部队"。用法是：每天1次，每次1粒（20毫克），十二指肠溃疡4周为一个疗程，胃溃疡6周为一个疗程。此药并无严重的不良反应。

经过一个疗程质子泵阻断剂治疗再复查胃镜，如果溃疡仍无好转，宜采用外科手术治疗。应注意，已经癌变的患者无需经过洛赛克治疗，应尽早手术治疗。

▶胃炎和溃疡病需综合治疗

近几年医学专家们发现，溃疡病患者和大部分胃炎患者黏膜中均能检出幽门螺杆菌，因而在治疗溃疡的同时需采用抗生素清除幽门螺杆菌，以促进溃疡和胃炎的好转和愈合，降低其复发率，但并不能改善患者胃肠动力失常的症状。

20世纪80年代末期,第二代促胃动力药吗丁啉的问世为千千万万胃动力失常的患者解除了病痛,与制酸剂、胃黏膜保护剂联合使用后,溃疡病患者的临床症状缓解的更完全,患者更感舒适。进入20世纪90年代,第三代胃肠动力药莫沙必利又在国内上市,这是一种全消化道促动力药,可加强并协调胃肠运动,防止食物滞留与反流,明显改善溃疡病患者的临床症状,并有效地消除饱胀、食欲低下、嗳气和恶心等症状。

莫沙必利不同于以往的胃肠动力促进剂(如胃复安、吗丁啉等),无多巴胺受体阻断及直接刺激胆碱能受体的作用,因而避免了相应的不良反应,可广泛用于溃疡病、急性胃炎和慢性胃炎、功能性消化不良的治疗。

大量的临床实践证明,溃疡病患者通过制酸、胃黏膜保护剂、促进胃动力三方面的综合治疗,可使失常的胃肠功能得以恢复,临床症状能很快好转。

▶ 胃病患者　如何选药

胃病是临床上的常见病,主要包括慢性胃炎,胃和十二指肠溃疡,胃黏膜脱垂,功能性消化不良,胃下垂等。这些胃病大多数都有腹痛、腹胀、嗳气、恶心、烧心等症状。其病因和病情并不一样,因而治疗方法和选药也不相同,不可混淆。胃病患者要经胃镜或上消化道钡餐检查诊断后,在医生指导下酌情选用以下药物治疗。

慢性胃炎可分为浅表性胃炎和萎缩性胃炎。浅表性胃炎一般可选用胃黏膜保护剂治疗,如施维舒、丽珠得乐、硫糖铝等。高胃酸患者可加用抑制"攻击因子"药,如 H_2 受体阻滞剂雷尼替丁或法莫替丁;质子泵抑制剂奥美拉唑或兰索拉唑。幽门螺杆菌感染阳性者(HP)要清除 HP 感染,一般使用一种制酸剂加两种抗生素治疗,比如奥美拉唑+克拉霉素+阿莫西林。萎缩性胃炎除了使用胃黏膜保护剂以外,HP 阳性者要清除 HP 感染,另要加用胃复春或三九胃泰或猴菇菌治疗。

胃和十二指肠溃疡可使用 H_2 受体阻滞剂雷尼替丁或法莫替丁;质子泵抑制剂奥美拉唑或兰索拉唑治疗。HP 阳性者要清除 HP 感染。难治性溃疡要加用胃黏膜保护剂治疗。

胃黏膜脱垂可按慢性胃炎治疗,饮食应清淡易消化,避免暴饮暴食,采取左侧卧位睡眠。

功能性消化不良可选用胃肠动力药治疗,比如吗丁啉或莫沙必利。此病病情较轻,预后良好。

胃下垂可使用胃肠动力药吗丁啉或莫沙必利;助消化药如多酶片或食母生或保和丸;另要加用中药或中成药补中益气丸治疗。

▶吃胃药的学问

人们常说:胃病的治疗是"三分吃药,七分调理"。这其中,吃药还有很多学问。

胃病的主要症状是疼痛、反酸、嗳气等,其特点是慢性、周期性、节律性发作。而药物治疗胃病的目的是缓解症状,促进溃疡或炎症的愈合,防止并发症及预防复发。

现以十二指肠球部溃疡为例,本病常常是饥饿时或夜间痛,大多有反酸症状,这样我们在吃制酸剂如胃舒平时,就宜在两餐之间和晚上睡前服。由于溃疡病是慢性病,要坚持长期服药,一般要维持半年至 1 年以上才可以减少复发。

由于大多数制酸剂都是片剂(如胃舒平、硫糖铝等),为了充分发挥该药中和胃酸、保护胃黏膜的作用,宜嚼碎后服用。

抗胆碱药物如阿托品、颠茄片、普鲁本辛、654-2 等,因有解痉止痛、抑制胃酸分泌等作用,故宜在饭前半小时服用。

H$_2$-受体阻滞剂是 20 世纪 80 年代以来使用较多的治溃疡病药,如西咪替丁、雷尼替丁、法莫替丁等,其疗效确实可靠。该类药的最大优点是抑制胃酸力度大,止痛、止血效果好。但宜饭前和晚上睡前服。其缺点是复发率较高,个别药如西咪替丁有一定不良反应。因此应在常规使用 4~8 周后(如雷尼替丁,每天两次,每次 150 毫克),改为每天晚上服一次,维持半年至 1 年以上,以减少治病后的复发。

质子泵抑制剂如奥美拉唑抑制胃酸力度更大,止痛、止血效果更好,用于治疗溃疡病每天只要服一次,每次一粒(20 毫克)。此类药还有:兰索拉唑、泮托拉唑、雷贝拉唑、埃索美拉唑。

丽珠得乐是广泛应用的治胃病药,它的优点既可用于溃疡病又可用于胃炎,且疗效好,除舌苔变黑、部分人有便秘外,无其他不良反应。该药的吃法是餐前半小时服 1 粒,晚上睡前服 1 粒,28 天为一个疗程。

总之,患有胃病的朋友在吃药的时候,除了要牢记药物的剂量、服药次数及疗程外,还应分清餐前餐后。只有这样才能充分地发挥药物的最大功效，达到"药到病除"。

▶老人慎用阿托品

阿托品是临床上常用的抗胆碱药，它除了能解除平滑肌痉挛，用于胃、肠、胆、肾、输尿管痉挛外，还可用于抑制腺体分泌，抗缓慢型心律失常，抢救感染性休克，解除有机磷农药及毒蕈中毒以及眼科散瞳等。

由于它的用途广泛，临床上经常使用，但老年人使用一定要慎重。又由于它能使平滑肌松弛，导致眼睛瞳孔扩大、虹膜增厚，眼内压升高，除了可引起视力模糊以外，还可使青光眼患者病情加重。另外，由于老年人多有前列腺增生肥大，使用阿托品后会出现排尿困难，使病情加重。因为阿托品能解除迷走神经对心脏的抑制作用，因此可使心率加快，心肌耗氧量增加，甚至可诱发冠心病患者出现心律失常或心肌梗死。

因此，有青光眼、前列腺增生、冠心病、快速型心律失常的患者，最好不要使用阿托品类药物。一般的老年人也要慎用（因老年人易患上述疾病），必须使用的患者可用小剂量或口服给药，并密切观察病情。常用的阿托品类药物还有东莨菪碱、山莨菪碱（654-2）、普鲁本辛等。

▶药物治疗溃疡出血又有新进展

自从1976年H_2-受体阻滞剂问世以后，溃疡病及上消化道出血的治疗有了很大的进步。1979年质子泵抑制剂

(洛赛克)问世以后,溃疡病及上消化道出血的治疗又有了进一步的提高。

通过 20 多年 H_2-受体阻滞剂及质子泵抑制剂的临床应用使 80%～90% 以上的溃疡病患者获得了痊愈,使他们免于手术治疗,挽救了千千万万上消化道出血患者的生命。

虽然如此,过去的 20 多年,人们对以上药物的止血机理了解甚少,造成临床工作中有些盲目的现象。新近研究发现,胃液近中性($pH=7$)时有利于止血。当 pH 值低时血小板集聚力减弱,其他的凝血机制也削弱,已形成的血凝块即容易溶解,从而导致再出血。因此,近年来国内外学者提出,上消化道出血的治疗应是内镜止血,再用药物提高胃内 pH 值,促进止血反应,并防止再出血的发生。这就是现阶段溃疡性上消化道出血的最佳治疗方案。

上海医科大学药理学研究所王永铭教授指出:pH7 时止血反应正常;pH6 以下时血小板解聚,凝血时间延长 4 倍以上;pH4 以下时凝血不能进行且纤维蛋白血凝块溶解。

德国汉诺威大学 G. Brunner 教授指出,经内镜下止血的患者若没有进一步的药物治疗约有 20% 的患者再出血。因此他提出,抑制胃酸分泌,提高胃内 pH 值是改善出血性溃疡的预后、降低再出血率、减少输血量、降低紧急手术率的有效治疗方法。

但是要使胃内 pH 完全有利于止血状态并不容易,即使是静脉内给予大剂量 H_2-受体拮抗剂也无法取得满意的效果,因人体对 H_2-受体拮抗剂很快产生耐药性。当前唯一能使人体内 pH 值达 6 以上的方法是静脉内使用洛赛克。

使用洛赛克的方法是,首剂 80 毫克静脉推注以后,再以每小时 8 毫克持续滴注 2～3 天。

溃疡性上消化道出血通过洛赛克以上的治疗能稳固地止住出血,这是近些年来药物治疗溃疡病出血的新进展。

▶ 胃下垂怎样用药与保健

胃下垂的主要病因是胃膈韧带与胃肝韧带松弛、腹壁肌肉松弛所致。因此,胃下垂多见于瘦长体型(无力体型)、腹部脂肪缺乏者,特别是经产妇更为多见。胃下垂的患者常伴有肝、肾下垂、子宫脱垂等,诊断主要依据 X 线钡餐检查。

轻度胃下垂多无症状,重度胃下垂患者往往在食后或多食以后感腹部胀痛或不适、恶心、厌食、嗳气、便秘等,与慢性胃病患者症状相似。胃下垂症状的轻重与进食量的多少有关,也与患者神经敏感性有明显关系,即站立及运动时可使疼痛加剧,仰卧及垫高臀部时疼痛可减轻或消失。

胃下垂患者要注意以下几点:

(1)加强营养及高脂肪、优质蛋白质的膳食,以利于腹部脂肪的"堆积",增加腹壁肌肉及胃膈韧带、胃肝韧带的张力,这样有利于胃下垂"复原"。

(2)进食不可过饱,做到少吃多餐,食后仰卧在床上休息片刻,进食后不能立即运动。

(3)加强腹肌锻炼,增强腹肌张力,比如做引体向上、倒立等运动。

(4)中医学认为,胃下垂的原因是气虚、中气下陷,治疗可使用黄芪精口服液、参芪片、补中益气丸等升提中气有较好的疗效,针灸与按摩也有一定效果。

(5) 有上腹不适等症状时可按慢性胃炎治疗,即用施维舒、麦滋林、吗丁啉、莫沙必利等药,严重胃下垂通过以上方法尚不能改善症状时可行手术治疗。

▶ 胃黏膜脱垂怎样用药与保健

当胃窦部黏膜松弛,坠入幽门管引起腹痛、梗阻或出血等症状时,就是胃黏膜脱垂病。此病并非少见,而且常与十二指肠溃疡合并发生,故常为溃疡病的症状所掩盖,只是在做胃镜或钡餐检查时才被发现。轻度脱垂的病例常无临床症状;严重脱垂的病例可有腹胀、反酸、嗳气、上腹间歇性痛,但不像溃疡病那种节律性痛,进食或服碱性药物不能使疼痛缓解,甚至进食反会加剧疼痛。胃黏膜脱垂患者左侧卧位常使疼痛减轻,右侧卧位常因脱垂的胃黏膜坠入幽门管会使疼痛加剧,而且引发呕吐。胃黏膜脱垂患者约有半数可并发上消化道出血(呕吐或解黑便)。有专家统计,胃黏膜脱垂并发出血占上消化道出血的第五位。

胃黏膜脱垂病的治疗主要有以下几方面:①饮食宜清淡,并易消化。②戒除烟酒。③采取左侧卧位睡眠,避免右侧卧位。④发作期可按溃疡病治疗,使用抑酸剂奥美拉唑、雷尼替丁等,使用胃黏膜保护剂施维舒、硫糖铝、丽珠得乐等。⑤并发上消化道出血要住院治疗。⑥反复幽门梗阻或反复上消化道出血,经内科治疗无效者,可行手术治疗。

▶胆汁反流怎样用药与保健

在临床工作中我经常遇见患者拿着一张胃镜检查报告单来询问:胆汁返流是怎么一回事?

胆汁返流是医生在做胃镜检查时看见胆汁返流到胃腔内的一种情况。正常胃腔内是看不到胆汁的,因为胆汁通过胆道排入十二指肠以后流向小肠(空回肠)及大肠,加上胃的下口有一个"开关"——幽门括约肌,会阻挡胆汁反流到胃腔内,因此正常人的胃腔内是看不见黄绿色的胆汁的。但是,患有幽门括约肌失调、消化不良、溃疡病、胃炎以及肠梗阻的患者,胆汁均可能反流入胃腔内。这就是胃镜室医生在检查报告单上写的胆汁反流。

发生胆汁返流,大多数是病态,必须治疗。因为高浓度的胆盐会破坏胃黏膜屏障,从而引起胆汁反流性胃炎,甚至反流性食管炎。发生胆汁返流要查明原因,以便针对病因治疗。

胆汁反流的患者要注意以下几点:

(1)戒烟酒。吸烟会破坏幽门括约肌功能,引起括约肌松弛而导致胆汁反流。高度酒喝入胃中会溶解胃黏膜上脂质,破坏胃黏膜屏障,加重胆汁对胃黏膜的损害。

(2)饮食做到定时、定量、定餐,应进易消化的软食,避免暴饮暴食,不要喝咖啡,不要吃巧克力。

(3)使用消化道促动力药。比如莫沙必利、吗丁啉。该类药能增加胃肠张力,加强并协调胃肠道运动,促进肠胃蠕动,有卓越的抗食物滞留与反流作用。

（4）使用胃肠黏膜保护剂施维舒。该药能附着在胃黏膜上使其免受胆汁返流的侵害，并能帮助修复已损害的胃黏膜，还可治疗反流性食管炎。

（5）如伴有溃疡病、肠梗阻更应积极治疗。溃疡病可使用雷尼替丁，法莫替丁、洛赛克、兰索拉唑、雷贝拉唑等治疗。肠梗阻则要行外科治疗。

▶十二指肠炎怎样用药

十二指肠炎是医生在做胃镜检查时发现十二指肠的一种病变，而胃肠钡餐检查往往不能发现。自从胃镜检查问世以后，临床医生对十二指肠炎的认识才较明了。一般认为，十二指肠炎有两类：一类叫特发性十二指肠炎，此类比较少见，多数学者认为是十二指肠溃疡形成前的前驱病；另一类称继发性十二指肠炎，较为多见，常继发于消化道的感染。

十二指肠炎是十二指肠黏膜充血、水肿、糜烂以及出血，虽然临床症状酷似溃疡病，但无溃疡形成，也不发生梗阻及穿孔。因此，从病变的程度上来说，十二指肠炎较十二指肠溃疡要轻。

十二指肠炎的治疗，除了要积极治疗原发病以外，可按溃疡病处理，既可使用胃肠黏膜保护剂如施维舒、硫糖铝、丽珠得乐等，也可以使用制酸剂如法莫替丁、雷尼替丁、奥美拉唑等。有幽门螺杆菌感染者，要清除幽门螺杆菌，使用克拉霉素、阿莫西林、灭滴灵等。

▶肠道易激综合征怎样用药与保健

肠道易激综合征是最常见的一种肠道功能紊乱性疾病,常因精神或食物因素引发。本病表现肠道功能的易激性,出现腹痛、腹泻,或伴有乏力、心悸、胸闷、失眠、尿频等神经官能症状,常呈间歇性发作。本病症状虽有个体差异,但一般各有固定不变的发病规律。本病好发于 20～50 岁,女性多于男性,预后良好。

肠道易激综合征不同于急性肠炎,大便常规化验除有黏液外,无红白细胞,潜血试验阴性。结肠镜检查黏膜也无异常。

本病属功能性疾病,治疗包括以下几方面:

(1)耐心细致地做好解释工作,避免精神紧张。食物应易消化且少渣,避免吃敏感性食物及产气食品,如荞头、红薯、土豆、豆制品等。

(2)使用消化道病原清除剂和胃肠黏膜保护剂思密达。该药是一种安全高效的抗腹泻药,它能固定侵袭因子并使其随肠蠕动排出体外。用法:每次 1 小袋,每天 3 次。

(3)使用止泻剂易蒙停,止泻效果好,无明显不良反应。用量:每次 2～4 毫克,每天口服 3 次。

(4)培菲康胶囊可调整肠道菌群,抑制肠道中对人具有潜在危害的菌类及病原菌,减少肠源性毒素的产生和吸收,激发机体免疫力。用法:每次 2～3 粒(每粒 210 毫克),每天 2～3 次。

(5)还可使用肠蠕动抑制剂复方苯乙哌啶,该药应餐前半小时服。用法：每次 1～2 片，每天 3 次。

▶慢性结肠炎怎样用药与保健

慢性结肠炎是直肠和结肠一种原因不明的炎性疾病，主要表现为腹痛、腹泻、黏液性脓血便且里急后重。病情轻重不一，常反复发作，可发生于任何年龄。

本病的病因尚未明了，但与感染、遗传、神经精神因素、过敏反应、自身免疫反应等有关。

起病多数缓慢，病程可为持续性，或呈发作期与缓解期相交替，精神刺激、劳累、饮食失调常为发作的诱因。腹泻是本病最常见的症状，轻者每天大便 3～4 次，或便秘与腹泻交替出现；重者每 1～2 小时排便 1 次，粪质软，呈糊状或水样，亦可排黏液性脓血便，患者有腹痛→便意→便后缓解的规律；直肠受累时常有里急后重，严重者可有发热、脱水、贫血、消瘦、衰弱。根据起病的缓急和病情的轻重，本病可分为轻型、重型和爆发型，以轻型最多见，爆发型最少。X线钡剂灌肠和纤维结肠镜检查均可诊断该病，特别是肠镜检查不仅可直接窥视病变的部位及程度，而且可以取下活体组织进行病理切片检查，但严重发作期却不宜进行灌肠及肠镜检查，以免加重病情。

治疗方面主要包括以下几点：

（1）休息，饮食要易消化、富含维生素、少纤维素。发作期可给予流质饮食，严重者要禁食，通过静脉给予能量，让肠道休息，但要注意水电解质的平衡。

（2）使用抗生素，过去首选是使用水杨酸偶氮磺胺吡啶(SASP),发作期,每天 4～6 克,分 4 次口服,病情缓解后改为每天 2 克,疗程约 1 年,不良反应有恶心、呕吐、头痛和全身不适。近些年来由天津博福—益普生制药公司引进研制的艾迪莎(5-氨基水杨酸)缓释剂被认为是治疗慢性结肠炎的标准治疗药物,适用于轻、中度慢性结肠炎活动期和缓解期的治疗。艾迪莎不良反应较 SASP 小。用法:急性期,每次 2 袋(每袋 0.5 克),每天 4 次;缓解期,每次 1 袋,每天 3 次;疗程 4～6 周。

(3)糖皮质激素。本类药能抑制炎症和免疫反应,缓解毒性症状,近期疗效较好,现一般都用泼尼松。用法:每日 40～60 毫克,分 3～4 次口服,如病变在左半结肠还可作保留灌肠治疗。

(4)中医学认为腹泻的病因是脾虚湿盛,可行健脾化湿,平肝温肾等治疗。缓解期可吃一些既可药用、又可食用的中药,如淮山、茯苓、苡米、莲子肉、大枣、扁豆等,这些药既可补脾胃,又有利湿止泻的作用。

(5)调整肠道菌群,使用培菲康胶囊。该药能促进机体对营养的分解、吸收,合成机体所需的维生素,激发机体免疫力,抑制肠道中对人具有潜在危害的菌类甚至病原菌,减少肠源性毒素的产生和吸收。用法:每次 2～3 粒(每粒 210 毫克),每天 2～3 次。

▷ 便秘怎样用药与保健

粪便过于干燥,而且排便次数少于平日的一般习惯频次即称便秘。

正常情况下,当食物残渣(粪便)被结肠的运动推至直肠,粪便扩张刺激了直肠黏膜即产生排便感觉,此时直肠收缩,肛门括约肌松弛,腹肌膈肌收缩使粪便从肛门排出,这就是排便动作。这一过程中如有情绪变化,排便时间缩短,排便时环境改变,抑制了直肠的欲便感觉,可阻止正常的排便反射而引起便秘。

便秘是临床上最常见的消化道功能紊乱性疾病之一。据统计,患病率占总人口的 10%,老年人和妇女便秘尤为多见。

便秘有功能性与器质性两种。

1. 功能性便秘　多见于进食量少,或食物过于精细,或缺乏纤维素;生活方式的突然变化及精神紧张,或抑郁干扰,或抑制了排便反射;结肠运动功能障碍,肠痉挛导致排便困难;腹肌及盆肌张力下降,排便动力减弱;滥用泻剂造成泻剂依赖,停用泻剂则发生便秘。

2. 器质性便秘　见于肠梗阻,慢性铅中毒,腹腔内结核,结肠肿瘤,结肠过敏,肠套叠,结肠痉挛等。

两种便秘的性质不同,要注意鉴别。

中年以上患者如发生排便习惯改变,或有进行性便秘应警惕结肠癌的可能。

发生了便秘首先应排除器质性疾病所致,其次应注意以下几点:

一是纠正不良的排便习惯,养成良好的排便习惯,比如养成每天早晨起床后排便。

二是调整饮食,多吃含纤维素较多的蔬菜、水果和粗糙的杂粮,如笋、韭菜、芹菜、白菜、香蕉、苹果、橘子、梨、麻油、蜂蜜、玉米等。

三是劳逸结合，避免紧张的工作，适量运动，加强腹肌锻炼。

四是通过以上方法尚不能消除便秘，可使用新型缓泻剂福松。该药是一种渗透性轻泻剂，它的分子量为 4 000，由于这种高分子量不被人体吸收，能增加局部的渗透性，使水分保留在结肠腔内，因而使大便软化，大便被软化和含水增加，进而促进其在肠道内的推动和排泄，因此福松可治疗各种原因引起的便秘。该药不会引起肠胀气，不会对心、肝和肾功能产生不良影响，并且不会改变肠道的吸收功能。又由于该药不含糖，糖尿病患者便秘也可服用。福松具有橘子—葡萄口味，患者乐于服用。服用的方法是：每天 1～2 袋（每袋 10 克），溶解于水中服用。

除此以外，还可使用肥皂水洗肠，或使用开塞露，或使用轻泻剂果导、胃肠舒、双醋酚汀等，或使用中成药番泻叶、麻仁丸。一般不主张长期使用剧烈的泻药，如硫酸镁、蓖麻油、大黄、芒硝等。

▶ 脂肪肝怎样用药与保健

由于人们生活水平的提高，高脂肪膳食、饮酒以及运动量的减少，肥胖人群及脂肪肝的患病率在不断增多已成为常见病。正常人肝内脂肪的含量约占肝重的 3%～5%，当肝内脂肪异常堆积超过 5% 即为脂肪肝。严重者脂肪堆积可达 40%～50%。引起脂肪肝的病因主要有：酗酒、摄入脂肪和糖过多、蛋白质缺乏、糖尿病、运动过少，以及损害肝脏的有毒物质进入体内等。

脂肪肝患者大多无自觉症状，多数是在体检时发现的，脂肪肝患者可有纳减、恶心、呕吐、腹胀、肝区痛、黄疸等症状，而且肝脏常肿大，谷丙转氨酶、γ-谷氨酰转肽酶异常增高，血脂增高、凝血酶原时间延长，B超检查常可发现肝内脂肪堆积。脂肪肝行肝脏穿刺检查可确诊。

脂肪肝患者要注意以下几点：

（1）饮食宜优质蛋白，严格控制糖和脂肪的摄入，控制体重。比如，可吃豆制品、鱼、蛋白等，同时应戒酒。

（2）避免使用损害肝脏的药物，如红霉素、螺旋霉素、克拉霉素、利福平、雷米封等；适量补充维生素 C、维生素 B_{12} 和叶酸。

（3）适量运动，运动可以减肥，可以降血脂。

（4）血脂异常，脂肪肝严重者可使用调脂药物。比如：辛伐他汀，每天 1 次，每次 5～10 毫克；血脂康，每天两次，每次 2 粒；脂必妥，每天 3 次，每次 3 粒；胆碱，每天 3 次，每次 0.5～1.0 克；蛋氨酸，每天 3 次，每次 0.5～1.0 克。以上药物选用一种即可，不可过多，否则势必增加肝脏负担。

总之，脂肪肝应做到少用药，多调养。

▶肝硬化怎样用药与保健

肝硬化是一种影响全身的慢性病，其病理变化是肝细胞的广泛破坏、变性、坏死与再生，纤维组织增生，以致正常肝组织结构紊乱。肝硬化患者起病和进展大多数较为缓慢，一般可潜伏 3～5 年之久。在早期，由于肝细胞的再生能力强,肝脏的代偿功能充沛,临床症状和体征常常不明显。肝硬化可有食欲减退、恶心、呕吐、腹胀、腹泻、易疲乏、体重减轻、鼻衄、蜘蛛痣及肝掌等症状,一旦临床出现黄疸、腹水、肝功能损害、脾脏肿大、消化道出血等症状时,即多已进入晚期(失代偿期)。

由于肝硬化患者病因不同,治疗保健措施也不尽相同如果是血吸虫引起的肝硬化,首先要积极治疗血吸虫病,只有血吸虫病治愈了肝硬化才得到了有效的防治。肝炎后的肝硬化要积极治疗乙肝和丙肝,酒精性肝硬化要戒酒,胆汁性肝硬化要积极治疗胆道结石,解除胆道梗阻。除此以外,肝硬化患者要做到以下几点:

(1) 休息。在早期和病情不活动的情况下可适当减少活动,在晚期和并发感染的情况下必须绝对卧床休息。这里要指出的是,晚期肝硬化患者有水肿时,通过休息、限钠、限水,有 15%~20% 的患者会发生自发性利尿,这对消除水肿有益。

(2) 饮食要清淡、易消化。凡富有热量和多种维生素、碳水化合物的食物可适当多吃一些,蛋白质每日可摄入 100~150 克,如果有肝功能显著减退或有肝昏迷先兆现象时(血氨升高、精神症状等)应严格限制蛋白质的摄入。动物脂肪摄入不宜过多,如有浮肿、腹水应限制钠盐摄入。

(3) 避免食入和接触对肝脏有损害的物质(如酒精),以及某些对肝脏有损害的药物(如红霉素、螺旋霉素、氯丙嗪、砷剂、利福平、雷米封等)和化学品,因这些损肝的物质会促使肝硬化恶化。

(4) 服用维生素。一般常服用复合维生素 B,也可以服用维生素 A、维生素 D、维生素 E、维生素 K。如果是酒精性肝硬化,维生素 B_{12} 和叶酸更适用。

(5)护肝药物可选用肝泰乐、谷胱甘肽、肌苷、辅酶 Q10 等。注意,上述药物不宜同时使用,一般选用 1～2 种即可。因药物都要经肝脏代谢,种类过多势必会加重肝脏的负担,对肝脏不利。

(6)如果患者有腹水,可选 1～2 种利尿剂。一般不主张采用强烈的利尿方法,因利尿过猛可诱发肝昏迷,但使用利尿剂要注意电解质的紊乱。

▶肝脓肿怎样用药与保健

肝脓肿是肝脏的化脓性炎症,是由阿米巴原虫或细菌感染引起。阿米巴肝脓肿由阿米巴结肠炎发展而来,细菌性肝脓肿可由败血症、腹腔感染直接蔓延、脐部感染、胆道蛔虫等引起。常见的感染菌为大肠杆菌、葡萄球菌、链球菌或厌氧菌等。

肝脓肿的临床症状有不规则的发热、肝区持续性疼痛,而且疼痛随深呼吸及体位移动而增剧,肝脏肿大,肝区有触痛,食欲差、恶心、呕吐、腹胀、腹泻,细菌性肝脓肿常出现黄疸。

阿米巴肝脓肿者白血球及中性细胞常增高、血沉增快,约有 50% 左右病例大便可找到阿米巴原虫。肝顶脓肿者胸部透视有时可见反应性胸膜炎,B 超检查肝脏可以确诊肝脓肿,肝穿刺可以鉴别脓肿的性质,并且可以抽脓治疗。肝脓肿的药物治疗:

阿米巴性肝脓肿使用甲硝唑，每天 3 次，每次 0.4 克，10～30 天为一疗程；或使替硝唑，每天 1 次，口服 2 克，连服 3～5 天；或使用氯喹，开始 2 天，每天服 1 克，以后每天 0.5 克，共服 20 天。

细菌性肝脓肿可用甲硝唑再加用一种抗生素，如氨苄青霉素、先锋霉素等。

肝脓肿患者要进易消化、优质蛋白、高碳水化合物和富含维生素的饮食，切忌饮酒，要供给一定的电解质和液体，卧床休息。

▶ 无症状乙肝病毒携带者是否需要治疗

无症状乙肝病毒携带者是指乙肝病毒感染者（HBsAg 阳性），没有临床症状，肝功能检查也正常的这部分人群。我国是乙型肝炎的高发区，有 40%～60% 的人群曾受过乙肝病毒的感染，有 8%～10% 的人（约 1 亿人）为乙肝表面抗原携带者，因此，正确认识和对待无症状乙肝病毒携带者就显得特别重要。

有专家对无症状乙肝病毒携带者行肝穿刺针吸细胞学检查发现，绝大多数人的肝脏或多或少存在损害。

既然无症状乙肝病毒携带者肝脏或多或少地存在损害，按理说对这部分患者要进行抗病毒治疗，以遏制乙肝病毒的复制。但由于目前尚无有效易行的治疗方法，那么只有对这部分人进行严密的监测。比如，定期复查肝功能，复查"两对半"及 HBV-DNA，做 AFP、肝脏 B 超等检查，以便动态观察携带者的变化。这里要特别指出的是，无科学根据片面地夸大祖传秘方能使乙肝阳转阴是极端荒缪的。中医虽在治疗肝炎方面积累了丰富的经验,但由于乙肝的发现是近40年的事,怎么谈得上是祖传秘方呢? 片面夸大宣传对患者是有害的,是一种误导。正确的态度是:不要背上乙肝携带者的包袱,定期到医院检查,均衡营养,不要饮酒,注意休息,避免过度疲劳;食物要新鲜,不要吃对肝脏有损害的药物,如红霉素、螺旋霉素,克拉霉素、四环素、利福平、雷米封等;注意个人卫生,避免重叠感染其他类型的肝炎病毒,以防止加重肝脏的损害。

▶ 胆结石治疗方法的选择

胆结石是临床上极为常见的疾病之一。近些年来,由于人们饮食结构的改变(吃精细粮多及高胆固醇膳食),缺乏运动,胆结石的患病率有增加的趋势,在某些大城市,胆结石已占急腹症人数的四分之一以上,仅次于急性阑尾炎。

由于人们患胆结石的部位、成分、年龄、身体状况以及有无临床的症状不同,因而所选择的治疗方法就不一样。总的来说目前不外乎三种治疗方法,即观察、非手术治疗、手术治疗。

1. 观察 国内有报道,309例胆结石患者,观察2年,有3%的患者自然排石。因此,如属无症状性胆结石,多数患者可行定期追踪观察的方法,观察数年之后再根据结石以及身体状况的变化,选择非手术治疗或手术治疗。

2. 非手术治疗 凡年龄在60岁以上、无经常胆绞痛发作者,而且结石直径小于2厘米、胆囊收缩功能很好、胆囊管开放且无胆管狭窄的可采用非手术治疗。但要控制饮食，消除临床症状，并服利胆溶石药等。

（1）控制饮食。平日饮食要清淡，富含纤维素，避免高脂肪饮食如动物内脏、肥肉、鱼卵、蛋黄等。胆结石急性发作期要进流质饮食。

（2）消除临床症状。轻度腹胀、腹痛者需静卧，并行右上腹热敷、灌肠排气等处理。严重病例给予禁食、胃肠减压、抗炎、静脉输液外，还可使用解痉剂如阿托品、654－2、硝酸甘油等，也可使用镇痛剂如强痛定、杜冷丁、或者针刺穴位。

（3）利胆溶石剂。硫酸镁，有弛缓胆道括约肌的作用，使滞留的胆汁易于排出，可餐后服 10～15 毫升。去氢胆酸，能刺激肝脏分泌大量稀薄的胆汁，有利于冲洗胆道，餐后服 0.25 克，每天 3 次。鹅去氧胆酸，熊去氧胆酸，对胆固醇结石有较好的溶解作用，疗效可达 50％～80％。国产肝胆宁胶囊能松弛胆道括约肌，既有阿托品样的解痉作用，又有促进胆汁分泌，其作用强度是去氢胆酸的 4 倍。因此该药有溶石和排石的双重作用，是较好的利胆排石药物。丙谷胺，除了因拮抗胃泌素用于溃疡病治疗以外，还有良好的利胆溶石作用，又无不良反应。

自从 20 世纪 70 年代我国创立的中西医结合"总攻"排石疗法治疗胆结石和胆管结石以来，取得了较好的成果，并累积了丰富的经验。

近些年，我国的北京、上海、天津等地开展内镜下取石取得了较好的成绩。方法是在纤维内镜下行胆道括约肌切开取石，或用药物使括约肌扩张取石。而国外开展的体外冲击波碎石、超声波碎石、激光碎石都已取得成功,这些展示了胆结石非手术治疗的美好前景。

3. 手术治疗　凡年龄在 60 岁以下,一般健康状况良好,无其他器质性疾患并有下列几种情况者,要考虑手术治疗。

(1) 2 厘米以上较大的胆囊结石,症状频繁发作者。

(2) 胆囊管结石嵌钝,造成胆囊积水或积脓者。

(3) 总胆管结石合并化脓性胆管炎,或总胆管结石经中西医治疗无效,或总胆管下端有瘢痕狭窄或结石嵌钝者。

(4) 肝胆管结石合并感染,中毒性休克者。

近些年由于腹腔镜和胆镜的问世,有一部分胆结石可在腹腔镜或胆镜下行微创胆囊摘除术。此术与传统的胆囊切除术相比是不用剖腹,手术时间短,患者痛苦少,损伤又小。当前,各省市大医院均已开展此项手术。

▶胆道蛔虫病怎样用药与保健

胆道蛔虫病是肠道蛔虫病常见而严重的并发症,多见于儿童和青年人。蛔虫喜碱、恶酸,有钻孔癖性,当肠道功能紊乱、肠内环境不适应蛔虫生活时,如服驱虫药的量不足,或因腹痛、发热、受凉等因素,蛔虫则乱窜,就有可能向上进入胆道。倘若原来又有胆道疾患,胆道奥迪氏括约肌松弛,就更容易发生胆道蛔虫症。胆道蛔虫患者一般都有肠道蛔虫病史,常有解蛔虫或呕吐蛔虫史。胆道蛔虫患者上腹部有阵发性钻钉样痛,疼痛可向右肩放射。但疼痛间歇期可完全无症状、无体征,这种体征与剧烈腹痛的不相称是本病的特点,对诊断本病很有帮助。当疼痛发作时却有恶心、呕吐，合并胆道感染时有发热和轻度黄疸，右上腹有触痛，实验室检查可见嗜酸性粒细胞增多，大便常规可见蛔虫卵。B超检查即可准确诊断胆道蛔虫病。

胆道蛔虫病的治疗包括以下几方面：

（1）解痉止痛，使用654-2、阿托品等，也可针灸止痛。

（2）预防胆道感染，使用抗生素，如庆大霉素、氨苄青霉素或先锋霉素等。

（3）利胆驱虫，使用肠虫清、驱蛔灵、乌梅丸等。

由于蛔虫有遇酸则静的特性，因此疼痛时可口服食醋、维生素C、阿司匹林等酸性食物或药物，但溃疡病患者不能服用上述药物，位于胆道下端的胆道蛔虫可通过胃镜下钳出。

因此，平时不要吃被污染的生食，养成饭前便后洗手的习惯是预防肠道蛔虫的重要措施，也是防止胆道蛔虫病的措施。另外，治疗肠道蛔虫病时要使用高效的药物并要有足够的剂量，这也是防止发生胆道蛔虫病的一个重要方面。

▶ 胰腺炎怎样用药与保健

胰腺炎有急、慢性之分。急性胰腺炎又有轻、重之分。轻者（水肿型）仅有腹痛、恶心、呕吐等症状；重者（出血坏死型）除有以上的表现外，还可有休克和腹膜炎。急性胰腺炎主要因总胆管或胰管梗阻，一般由感染、酗酒以及暴饮暴食引起；慢性胰腺炎多由急性胰腺炎演变而来。

急性胰腺炎属于严重的急腹症，除了要立即去医院住院治疗以外，还要注意饮食调养。

无论急性和慢性胰腺炎都要切忌饮酒和暴饮暴食，因这二者本身就是胰腺炎的主要诱因。

轻症胰腺炎可给予流质饮食如米汤、菜汤、藕粉等,但不能进优质蛋白质和脂肪饮食;重症者要禁食 1～3 天,以减少胃酸和胰液的分泌。出血坏死型胰腺炎除了要禁食以外,还要进行胃肠减压术,这样一方面可以减少胃酸的分泌,从而减少胰液的分泌,另一方面可以减轻腹胀症状。

胰腺炎恢复期可给予高热量、优质蛋白、高碳水化合物及低脂肪饮食,如豆类、鲜鱼、牛奶、瘦肉等。总之,饮食要易于消化吸收。

药物方面可使用:抗胆碱药物,如阿托品、654－2 等;H_2 受体阻滞剂,如法莫替丁、雷尼替丁等,或质子泵抑制剂如奥美拉唑、兰索拉唑;抑制胰酶活性的药物,如抑肽酶;抗感染可使用先锋霉素等。

▶ 女性尿路感染怎样用药与保健

女性易患尿路感染,这主要是由于女性泌尿生殖系统解剖生理决定的。女性尿道短而宽,又毗邻外生殖器和肛门,特别是已婚妇女,夫妻性生活时常将外阴部的微生物(主要是细菌)挤入女性尿道,易造成尿路感染。夏天,由于天气炎热,人们出汗多,尿量会减少,如果没有及时饮水以保证一定量的尿量(尿有"冲洗"尿道的作用),女性更易患尿路感染。

患了尿路感染主要表现为尿频、尿急、尿痛等尿道刺激症状,严重者还可能会有血尿、甚至畏寒、发热、腰痛。

怎样预防和治疗尿路感染呢?

（1）男女双方均应保持泌尿生殖器官干净，养成每天"用水"的习惯。已婚双方在性生活前和后均应用水清洗外生殖器。

（2）夫妻双方在性生活后均应排小便一次，以"冲洗"尿道。

（3）炎热的夏季要多饮水，使其有足够的尿量对尿道进行"内冲洗"。

（4）加强营养，锻炼身体，增强抵抗力。

（5）患了尿路感染，除了要多饮水外，不要吃热性食物。如狗肉、牛肉、鲤鱼、酒、辣椒、桂圆及油煎和油炸的食品。

（6）使用尿道杀菌剂。比如，呋喃坦啶，每天3次，每次0.1克；或氟哌酸，每天3次，每次0.2克。严重者还可静脉滴注庆大霉素、氨苄青霉素、先锋霉素等；或者进行小便培养，根据药敏试验选用抗生素。

（7）中成药三金片也有很好的疗效。

▶急性肾炎怎样用药与保健

急性肾炎是与溶血性链球菌感染有关的变态反应性疾病。发病前1～3周多有溶血性链球菌感染史，如急性咽炎、扁桃体炎、猩红热、脓皮病等。本病多见于儿童。

急性肾炎主要临床症状是：水肿、血尿、高血压，还可伴有恶心、呕吐、乏力、头痛、心悸、鼻衄等。轻型患者可无临床症状，仅在做尿常规化验时发现异常；严重型患者可在数日至1～2个月内出现尿毒症，尿常规化验可见血尿、蛋白尿、管型尿、血沉加快,抗链球菌溶血素升高(ASO)。有尿毒症者,尿素氮及肌酐均升高,二氧化碳结合力降低。

本病的诊断不难,主要根据儿童出现水肿、高血压,小便化验有蛋白尿、管型尿和血尿即可诊断。

发生了急性肾炎要积极治疗,争取早日痊愈,防止它发展为慢性肾炎,一旦转为慢性肾炎,常迁延不愈,最终酿成尿毒症,后果严重。急性肾炎的用药与保健包括以下几方面:

(1)卧床休息,这点非常重要,这是防止转为慢性肾炎的重要方面,至少应卧床2～4周,待症状基本消失才逐步下床活动。

(2)低盐、低蛋白、高糖饮食,水肿明显者应限制水分摄入。

(3)为了肃清体内残存的链球菌感染,可肌内注射青霉素一周。

(4)避免使用损害肾脏的药物,如氨基糖苷类抗生素等,但可给予维生素C、维生素B、路丁等支持治疗。

(5)水肿明显者,可口服氢氯噻嗪、氨体舒通,或肌注呋塞米。

(6)血压高者,可使用降血压药,如氨氯地平、倍他乐克等。

(7)防寒、避湿,以防止本病出现反复。

▶肾病综合征怎样用药与保健

肾病综合征是由多种病因(包括急性肾炎、慢性肾炎、类脂性肾病、红斑狼疮、过敏性紫癜、多发性骨髓瘤等)导致肾小球上皮细胞足突融合及滤过膜通透性增加,表现为大量的蛋白尿、低蛋白血症、全身水肿、高胆固醇血症的一种肾病。本病多见于幼儿及少年儿童,成人较少见。肾上腺糖皮质激素及其他免疫抑制剂药物对本病的治疗效果较好。

患者会因低蛋白血症而致抵抗力低下,且易并发各种感染。患者还会因血浆蛋白低、胶体渗透压下降、水分外渗,使血液比较浓缩,因而容易引起血栓形成。同时,也可因低血容量导致循环衰竭和肾功能不全。

本病的诊断一般不难,凡肾脏病患者有上述临床表现者即可诊断为肾病综合征。

本病的治疗和保健包括:

(1)休息。凡患者有严重水肿,低蛋白血症时应卧床休息,水肿消退后方可下床活动,若恢复顺利可逐渐恢复较轻的工作。

(2)优质蛋白、低盐饮食。因患者从尿中丢失蛋白多,呈蛋白质负平衡,但肾功能是正常的,故应给予优质蛋白饮食,如牛奶、蛋白、鱼、瘦肉等。患者因有水肿,应限制盐和水的摄入。

(3)使用利尿药:如患者水肿严重而尿又少者,可选用下列利尿药物,即:氢氯噻嗪,每天3次,每次25毫克,长期使用该药要防止低钾和低钠血症;安体舒通,每天3次,每次20毫克;氨苯蝶啶,每天3次,每次50毫克;呋塞米,每天3次,每次20毫克。呋塞米有针剂,利尿作用强,但长期使用要防止低钾和低钠血症。安体舒通和氨苯蝶啶为保钾利尿剂,长期使用要防止高血钾。

(4) 使用糖皮质激素和免疫抑制剂。激素对肾病综合征有良好的疗效,能降低肾小球基底膜的通透性、抑制醛固酮和抗利尿激素的分泌,从而达到利尿、消除蛋白尿的作用。常用的激素有泼尼松,每天 3 次,每次 10～20 毫克,症状缓解后改服维持量(一般为每天 5～15 毫克),服半年至1 年以上。水肿严重者可用地塞米松,每天 6～7 毫克,口服或肌注。长期应用激素可产生很多不良反应,有时相当严重,如高血压、感染扩散、加重氮质血症。激素治疗无效的患者可试用细胞毒药物治疗,但此类药物多有性腺毒性,有降低人体抵抗力及诱发肿瘤的危险,因此在用药指征及疗程上应慎重掌握。常用的细胞毒药物有环磷酰胺和苯丁酸氮芥。

环孢霉素 A(CYA):是一种有效的细胞免疫抑制剂,近年已试用于各种自身免疫性疾病的治疗,但此药亦有多种不良反应,最严重的不良反应是对肝脏和肾脏的损害。

此外,如果某些肾病综合征对免疫抑制剂治疗反应不佳,这些患者可试用中医中药治疗。

▶ 怎样合理使用利尿药

利尿药是临床上常用的药物。利尿药使用恰当不仅能起到对症治疗的作用,而且对病因治疗也有促进作用。相反,利尿药使用不当可以造成严重后果,并且威胁生命。因此,合理使用利尿药是非常重要的。

怎样合理使用利尿药呢?

（1）利尿药有快速与缓慢利尿之分，要根据病情的急或慢选用强烈或缓慢的利尿药。比如，急性心力衰竭时就要使用强烈的利尿药（如呋塞米），以迅速降低血容量，减轻心脏的负荷，协助强心药、扩血管药纠正心力衰竭。相反，肝硬化腹水一般要选用缓慢利尿药（如安体舒通），以使腹水慢慢消退；若使用强烈的利尿药则易诱发肝昏迷。

（2）利尿药有潴钾与排钾利尿之分。如果单独使用排钾利尿药（如双氢克尿噻）却要同时补充钾（如氯化钾），否则易产生低血钾。相反，单独长期使用潴钾利尿药（如安体舒通、氨苯蝶啶），就要防止产生高血钾。倘若潴钾与排钾的利尿药同时合用（如双氢克尿噻与安体舒通），不仅可增强利尿效果，而且可避免各自的不良反应。

（3）使用利尿药应先从小剂量开始，无效时再加大剂量。

（4）长期连续使用同一种利尿药常导致失效（耐药性），故应采用间隙用药、或更换用药、或合并用药的办法。

（5）使用利尿药时饮食要清淡（低盐），否则会影响利尿效果，但同时要注意休息。血浆蛋白低者要同时补充白蛋白，这有利于利尿药发挥作用和水肿的消退，必要时还可适当补充维生素 B_1。

▶ 尿路结石怎样用药与保健

尿路结石是泌尿系统的常见病，多发病。结石可发生于尿路的各个部位，但多见于肾脏和膀胱。本病好发于青壮年，男性多于女性。尿路结石的症状视结石大小、形状、部位及有无感染等并发症而不同,即:小结石可自动从尿中排出,光滑的结石可无任何症状,尿路结石嵌钝可引起间歇性或持续性疼痛;肾结石或输尿管结石嵌钝患者会呈放射性绞痛,多伴有肉眼血尿或镜下血尿。尿路结石多数伴有尿频、尿急、尿痛、排尿困难等尿路刺激症状。

尿路结石的诊断主要依靠病史、小便化验检查、腹部平片或 B 超检查,部分患者还要靠静脉肾盂造影或膀胱镜检查确诊。

尿路结石的防治包括以下几方面:

(1)缓解症状。结石嵌顿引发绞痛可使用解痉止痛剂,如阿托品、654-2、针灸止痛;肉眼见血尿者可适当使用止血药,如安络血、止血敏等;合并有尿路感染者可使用抗生素,如庆大霉素、氨苄青霉素、先锋霉素等。

(2)排石药物。中医学治疗尿路结石有着丰富的经验,可使用金钱草冲剂、石淋通、三金片、八正散等方药。

(3)体外震波碎石。这是近些年来的新技术,适应直径 3 厘米以内的尿路结石。

(4)经皮肾镜取石或碎石术。适用于体型较瘦者,而且结石位于轻度扩张的肾盂内或扩张的肾盏内的结石。

(5)不能进行以上治疗者宜手术治疗。

(6)饮食上要避免高钙饮料及食物,如牛奶、豆制品;避免摄入草酸含量高的食物,如菠菜、芹菜、西红柿、可可、红茶等;避免摄入高嘌呤类食物,如肉类、鱼类、鸡、动物内脏、咖啡等。尿路结石患者要多饮水,每日保持饮水3 000~4 000 毫升,天热时更要维持足够的尿量,因尿多可以起"冲洗"尿路的作用。

▶老年人要慎用氨基糖甙类抗生素

老年人肾动脉均有不同程度的硬化,有效肾血流量减少,致使尿浓缩功能与排酸能力减低。有专家研究指出,70岁组的肾小球总数为40岁组的一半。这是因为30岁以后肾小球滤过率每年以1毫升/分的速度减少,肾小管对氨马尿酸的清除率(检查肾功能的一种试验方法)每年以1‰的速度下降。因此,老年人的肾功能是逐渐衰退的,特别是患有肾脏病的老年人肾功能更是低下。然而,肾脏又是很多抗菌药物主要或唯一的排泄器官。

我们知道,氨基糖甙类抗生素对肾脏是有损害作用的。老年人使用氨基糖甙类抗生素(包括庆大霉素、卡那霉素、丁胺卡那霉素、链霉素、妥布霉素等)从肾脏排泄的速度会渐减慢,药物的半衰期相应会延长,即容易蓄积而中毒。因此,老年人要慎用氨基糖甙类抗生素,一定要使用的患者也要适当减少剂量或延长时间。尤其对于原患有肾脏病的老年人,要禁用或特别慎用氨基糖甙类抗生素,否则有导致急性肾功能衰竭的危险。

▶缺铁性贫血怎样用药与保健

铁缺乏症和缺铁性贫血是最常见的疾病,它在营养缺乏症中占第一位。世界上有5亿~10亿人患铁缺乏症,其中婴幼儿最为突出。有资料统计,婴幼儿有75%~82.5%患有铁缺乏,孕妇有66.27%患有铁缺乏。

为什么会产生铁缺乏和缺铁性贫血呢？

正常的儿童、孕妇和哺乳期妇女，因机体对铁的需要量增加，若不及时给予补充就易产生铁缺乏或患缺铁性贫血，因疾病产生缺铁性贫血者就更多。导致缺铁性贫血的常见疾病有：钩虫感染、痔疮、月经过多、分娩时出血过多、溃疡病、萎缩性胃炎、胃癌、胃切除术后、慢性腹泻等等。

患有铁缺乏或缺铁性贫血，除了人感头晕、头痛、眼花、畏寒、乏力、倦怠、失眠、食欲减退、心悸、浮肿以外，儿童还常常表现为注意力不集中、易兴奋、生长发育落后，同时免疫功能也下降；成人则常常表现劳动耐量减低、易疲倦，抗寒能力也降低。

纠正铁缺乏和缺铁性贫血，首先要针对病因进行治疗，如钩虫感染则要驱虫，痔疮出血要手术治疗等。其次要多吃一些新鲜蔬菜和含铁含量高的食物，如菠菜、猪肝、蛋黄、动物血、黑木耳等。

贫血严重者可补充铁剂。过去补铁多选用硫酸亚铁，该药含铁量虽较高，但因对消化道刺激严重，患者常常不能耐受；肌内注射右旋糖酐铁，虽可避免消化道刺激症状，但该药深部肌内注射仍可引起局部肿痛。江西华太药业有限公司研制的右旋糖酐铁片既避免了肌内注射的局部肿痛，也减轻了消化道的刺激症状，该药含铁量高，一般服用1～2周见效，3～4周血色素可恢复正常水平，无严重不良反应，口感又好，患者乐于服用，是值得推广应用的好补血药。严重贫血还可行小量多次输血治疗。

▶偏头痛怎样用药与保健

偏头痛是一种病因尚不清楚又反复发作性的头痛。本病常呈季节性发作，约有半数患者有家族史，多见于女性。首次发病年龄在青少年期，常在疲劳、紧张、情绪激动、睡眠欠佳、月经期或特定季节发病。部分患者有短暂的前驱症状，如视觉症状、肢体感觉异常、运动障碍等。头痛大多局限于一侧，呈强烈跳痛、钻痛、胀裂痛，持续数小时或 1～2 天，间隔期为数天或数月不等，还可伴有恶心、呕吐、流泪等症状。

本病的诊断不难，但要注意与紧张性头痛、颅内肿瘤、高血压头痛、头面部神经痛、副鼻窦炎、青光眼头痛等进行鉴别。

偏头痛的治疗包括发作期及间歇期两方面。发作期，轻症可使用一般镇痛剂如去痛片、扑热息痛等，另可加用一些镇静剂如安定、苯巴比妥等；严重者可使用麦角胺，该药是治疗偏头痛最有效的药物，发作时服 1～2 片，如无效，半小时后可重复使用，每天总量不超过 6 毫克。频繁呕吐的患者可使用针剂。顽固性偏头痛或呈持续痛状态可使用肾上腺皮质激素，也可配合针灸治疗，中成药有天舒胶囊，太极通天液等。间歇期可预防用药，一般常用苯噻啶，每天 1 次（0.5 毫克）。

偏头痛患者避免精神或体力的过劳，注意休息；避免过敏的药物或食物，如巧克力、柑橘、动物脂肪、烟酒等。

▶ 话说眩晕

眩晕是临床上极为常见的一种症状，可由多种原因引起。眩是眼花、晕是头晕。轻者闭目即止；重者如坐舟车中旋转不定，以致不能站立，可伴有恶心、呕吐、出汗等症状。轻者可呈一过性发作，严重者可持续数小时至数天。

现代医学认为眩晕是一综合征，可由多种疾病引起。由美尼尔氏病、迷路炎、内耳药物中毒、位置性眩晕、晕动病等引起的为耳性眩晕，由脑动脉粥样硬化引起的为脑性眩晕，由颈椎病、高血压、低血压、高黏血症、贫血、神经官能症引起的为眼源性眩晕等。

现代医学治疗眩晕除了对症治疗，如使用西比灵、抗眩啶、培他啶、安定等药以外，主要针对病因治疗。如高血压病给予降压药治疗，贫血者使用补血剂或输血，颈椎病进行牵引或理疗，美尼尔氏病给予抗炎及脱水等。

祖国医学则认为本病的发生原因各学家说不一。内经指出"诸风掉眩、皆属于肝"，"上气不足"，"髓海不足"，刘河间认为，由于风火所致。朱丹溪则偏主于痰。而张景岳又强调"无虚不作眩，当以治虚为主"。陈修圆则综合各家所说，阐明上列几个因素的互相关系。临床上一般属于虚者居多，如阴虚则肝风内动、血少则脑失濡养，精亏则髓海不足，痰浊中阻等均可导致眩晕。

祖国医学治疗眩晕则根据肝阳上扰、气血亏虚、肾精不足、痰浊中阻 4 种类型，分别采用平肝潜阳、补益心脾、滋肾填精、化湿祛痰等法。

桂林同济堂制药有限公司在总结祖国医学诸家对眩晕病因病机论述的基础上,发掘古方、验方治疗眩晕病的经验,将汉代"金匮要略"的"泽泻汤"、宋代"太平合剂局方"的"二陈汤"和明代"证治准绳"的"二至丸"有机地化裁而成的纯中药制剂眩晕宁(由泽泻、白术、茯苓、陈皮、女贞子、旱莲草等组成),对各种原因所致的眩晕症均有较好的疗效。多数病例服药 3～5 次眩晕得以缓解(常用量是每次 2～3 片,每天 3～4 次),5～7 天症状消失,故此药是值得推广使用的抗眩晕良药。此外,西药倍他司汀(敏使朗)疗效也很好,且不良反应较少。

▶ 三叉神经痛怎样用药

三叉神经痛的病因可分为原发性与继发性两种。原发性三叉神经痛病因尚不明了,其疼痛的产生可能与半月神经节退行性改变、神经根受骨或动脉分支的机械压迫有关。继发性三叉神经痛可能为颅内肿瘤、炎症、血管畸形等病变直接刺激三叉神经所致。

三叉神经痛是三叉神经分布区域的反复发作的剧痛,严重影响患者的工作、学习、进食和睡眠,患者极为痛苦。

如果患者有三叉神经痛,最好能找出病因,针对病因进行治疗,万一找不出原因可对症处理。本病首选药物是口服卡马西平,每次 1 片(0.1 克),每天 2～3 次;无效者可增大剂量,以逐渐试出有效时的最小维持量,最大量每天不要超过 1.0～1.2 克,可分为 4～5 次服用。长期使用本药应查血象、尿常规以及肝、肾功能。记住，心、肝、肾功能不全者忌用本药。

如果服卡马西平无效，可合并苯妥因钠使用，每次1～2片（每片0.1克），每天3次，可望有效。

如果仍不见效，可改用氯硝安定口服，开始每天1毫克（每片2毫克），每3天增加0.5～1.0毫克，通常剂量每天4～8毫克，分3次服。本药的不良反应是嗜睡、共济失调及行为紊乱。

以上药物治疗无效，可使用封闭疗法。另外，中医针灸也可以止痛。

如果经以上方法仍无效，可行三叉神经切断手术。

▶ 哪些药会影响降压药的疗效

目前，抗高血压药有六大类，包括利尿剂、β肾上腺素能受体阻滞剂、钙离子拮抗剂、血管紧张素转换酶抑制剂、血管紧张素Ⅱ受体拮抗剂、α肾上腺素受体阻滞剂。另外常用的还有一些老的外周交感神经阻滞剂，比如可乐定、利血平、双肼苯哒嗪、胍乙啶、哌唑嗪等；以及一些传统国产固定复方制剂，如复方降压片、北京降压0号、珍菊降压片。还有一些新型固定复方制剂，如海捷亚、安博诺、复代文、百普乐等。

那么，高血压患者服降血压药物时，同用哪些药会影响降血压药物的疗效呢？

肾上腺皮质激素、促肾上腺皮质激素、雌激素、非类固醇消炎药（如消炎痛、扶他林、布洛芬）、拟交感胺类药（如麻黄碱)均会降低利尿剂的降压作用,不能同时使用。另外,利尿剂吲达帕胺(又名寿比山,钠催离)不能与锂、阿司咪唑、静脉用红霉素、乙基舒托利、特非那定、长春胺等同用。

乙醚、氯仿、单胺氧化酶抑制剂不能与 β 肾上腺素能受体阻滞剂合用(如倍他乐克,康可)。可乐定与 β 受体阻滞剂合用可增强降压效果,控制可乐定的"撤药症状",但也增强心脏抑制作用,导致低血压和心动过缓,故心功能不全者不宜合用。

西咪替丁可升高钙离子拮抗剂的血浆浓度,苯妥英钠可降低其浓度。

非类固醇消炎药可降低血管紧张素转换酶抑制剂及血管紧张素Ⅱ受体拮抗剂的降压作用。抗酸药(如胃舒平、胃达喜)可影响福辛普利的吸收,降低其降压作用。消炎镇痛药可降低雷米普利的降压作用。

利福平,非类固醇类消炎药会降低 α 肾上腺素受体阻滞剂的降压作用。

三环类抗抑郁药,非类固醇消炎药可降低可乐定的降压作用。常用的珍菊降压片含有可乐定。

麻醉药、洋地黄、甲基多巴、单胺氧化酶抑制剂不可与利血平同用。常用的复方降压片,北京降压 0 号含有利血平。

异烟肼、神经节阻滞剂、拟交感神经药、三环类抗抑郁药不可与双肼苯哒嗪同用。常用的复方降压片,北京降压 0 号含有双肼苯哒嗪。

乙醇、单胺氧化酶抑制剂、利血平、普奈洛尔不可与胍乙啶合用。

非类固醇消炎药能使哌唑嗪的降压作用减弱。

新型固定复方制剂由血管紧张素Ⅱ受体拮抗剂或血管紧张素转换酶抑制剂和利尿剂（氢氯噻嗪或吲达帕胺）组成，上述有关药物也会降低其降压作用。常用的新型固定复方制剂有：海捷亚由氯沙坦和氢氯噻嗪组成；安博诺由厄贝沙坦和氢氯噻嗪组成；复代文由缬沙坦和氢氯噻嗪组成；百普乐由培哚普利和吲达帕胺组成。

除了上述药物以外，有收缩血管作用的局部用药也会降低降压药的作用，比如含有麻黄碱的滴鼻液。

▶哪些药会影响降糖药的疗效

目前降糖药有七大类几十种，有很多常用药会增强或降低降糖药的疗效。了解哪些药会影响降糖药的疗效不仅有助于降糖达标，而且有助于减少低血糖的风险，这在临床上有着十分重要的意义。

1. 胰岛素，所有的口服降糖药 α受体阻断剂、β受体阻断剂、血管紧张素转换酶抑制剂、抗抑郁药、甲基多巴、水杨酸类、具有合成代谢作用的类固醇类、磺胺类抗生素、四环素、喹诺酮类抗生素、奥曲肽、乙醇等均可致血糖降低。

利尿药、雌激素（包括口服避孕药）、甲状腺素、皮质类固醇激素、生长激素、肾上腺素、异烟肼、吩噻嗪类、β受体激动剂（沙丁胺醇，特布他林）等均可致血糖增高。

2. 磺脲类，如格列本脲、格列美脲、格列吡嗪、格列喹酮、格列齐特等 水杨酸类、贝特类降血脂药、H_2受体阻滞剂(西咪替丁、雷尼替丁)、抗凝剂、氯霉素、咪康唑、丙磺舒、别嘌醇、胍乙啶、奎尼丁、抗抑郁药、保泰松、磺胺类、β肾上腺受体阻滞剂、乙醇以及其他降糖药(如二甲双胍、阿卡波糖、胰岛素及胰岛素增敏剂)均增加低血糖的风险。

糖皮质激素、肾上腺素、雌激素、甲状腺素、噻嗪类利尿剂、苯妥英钠、利福平均增高血糖。

3. 非磺脲类促胰岛素分泌剂如瑞格列奈、那格列奈 抗抑郁药、非选择性β肾上腺受体阻断药、血管紧张素转换酶抑制剂、非甾体类抗炎药、奥曲肽及促进合成代谢的激素、二甲双胍、吉非贝齐、酮康唑、伊曲康唑、氟康唑、红霉素、乙醇等增加低血糖风险。

口服避孕药、噻嗪类利尿药、肾上腺皮质激素、甲状腺素、拟交感神经药、达那唑、利福平、苯妥英钠等均增高血糖。

4. 双胍类如二甲双胍,胰岛素、磺脲类降糖药,西咪替丁、乙醇等均致血糖降低 不能与碱性溶液、碱性饮料同用。

5. α糖苷酶抑制剂如阿卡波糖、伏格列波糖 胰岛素、二甲双胍、磺脲类降糖药。β受体阻断剂、水杨酸制剂、抗抑郁药、氯贝丁酯类调脂药、华法林均增强本类药降糖作用。

肾上腺素、肾上腺皮质激素、甲状腺素、抗酸剂、肠道吸附剂、消化酶制剂均降低本类药降糖作用。

6. 噻唑烷二酮类如罗格列酮、吡格列酮 胰岛素、其他口服降糖药,吉非贝齐均增强罗格列酮的降糖作用。

葡萄甘露聚糖、苦瓜、车前草、葫芦巴、人参均可增加吡格列酮的降糖作用。

7. 胰高糖素样肽-1 类似物(GLP-1)如艾塞那肽 磺脲类降糖药可增加艾塞那肽的降糖作用。

左甲状腺素、洛伐他汀、乙酰氨基酚均降低艾塞那肽的降糖作用。

▶ 哪些药会"伤胃"

胃是容纳并消化食物的重要器官,不少药物会损害胃黏膜导致药物性胃炎,甚至出血,胃穿孔。因此使用对胃黏膜有损害的药物要多加注意,可选择在餐后或餐时服用(餐时是指就餐的中途)。而患有胃炎、胃溃疡的患者要慎用或忌用对胃黏膜有损害的药物,如果一定要用可同时使用胃黏膜保护剂如施维舒或质子泵抑制剂如奥美拉唑。下面列举一些会损害胃的药物:

解热镇痛药:阿司匹林、消炎痛、扶他林、布洛芬等。

抗结核药:吡嗪酰胺、对氨基水杨酸。

抗痛风药:秋水仙碱、丙磺舒等。

镇静药:水合氯醛。

抗震颤麻痹药:溴隐亭。

镇咳平喘药:氨茶碱。

抗高血压药:利血平。

调脂药:月见草油。

降糖药:二甲双胍。

抗凝药:华法林、波立维。

抗生素:红霉素、罗红霉素、克拉霉素、螺旋霉素、交沙霉素、四环素、阿奇霉素、林可霉素、磺胺嘧啶、磺胺异恶唑、柳氮磺胺吡啶、甲氧苄啶、痢特灵、呋喃坦啶、氟啶酸、氟嗪酸、环丙沙星、洛美沙星、培氟沙星等。

抗肿瘤药： 顺铂、柔红霉素、表阿霉素、阿霉素、甲氨蝶呤、氟尿嘧啶、雷公藤、青霉胺等。

激素类： 氢化可的松、可的松、泼尼松、泼尼松龙等。

▶ 哪些药物会"伤肝"

肝脏是药物代谢的主要器官，患有急、慢性肝病（如肝炎、肝硬化、脂肪肝等）患者使用对肝脏有损害的药物会加重肝脏的损伤，使病情加重。特别是有肝功能不全的患者使用更应慎重或不用。

常见的损害肝脏的药物有：

大环内酯类抗生素： 比如红霉素、罗红霉素、阿奇霉素、克拉霉素、林可霉素、四环素等。

抗结核药： 如异烟肼、利福平、吡嗪酰胺、对氨基水杨酸等。

磺胺类抗菌药： 如磺胺嘧啶、磺胺异恶唑、复方新诺明、柳氮磺胺吡啶等。

喹诺酮类抗菌药： 如氟哌酸、氟啶酸、氟嗪酸、环丙沙星、洛美沙星、培氟沙星、加替沙星等。

抗病毒药： 如利巴韦林、阿昔洛韦、阿糖腺苷等。

抗真菌药： 如两性霉素 B、酮康唑、氟胞嘧啶、氟康唑、斯皮仁诺等。

抗高血压： 如依那普利、西拉普利、贝那普利、福辛普利、氯沙坦、缬沙坦、替米沙坦、坎地沙坦、硝苯地平、尼群地平、拉西地平等。

调节血脂药：如辛伐他汀、洛伐他汀、氟伐他汀、普伐他汀、阿托伐他汀、瑞舒伐他汀、非诺贝特、苯扎贝特、吉非罗齐、依折麦布、烟酸等。

降血糖药：如胰岛素、二甲双胍、甲苯磺丁脲、格列齐特、格列本脲、格列吡嗪、格列喹酮、阿卡波糖、伏格列波糖等。

抑制胃酸分泌药：奥美拉唑、兰索拉唑、雷贝拉唑、埃索美拉唑、泮托拉唑、西米替丁、雷尼替丁、法莫替丁等。

解热镇痛药：如扑热息痛、阿司匹林、消炎痛、扶他林、布洛芬等。

镇痛药：如吗啡、曲马多、麦角胺等。

抗痛风药：秋水仙碱、别嘌呤醇等。

平喘药：如氨茶碱、喘定等。

激素药：如丙酸睾丸酮、苯丙酸诺龙、甲状腺片、丙基硫氧嘧啶、甲巯咪唑等。

抗肿瘤药：如环磷酰胺、丝裂霉素、更生霉素、长春碱、甲氨蝶呤、阿糖胞苷、氟尿嘧啶、他莫昔芬、干扰素、胸腺肽等。

催眠药：如苯巴比妥、异戊巴比妥、艾司唑仑、阿普唑仑、佐匹克隆、安定等。

抗癫痫药：如苯妥英钠、卡马西平等。

抗震颤麻痹药：如左旋多巴、美多巴、安坦、溴隐亭等。

抗精神病药：氯丙嗪、奋乃静、氟哌啶醇等。

除此以外还有：胞磷胆碱、茴拉西坦、西比灵等。

▶ 哪些药物会"伤肾"

肾脏是药物排泄的主要器官,患有急、慢性肾病(如肾炎、肾病综合征、肾功能不全等)的患者,使用对肾脏有损害的药物会加重肾脏的损伤,使病情加重。特别是有肾功能不全的患者用对肾脏有损害的药物,可能会导致肾衰及尿毒症。常用的损害肾脏的药物有:

氨基糖甙类等常用抗生素:如庆大霉素、卡那霉素、丁胺卡那霉素、链霉素、妥布霉素等。第一代头孢菌素比如头孢氨苄、头孢拉定、头孢唑啉、头孢噻吩等。此外还有小诺霉素、大观霉素、罗红霉素、阿奇霉素、四环素、林可霉素、克林霉素、多粘菌素、万古霉素等。

抗痨药:如吡嗪酰胺、乙胺丁醇、对氨基水杨酸等。

磺胺类抗菌药:如磺胺嘧啶、磺胺异噁唑、复方新诺明、柳氮磺胺吡啶、丙磺舒、甲氧苄啶、呋喃坦啶等。

喹诺酮类抗菌药:如氟哌酸、氟啶酸、氟嗪酸、环丙沙星、洛美沙星、培氟沙星、加替沙星、左氧氟沙星等。

抗病毒药:如阿昔洛韦、达菲、阿糖腺苷、干扰素等。

抗真菌药:如两性霉素B、氟胞嘧啶、氟康唑等。

抗高血压药:如可乐定、吲达帕胺、卡托普利、依那普利、西拉普拉、贝那普利、培哚普利、氯沙坦、缬沙坦、厄贝沙坦、替米沙坦、硝苯地平、拉西地平、异搏定、恬尔心等。

调节血脂药:如氟伐他汀、瑞舒伐他汀、非诺贝特、苯扎贝特、吉非罗齐等。

降血糖药：如二甲双胍、甲苯磺丁脲、格列本脲、格列美脲、格列吡嗪、格列齐特等。

抑制胃酸分泌药：如奥美拉唑、兰索拉唑、泮托拉唑、西米替丁、雷尼替丁、法莫替丁等。

解热镇痛药：如扑热息痛、阿司匹林、消炎痛、扶他林、布洛芬等。

镇痛药：如吗啡、杜冷丁、麦角胺等。

抗痛风药：如秋水仙碱、别嘌呤醇、痛风利仙等。

平喘药：如氨茶碱、喘定等。

激素类药：如氢化可的松、可的松、地塞米松、丙酸睾丸酮、苯丙酸诺龙、甲状腺片、甲巯咪唑等。

抗肿瘤药：如环磷酰胺、顺铂、丝裂霉素、吡柔比星、甲氨蝶呤、氟尿嘧啶、他莫昔芬等。

催眠药：如苯巴比妥、艾司唑仑、安定等。

抗癫痫药：如苯妥英钠、卡马西平等。

抗震颤麻痹药：如安坦等。

抗精神病药：如氟哌啶醇等。

▶ 服哪些药应定期检查白细胞

白细胞主要是由骨髓制造出来的。白细胞的功能主要是对机体具有防御和保护作用。当人体发生炎症反应时，不但白细胞的总数会增加，各种白细胞所占的百分比也会发生改变，这些变化对机体防御疾病是一种"自卫"反应。

当白细胞总数下降至正常值以下时（正常值是每立方

毫米 4 000～10 000 个),机体的这种防御功能即开始减弱。临床上常将白细胞总数低于 4 000 个/厘米^3 称为白细胞减少症。这时应停止使用抑制骨髓的药物或破坏白细胞的药物,而应使用升高白细胞的药物。服用哪些药物会导致白细胞减少呢?

抗甲状腺药物:甲基硫氧嘧啶、丙基硫氧嘧啶、他巴唑、甲亢平等。

抗癫痫药物:苯妥英钠、卡马西平等。

抗肿瘤药物:甲氨蝶呤、环磷酰胺、氮芥、5-氟尿嘧啶、长春新碱、阿霉素、喃氟啶、丝裂霉素、羟基脲、阿糖胞苷、马利兰、顺铂等。

抗生素类药物:氯霉素、磺胺药。

解热镇痛药物:安乃近、氨基比林。

抗精神病药:氯氮平、氯丙嗪等。

如果长期使用上述药物要定期复查白细胞,一旦降至 4 000 个/厘米^3 以下,要立即停止使用,并使用升高白细胞药物如鲨肝醇、利血生、茜草双酯等。

▶ 怎样合理使用抗生素

抗生素是控制感染极为重要的武器。然而,由于各方面的原因,近年来滥用抗生素的现象相当严重,不仅医务工作者滥用,群众也会到药店擅自购买使用,其结果不仅浪费药品,有时还产生一些不良反应,甚至引起严重的后果,使耐药菌株和医院内感染增加。因此,合理使用抗生素迫在眉睫。

怎样合理使用抗生素呢？

1. 首先要熟悉抗生素的适应证，抗菌活力和不良反应
比如金黄色葡萄球菌感染（如扁桃体炎等）一般应首选青霉素类，支原体感染（如支原体肺炎）应首选大环内酯类抗生素如红霉素、螺旋霉素、四环素等。青霉素有过敏反应等不良反应，大环内酯类抗生素对肝脏有损害等不良反应。

2. 要尽早做病原学的诊断，并做药物敏感试验　比如细菌感染者要做血培养，根据血培养和药敏实验结果选用高敏的抗生素。不明原因的发热暂不宜使用抗生素。

3. 要根据患者的年龄、身体状况合理用药　比如6岁以下小孩和65岁以上老人肾功能低下，不宜使用氨基糖甙类抗生素如链霉素、庆大霉素、卡那霉素等。有慢性肝病者不要用大环内酯类抗生素。

4. 下列情况应尽量避免使用抗生素

（1）皮肤、黏膜外用。抗生素外用不仅容易引起过敏反应，也易导致耐药菌的产生，因此应尽量避免。

（2）病毒性疾病不宜用抗生素。如感冒、流行性腮腺炎等。

（3）为了防止抗生素配伍后效价降低，抗生素应单独应用。

5. 要选用适当的给药方法、剂量和疗程　比如轻度感染宜选用口服法或肌内注射法给药。严重感染不仅要选用静脉给药，而且宜联合用药。剂量不可过大，也不可过小。剂量过大易导致不良反应。剂量过小起不到治疗作用，反促使细菌产生耐药性。要避免长期、单一、低剂量用药。抗生素的疗程一般宜用至体温正常和症状消退后3天。临床疗效不好的患者应加大抗生素剂量,或使用 3 天后更换抗生素。

▶白蛋白不是万能补品

　　白蛋白是临床上常用的药品,然而有部分群众却把白蛋白当万能补品来看待。他们认为,只要是身体虚弱(如容易患感冒),或是经常头晕,或是患了这样或那样的疾病都应该使用白蛋白,以增强抵抗力,加速疾病的痊愈。这是十分错误的。其实,临床上使用白蛋白是有适应证的,不是所有身体虚弱就要使用白蛋白,更不是患了任何疾病都可以使用白蛋白。

　　人血白蛋白是由健康人的血提取制成的,注入体内由于能补充白蛋白、提高血浆胶体渗透压、增加血容量,因而可用于失血性或创伤性休克、大面积烧伤、脑水肿、肝硬化、肾病综合征、流产或早产等引起的白蛋白缺乏症的治疗。而对于白蛋白并不缺少者就没有必要使用该药,如使用,不仅浪费药品、增加经济负担、而且有时还会招来不良反应。比如,肝硬化患者,如果血浆蛋白不低,一旦过多地使用了白蛋白就有可能诱发肝昏迷。另外,由于人血白蛋白是人的血液制成,过多使用还可能造成血源性疾病的传播,如乙肝、丙肝、艾滋病、疟疾等疾病的传播。

▶老年人用药应注意些什么

　　当人步入老年时,身体将发生一系列变化,主要是各个脏器功能的衰退，构成脏器的细胞数量减少，细胞再生能力也降低。

肝脏是药物代谢的主要器官，而肾脏是药物排泄的主要器官。由于老年人肾单位和肾血流量均较青壮年减少，肾功能也随着年龄的增加而减退，一些经肾脏排泄的药物减慢，因而药物容易在体内蓄积产生中毒反应。

老年人肝细胞和肝血流量也较青壮年减少，一些经肝脏代谢的药物半衰期会延长，因此不良反应发生率相对要高些。

老年人血清蛋白同样较青壮年人降低，这样药物与蛋白结合率也降低，而药物的游离部分却相应增加。虽然药效可能会增强，但也容易发生不良反应。

由于老年人有以上的生理特点，所以在用药时不能与一般青壮年人相同，而应注意以下几方面：

（1）药量应从小剂量开始，一般不要用极量。

（2）少用对肝、肾有损害的药物，特别是原有肝、肾疾患的老年人更应慎重使用。比如，庆大霉素对肾脏毒性较大，老年人一般24小时以内用16万单位，用3～5天即要停用，如使用超过一星期则容易产生蛋白尿及肾功能减退。又如，红霉素、螺旋霉素、利福平等对肝脏毒性较大，使用时要注意肝功能的变化。

（3）一个老年人如果患有多种疾病，用多种药物时需注意药物的相互作用。比如，喹诺酮类（氟哌酸、氟嗪酸等），大环内酯类抗生素（红霉素、螺旋霉素等），H_2-受体阻滞剂（西咪替丁、雷尼替丁等）都能减慢氨茶碱在体内的排泄速度，从而易造成氨茶碱蓄积而导致中毒。

（4）由于老年人发生药物副反应的概率较年轻人高数倍，因此在药物治疗过程中出现某些不能以原有疾病解释的症状时，需考虑药物的不良反应所致。

（5）老年人用林可霉素一般不要超过 5 天，否则易导致腹泻、伪膜性肠炎。口服红霉素、螺旋霉素等大环内酯类抗生素易致胃肠道反应，如恶心、食欲减退等，可加服胃黏膜保护剂如硫糖铝等。老年人口服解热止痛药如阿司匹林扑热息痛等，也易致胃肠道反应及消化道出血，此时可加服硫糖铝。老年人用洋地黄类强心药易发生中毒反应，用量应为年轻人的 2/3，而且要密切观察心率的变化。老年人用利尿剂易致水电解质紊乱，一般不要使用强烈的利尿剂（如呋塞米剂）。老年人用抗胆碱药如阿托品、普鲁苯辛等易致排尿不畅，应给予注意。

▶孕妇及哺乳期如何选用抗生素

孕妇遭受感染的机会较多（如尿路感染等），因此抗菌药物是妊娠期常用的药物之一。在选用抗菌药物时，除了要考虑药物对孕妇本人的影响外，尚需注意对胎儿的影响。

根据抗菌药物对胎儿的影响，孕妇常用的抗菌药物大致分为三类：

（1）可以应用的药。青霉素类、头孢菌素类是较为安全的，除此之外，大环内酯类、林可霉素类也可以应用。

（2）有些药物对胎儿有一定的毒性或影响，孕妇应用时应充分权衡利弊，慎重使用，如氨基糖甙类、利福平、雷米封、灭滴灵等。

（3）孕妇禁用的药物有四环素族、氯霉素、磺胺药。

以上第（2）、（3）类药为孕妇慎用和禁用的抗菌药物，尤其应注意避免在妊娠初期（妊娠3个月以内）使用。

哺乳妇女服药时，几乎任何药物皆可进入母乳中，但在多数情况下母乳中的药物总含量不多。如果药物易自母体胃肠道吸收，婴儿摄入的药量可能多些。由于新生儿代谢和排泄药物的能力甚差，出生后几个星期内婴儿血浆蛋白结合力又低，因此可形成婴儿体内相当高的药物组织浓度。因此，哺乳妇女应用抗菌药物有可能对喂养的婴幼儿产生一定的影响。根据有关资料统计，除青霉素类、头孢菌素类给母亲应用时对婴儿比较安全外，四环素族、氯霉素、红霉素、磺胺类、雷米封、利福平、氨基糖甙类等均对婴幼儿有一定的影响，乳妇应禁用或慎用。

▶ 不要滥用驱虫药

在农村有不少群众未经大便化验就自行诊断，盲目的给孩子服驱虫药，以致带来一些不良反应，甚至引起并发症。比如，我们常常看见一些乡民买驱虫药打蛔虫，服用的量有时大、有时小。如果驱虫药剂量过大可引起一些毒性反应，如头晕、恶心、呕吐、腹泻等。如果剂量过小不仅不能有效地驱虫，相反可刺激蛔虫骚动、乱窜，从而引起胆道蛔虫症、蛔虫性阑尾炎、蛔虫性肠梗阻等。由此可见，对患有肠道寄生虫的患者应先去医院化验大便，而后遵医嘱服驱虫药。

▶按医嘱用药才是硬道理

有不少患者用药时不按医嘱(医生的嘱咐),而是按药品使用说明书用药。其结果影响了疗效,甚至节外生枝,会产生一些不良后果。

药品使用说明书是制药厂写给医生看的,虽然患者也可以阅读,但只能参考,应在医生指导下使用,不应当完全照搬使用。我们举几个例子来说明。

氨氯地平是常用的降血压药。其药品说明书上是这样写的:"治疗高血压的初始剂量为 5 毫克,每日一次,最大剂量为 10 毫克,每日一次"。临床实践证明,每日只服一次,间隔时间太长,24 小时的后半天,达不到有效的降压血药浓度,因而出现后半天血压控制不理想。评价一个降压药的作用是否有效平稳,其重要指标是看它在 24 小时中最小的降压作用(谷作用)与最大的降压作用(峰作用)的比值,即谷/峰比值。只有谷/峰的比值大于 50%,才有良好的降压效果。氨氯地平虽然为一种长效降压药物,但临床实践证明,氨氯地平的谷/峰比值,只有前 12 小时可能大于 50%,而后 12 小时可能小于 50%。因此,氨氯地平只有改为每 12 小时服一次,才能保证 24 小时平稳降压。这就是临床医生经常告诫高血压患者,使用氨氯地平要做到每 12 小时服一次的缘故。

又比如,倍他乐克是常用的降血压药。说明书上说:"口服治疗高血压一次 100～200 毫克,一日 2 次"。如果是一位没有并发症的高血压患者(单纯性高血压),按此剂量服，显然剂量过大，必然产生不良反应。临床实践证明，只要患者没有合并心动过速或其他毛病，倍他乐克治疗单纯性高血压的常用量是：一次 12.5～50 毫克，一日两次。

再比如，阿司匹林肠溶片是常用的预防和治疗冠心病和脑梗死的药物。说明书上说："口服，成人常用量一日 25～50 毫克（1～2 片）"。此剂量是刚开始发现阿司匹林有抗血小板聚集作用时，用来预防心脑血管病的剂量，多年来都没有修改。而根据 2006 年我国制定的"规范应用阿司匹林的专家共识"的意见，阿司匹林的最佳剂量是每天 100 毫克（75～150 毫克）。显然说明书上的用量太小，达不到预防和治疗心脑血管疾病的目的。

还比如奥美拉唑是常用的抗溃疡病药，说明书说："口服治疗溃疡病，一次 20 毫克，每天 1 次。"此用量是奥美拉唑用于治疗溃疡病，抑制"攻击因子"的常用量。而如果用奥美拉唑配合克拉霉素、阿莫西林等根除幽门螺杆菌感染，则用法应是一次 20 毫克，每天两次。此例说明，用药的目的不同，用法也不一样。

以上 4 个例子也说明，药品使用说明书是该药上市前写成的，随着药品上市后的广泛使用，医生会逐渐深入、全面地了解该药。除了可能对新上市的药品的用法用量作出修改或补充说明，甚至还会发现该药的新的用途及不良反应。这些在医药行业中是最常见的事。这种情况只有医生知道，而药品使用说明书不可能因医生对该药的新发现、新认识，马上就作出修改。

修改说明书要有一个过程，需要医生与制药厂的技术人员沟通，甚至要医学会和药学会沟通解决。药品使用说明书是在实践中逐步修改并完善的,患者不要照搬药品使用说明书用药,尤其是处方药,按医嘱用药才是硬道理。

▶ 正确看待药物的不良反应

有些患者由于害怕药品使用说明书上列出的不良反应(副作用),因而把医生给他开的药扔到一边,不敢吃。其结果是耽误了病情,有的甚至还造成了严重后果。

我们说,药物的不良反应虽不是好事,但事物都具备两重性,药物也一样具有两重性。它既有治病的一面,同时也存在致病的一面(不良反应),问题是我们要看哪个是主流,哪个是支流。况且通过合理用药,不良反应是可以避免的,或者是可以减到最小的危害程度。有些不良反应也不一定在每个人身上均会发生(个体差异)。

药物不仅可以减轻患者的病痛,有时还能挽救患者的生命。医生根据患者的病情选择使用的药物是权衡了利弊的,是不得已而为之。制药厂实事求是地在药品使用说明书声明自己的产品的所有不良反应,是坚持科学态度,是对患者和社会负责的表现。关键是我们要一分为二地看待。另外,药品使用说明书是写给医生看的,虽然患者也可以阅读,了解,但只能参考,应在医生指导下阅读。

我们举几个例子。β受体阻滞剂倍他乐克是常用的降血压药,但它有减慢心率的不良反应,而钙通道阻滞剂硝苯地平有反射地加快心率的不良反应,如果我们将2药合用、取长补短,不仅可增加降血压效果,而且各自的不良反应均避免了,可谓一箭双雕。又比如,血管紧张素转换酶抑制剂是常用的降血压药，但它有升高血钾副作用，而利尿剂双氢克尿塞又有降低血钾的不良反应，如果将二药合用，取长补短，不仅可增强降血压效果，而且各自的不良反应均避免了，可谓一举两得。还比如预防冠心病心肌梗死常用肠溶阿司匹林，但它有致消化道出血的不良反应，如果我们在饭中间或饭后服，或者联合胃黏膜保护剂使用，消化道的不良反应就减轻或避免了。再比如血管紧张素转换酶抑制剂常有咳嗽的不良反应，但不是每个人均会发生（发生率在5％～10％），如果害怕它的不良反应而不用，等于放弃了一个降压良药。

因此，患者应正确看待药物的不良反应，既不能忽视，也不要害怕，应遵医嘱科学用药，使药物不良反应减到最小的危害程度。

▶ 正确看待他汀类药物的不良反应

近些年来由于人们生活水平的提高、膳食结构的改变、缺乏运动、工作生活压力的增加，血脂异常人群呈明显增多趋势。最新资料显示，我国目前至少有2亿血脂异常患者，而我国国民对血脂异常危害性的认识却存在"三低"现象（知晓率10.9％，治疗率6.8％，达标率3.5％）。北京大学人民医院胡大一教授新近指出，中国目前血脂治疗的突出问题是他汀治疗率低，而并非是他汀使用剂量的大小。

血脂异常中的高胆固醇血症是导致动脉粥样硬化性心血管疾病发病和死亡的重要原因之一。血脂异常的治疗一方面要改变生活方式，另一方面要使用调脂药物。在众多调脂药物中他汀类药物是目前世界各国研究最充分、作用机理最明确的药物，是目前唯一能降低动脉粥样硬化性心血管疾病总死亡率、唯一能稳定动脉粥样硬化斑块甚至逆转斑块的药物。临床实践证明，他汀类药物治疗动脉粥样硬化性心血管疾病有着神奇的功效。

但是事物都具有二重性，药物也一样具有二重性，它既有治病的一面，同时也存在致病的一面（不良反应），问题是我们要看哪个是主流，哪个是支流。他汀类药物卓越的抗动脉粥样硬化作用，与之极少发生的肝酶升高和肌病实在是"功"远大于"过"。获益远远大于风险！

他汀类药物的主要不良反应是肝功能损害和肌病，几十年的临床实践证明，只有大剂量强化他汀治疗（如阿托伐他汀每天80毫克）才有可能发生肝功能损害和肌病。小剂量（如阿托伐他汀每天20毫克）和中等剂量（阿托伐他汀每天40毫克）是安全的。中南大学湘雅二医院赵水平教授曾指出，"基于大量循证医学证据，他汀不仅不是肝毒药，中国冠心病、脑卒中和糖尿病患者在长期居家自我管理时常规使用20毫克阿托伐他汀甚至比阿司匹林还安全，患者不要随意停用和减少剂量。"因此，当疾病需要使用他汀类药物时应放心地使用。

▶动辄输液不可取

输液（包括静脉给药）是一种重要的治疗方法，它不仅能补充水分和电解质，纠正脱水和电解质紊乱，而且通过静脉给药可以迅速地使药物到达病灶，能迅速治疗疾病。

但是事情都具有两重性。输液毕竟是一种带有创伤性的治疗方法，静脉穿刺过多不仅会破坏静脉，有些药物还会引起输液反应和过敏反应。因此医学上有一个治疗原则，就是能肌内注射的就不静脉注射，能口服的就不肌内注射，这就使治病的风险和损伤降到了最小程度。

我遇到过一些患者，他们不懂医学常识，还不听医生的劝阻，动辄就要求输液，只图输液见效快，却不知道它的风险和损伤。有些群众患感冒或者咳嗽初期，也要求输液。殊不知感冒大多数是由病毒感染所致，目前的抗病毒药治疗感冒效果不理想，况且感冒为自限性疾病，即使不用药到了一定的时候自然会痊愈。这里也不是说感冒不要用药，对症治疗也是必须的，它可以减轻症状，缩短病程，但是只要口服药物就能达到以上目的，何必去"大动干戈"、"杀鸡用牛刀"呢！

总之，是否需要输液，要根据病情，听医生的嘱咐，动辄输液是不可取的。

▶ 血压没达标慎用活血药

活血化瘀是中医治疗瘀血症的重要方法，不论外用或内服或静脉点滴给药，均有行血祛瘀作用，能疏通血脉、祛瘀止痛，适用于跌打损伤、经络瘀阻等。现代已将有活血化瘀作用的部分药物制成针剂供临床使用（如丹参、红花、川芎、银杏叶等），不仅具有片剂的功用，而且增强了活血化瘀的功效。比如冠心患者输注丹参后可缓解胸闷、心绞痛等症状,脑梗死、脑供血不足患者输注红花后可缓解头晕、头痛等症状。有些患者经"活血化瘀"长期治疗后,病情有很大的好转,或保持长期的稳定,甚至达到了"治本"的目的。

但是在此提醒,活血化瘀药要慎用于没有控制好血压的高血压患者,这是因为活血化瘀药有抗凝血作用,重度高血压患者使用后脑出血的风险会增加。因此,活血化瘀药最好要在专科医生指导下使用,尤其是静脉点滴活血化瘀药更应慎重。

▶ 长期用倍他乐克不可骤然停药

倍他乐克又名美托洛尔,美多心安,为选择性 β_1 肾上腺素能受体阻滞剂,可以显著降低高血压,因而广泛用于轻中度高血压患者。

由于本产品还可减少心绞痛发作次数并提高运动耐量,长期服用可减少心肌梗死的发生率,用作心肌梗死后治疗可减少再梗死的发生率,降低心肌梗死后的死亡率因而常用于冠心患者。

本品还能阻滞心脏异位起搏点肾上腺素能受体的兴奋,又可用于治疗室上性快速心律失常、室性心律失常、高血压、冠心病所致的快速性心律失常等。

虽然倍他乐克有以上优点,广泛用于以上疾病,但它还有不少不良反应。它能减慢心率,引起传导阻滞,加重心力衰竭,又会引起眩晕、头痛、多梦、失眠、疲乏等。因此,心率慢于 60 次/分,有Ⅰ、Ⅱ度传导阻滞,心力衰竭(合用洋地黄和利尿剂除外),严重的周围血管病的患者不能用倍他乐克。

值得注意的是长期使用倍他乐克,如欲中断治疗,须逐渐减少剂量,一般于 7～10 天内撤除,至少要经过 3 天,尤其是冠心病患者骤然停药可致病情恶化,出现心绞痛、心肌梗死,或室性心动过速等,应特别注意。

▶ 珍菊降压片与倍他乐克合用需注意

珍菊降压片是常用的降压药,该药在某些地区(如上海)使用较多,有些患者误以为该药为纯中药制剂。其实,该药除含野菊花、珍珠等中药以外,还含有可乐定、氢氯噻嗪、芦丁等西药。可乐定是中枢性降血压药,它能激活血管运动中枢 α2 受体引起外周交感神经抑制,导致血管扩张、心率减慢,心输出量减少,血压下降。

倍他乐克为 β 受体阻滞剂,也是经常使用的降血压、防治心绞痛药物。该药为选择性 β1 受体阻滞剂,可减慢心率,降低心排血量、降低血压,该药最适用于合并有冠心病或心率偏快的高血压患者。

由于这两种药物都是心血管病的常用药物,二者都有减慢心率的作用,如果将两药合用(经常见到),会出现减慢心率的叠加作用。因此若同时使用这两种药一定要检测用药前的基础心率,以免发生心动过缓或其他意外。

▶ 阿托品不要与胃复安合用

阿托品是临床上常用于解除平滑肌痉挛的药,用于治疗胃、肠、胆、肾绞痛。然而，有些患者有时会将他与胃复安（又称灭吐灵）合用，其结果是两者各自的作用均被减弱，达不到应有的治疗作用。因此，这两类药不要合用。

与阿托品同一类的药还有颠茄、654-2、普鲁本辛等，与胃复安同一类的药还有吗丁啉、莫沙必利等。

▶ 服珍菊降压片不会引起老年痴呆

门诊时遇到过一些患者有一种误传，说常服珍菊降压片会引起老年痴呆，甚至还有人说这是医生说的。其实这是完全错误的。珍菊降压片问世有30多年了，是深受高血压患者喜爱的降血压药。该药是中西药复方制剂，无论是改善临床症状，还是对轻、中度高血压都有很好的疗效。

珍菊降压片由中药珍珠层粉、野菊花以及西药可乐定、氢氯噻嗪、芦丁组成，每种药都是有针对性的配方，既合理又严谨。有些人怀疑珍菊降压片有致老年痴呆作用，无非是怀疑可乐定是中枢性降压药，可能会使脑功能衰退。但根据目前的文献和资料记载，并没有报道有该药会致老年痴呆作用。相反倒有研究指出，高血压本身有致老年痴呆作用，而坚持正规服用降血压药（包括珍菊降压片）可以使老年痴呆发生率减少1/3。因此，病友们完全不必担心珍菊降压片会引起老年痴呆，而坚持正确使用降压药，使血压平稳、达标才是高血压治疗的关键，也是预防老年痴呆的措施之一。

▶抑酸剂别长期用

抑酸剂，主要是指 H_2 受体阻滞剂和质子泵抑制剂两大类。抑酸剂可以抑制胃酸、胃蛋白酶等"攻击因子"破坏胃黏膜屏障，促进溃疡愈合。多用于酸相关性疾病的治疗，比如溃疡病、应激性溃疡、食道胃底静脉曲张破裂、反流性食管炎等。

然而，质子泵抑制剂，如奥美拉唑，用于溃疡病的疗程4～6周，每天1次，每次20毫克。H_2 受体阻滞剂，如雷尼替丁，用于溃疡病的疗程4～8周，每天两次，每次150毫克。对于一些老病号长期自我服药的现象，专家指出，长期使用抑酸剂可以导致胃酸过少，促进细菌亚硝酸化反应。同时，还可能使胃黏膜萎缩加重，甚至增加胃癌发生危险；增加胁骨骨折的危险；增加某类腹泻的风险等。

因此，使用抑酸剂要按照疗程使用。即使某些患者因病情需要长期服药维持治疗的，也应遵照专科医生的医嘱进行。

▶肠溶阿司匹林最好餐中服

阿司匹林是最常用的抗血小板药物，可用于心肌梗死、脑梗死以及其他血栓性疾病的预防和治疗。阿司匹林的不良反应主要是消化道刺激症状和消化道出血。肠溶型的阿司匹林可减轻消化道反应。

过去大家为了减轻消化道反应，主张餐后服用。其实餐后服肠溶阿司匹林在胃内停留的时间更长（因在食物之后排空），更易刺激胃，从而产生消化道反应。而将肠溶阿司匹林在餐中服（即进餐量在1/3左右时）更有利于防止产生消化道不良反应，因此说肠溶阿司匹林餐中服此餐后服更好。

▶ 要正确使用破伤风抗毒素

在临床工作中经常碰到一些来诊者只擦破一块皮，或是被小刀割了一下，其伤口既宽又浅，却要求打破伤风抗毒素（TAT）。而且，有些基层医务人员遇到以上情况也常介绍患者来医院打 TAT。

虽然说 TAT 是破伤风的有效预防治疗药，但不是所有破了皮的人都要用。这是因为引起破伤风病的破伤风杆菌是一种厌氧性细菌，只有在伤口既小又深造成缺氧的环境下才能生长繁殖，也才有可能引起破伤风病。而对于那些表浅的外伤，根本就没有必要常规使用 TAT。况且，有的患者使用 TAT 还会引起过敏反应。

这里要说明一下，每个人在使用 TAT 前都应该做皮试。

▶ 改善血压波动的良药

血压变异性是指血压在一定时间内波动变化的程度。过去一直认为心脑血管事件的危险来自于自身血压的增高，因而治疗的目的是千方百计降低平均血压。但是，近年来一系列研究证明,血压变异性是心脑血管事件的另一个危险因素。

2011年英国《成人高血压管理指南》指出,血压过度变化是心血管疾病的独立危险因素,其对患者的危害性甚至高于高血压本身。因此,要达到高质量的降压治疗,除了要做到有效降压以外,同时还要有效改善血压变异性,实现平稳持久降压的目标。因此,对于血压变异性风险较大的人群(如老年患者)应首选最有效的药物—苯磺酸氨氯地平(络活喜)作为初始治疗药物以减少血压变异性,最大限度地减少心脑血管事件。它是目前我国处方量最多的降压药物之一,也是改善变异性最有效的药物。

用法用量:常用量每次 2.5~5 毫克,每天 1 次,早上服。最大剂量每次 10 毫克,每天 1 次。大多数患者对本品能很好地耐受。主要不良反应为头痛、水肿。

▶ 适合大多数高血压患者的降压良药

循证医学证据表明,大多数高血压患者需要应用两种或两种以上降血压药物治疗才能使血压达标。倍博特(缬沙坦、氨氯地平片)是缬沙坦和氨氯地平的单片复方制剂。氨氯地平是 6 大类降压药物中唯一一类没有绝对禁忌证的强效长效降压药,是目前我国处方量最多的降压药;缬沙坦也是最常用的强效长效降压药之一。两药联合后,不仅降压作用增强,而且不良反应减少,达标率增加,患者依从性增高,可谓"强强联合"。前不久召开的第 22 届长城国际心血管会议上,中华医学会心血管病学分会前任主任委员胡大一教授指出,对于刚开始就需要采用两药联合治疗的患者来说,初始治疗就用倍博特单片复方制剂能更快使血压达标。倍博特适用于各类高血压人群,是适合大多数中国高血压患者的降压药物。

用法用量:倍博特(内含缬沙坦 80 毫克、氨氯地平 5 毫克)每天 1 次,每次 1 片,早上服。

▶奥美沙坦降压作用优异

血管紧张素受体拮抗剂(ARB)是世界卫生组织和国际高血压联盟确立的 6 大类一线抗高血压药物之一。奥美沙坦(商品名:傲坦)是降压作用最强的 ARB 类药物,它具有强大的血管及靶器官保护效应,符合临床降压的全面需求。

奥美沙坦有显著逆转左心室肥厚的作用;能显著降低肾性高血压(慢性肾病合并高血压),是高血压合并蛋白尿、肾功能不全患者的首选降压药物;目前在预防减少心脑血管事件上优于其他 ARB 类降压药。

用法用量:剂量应个体化,常用量为 20 毫克,每日 1 次,早上服。

注意事项:单侧或者双侧肾动脉狭窄、血肌酐或尿素氮升高、妊娠及哺乳妇女禁用。

▶能应对多种并发症的降压良药——厄贝沙坦

高血压和肾病都是糖尿病的常见并发症,又由于高血压与肾病常互相"狼狈为奸",相互"推波助澜",使病情逐渐加重,治疗更为棘手。厄贝沙坦(安博维)不仅降压疗效优于其他的血管紧张素Ⅱ受体拮抗剂,而且有卓越的肾脏保护作用(一般肾病患者服用无需调整剂量),因此,厄贝沙坦是糖尿病并发高血压和肾病的降压良药。

用法用量:初始剂量和维持剂量一般均为每次150毫克(1片),每天1次,最大剂量为每天300毫克。利尿剂和其他抗高血压药物均能增强本品的降压作用。肾动脉狭窄、孕妇、哺乳期妇女应禁用本药。

▶ 既降压又调脂的单片复方制剂

有资料显示,高血压患者有半数合并血脂异常。解放军总医院叶平教授指出,高血压合并血脂异常绝非简单的两个危险因素并存,两者之间相互影响、相互促进、具有密切的关系,而同时控制血压及调整血脂异常则可使患者更多获益。

多达一就是由强效长效钙离子拮抗剂络活喜和强效他汀类调脂药立普妥组成的单片复方制剂,用于治疗高血压合并血脂异常能起到一箭双雕的效果。在预防高血压患者冠心病事件上具有显著的协同作用,因此该组合堪称又一新型"强强联合"。也是简化、优化治疗高血压的新选择。最适用于高血压合并血脂异常和冠心病患者。

用法用量:多达一(内含络活喜5毫克和立普妥10毫克),每天1次,每次1粒,早上服。

▶肝肾功能不全者的降压良药

很多老年高血压患者或多或少都存在着肝、肾功能不好的情况,有些降压药又会损伤肝、肾功能,而福辛普利(蒙诺)不仅是一款长效降压药(半衰期长达 12 小时,能达到 24 小时平稳降压效果),而且由于其可通过肝、肾两种途径排泄,故肝或肾功能不全的患者应用本品可通过替代途径代谢性排泄,这样更安全,更适合大多数患者。肾功能不全的患者使用也无需减量。因此,福辛普利是一款相对安全的降压药。

用法用量:每天早上服 1 次,每次 10 毫克(1 片),最大剂量 40 毫克。孕妇、哺乳期女性忌用。

▶适合老年高血压患者的降压良药——拉西地平

老年高血压的特点是:患病率高、单纯收缩压高多见、脉压增大、血压波动大、易发生体位性低血压、常与多种疾病共存、并发症多且严重、治疗难度大、病死率较高等。因此,有效、持续、平稳、达标地降血压就显得尤为重要。

我们知道,钙离子拮抗剂(简称 CCB)尤其是长效二氢吡啶类钙离子拮抗剂在高血压的治疗中具有重要地位。长效二氢吡啶类钙离子拮抗剂是当前六大类降压药中唯一的一类没有绝对禁忌证的降压药物。拉西地平商品名(司乐平、乐息平)就是第三代高亲脂性长效 CCB。上海复旦大学附属华山医院心血管内科李勇教授指出,高亲脂性钙离子拮抗剂具有持久、平稳降压,高血管选择性,更好的安全性、耐受性和有效的靶器官保护等优点,在治疗老年高血压患者中具有更高的价值。而且,拉西地平与其他的钙离子拮抗剂相比,踝部水肿发生率更低(踝部水肿是钙离子拮抗剂的常见不良反应),耐受性更好。因此,拉西地平是一款适合老年高血压患者的降压良药。

用法用量:初始剂量为每日一次,每次 2 毫克(半片),早上服。最大剂量为每日一次,每次 6 毫克。常用量为每日一次,每次 4 毫克(一片)。

▶降压良药——左旋氨氯地平

氨氯地平(络活喜、安内真)是临床上常用的长效降压药,它不仅作用时间长,而且降压强度大,能使更多的患者降压达标,减少各种心血管事件。

左旋氨氯地平(施慧达)是在氨氯地平的基础上,去掉了其中产生不良反应、无降压活性的物质,不良反应更少。医学专家指出,左旋氨氯地平 2.5 毫克与氨氯地平 5 毫克降压作用相当,同时左旋氨氯地平不良反应发生率减少 60%。由此可见,左旋氨氯地平较氨氯地平性能更为优越。

用法用量:初始剂量为 2.5 毫克,每天 1 次,根据患者的临床反应可增加剂量,最大可增至每天 5 毫克。

▶改善心肌缺血的良药——曲美他嗪(万爽力)

多年的研究显示,心肌缺血除了因冠状动粥样硬化导致狭窄,冠状动脉痉挛,冠状动脉微血管功能障碍三者引起的心肌灌注减少以外,心肌氧利用异常亦是导致心肌缺血的重要环节。由于葡萄糖氧化减少,脂肪酸氧化增强,酸中毒,钙超载,使单位氧生成三磷酸腺苷(ATP)数量减少,氧利用效率下降导致心肌缺血。

又有研究显示,冠心病心绞痛患者在使用血流动力药(如β受体阻滞剂,硝酸酯类药,钙通道阻滞剂)再联合使用曲美他嗪(商品名万爽力)可以更好消除缺血症状,充分控制心绞痛(减少 67%～77%),因此,曲美他嗪是改善心肌缺血的良药。

用法用量: 每天 3 次,每次 1 片(20 mg)。

注意事项: ①此药不作为心绞痛发作时的对症治疗用药,也不适用于不稳定心绞痛或心肌梗死的初始治疗。②禁用于合并有帕金森病以及其他相关运动障碍,严重肾功能损害,妊娠及哺乳期妇女。③常见不良反应有头晕、头痛、腹痛、腹泻、皮疹等。

▶调血脂　有新药

正常人胆固醇来源于食物和人体肝脏合成两方面。过去和现在正在使用的调脂药物主要通过抑制肝脏胆固醇的合成,从而降低胆固醇的浓度(包括他汀类和贝特类调脂药物)。而抑制胆固醇吸收的药物——依折麦布,可选择性抑制小肠对胆固醇的吸收,降低血浆胆固醇浓度。虽然,此时肝脏合成胆固醇的数量可能会代偿性增加,但若将依折麦布与他汀类药物合用,由于二者的药理作用机制具有互补性,二者在降低胆固醇方面有协同作用。

据研究。在他汀类药物治疗基础上加用依折麦布,可使低密度脂蛋白胆固醇水平进一步降低 18％～25％,其不良反应发生率与单独应用他汀类药物时无显著差异。因此,对于一部分顽固性高脂血症患者来说,他汀类加依折麦布不失为一组好的用药搭配。

▶他汀类调脂药又添新丁——匹伐他汀

他汀类调脂药是抗动脉粥样硬化的基石,在临床上有着广泛而卓越的用途。自 1987 年第一个他汀药物上市以来,如今第八个"他汀"——匹伐他汀(商品名:力清之)又问世了。新"他汀"的问世为临床医师和患者提供了更多的选择。

与其他"他汀"一样,匹伐他汀可降低低密度脂蛋白胆固醇、总胆固醇、甘油三酯、升高高密度脂蛋白胆固醇,有卓越的抗动脉粥样硬化作用。与其他"他汀"不同的是,匹伐他汀所用的剂量较小,而疗效与其他"他汀"相似,真所谓"小剂量释放大能量"。

用法用量:成人每日 1 次,每次 1～2 毫克,晚饭后口服,最大剂量为 4 毫克。不良反应一般较少,主要表现为消化道反应,如恶心、胃肠道不适、便秘、腹泻、腹痛、呕吐等。皮肤反应如皮疹、瘙痒、红斑、荨麻疹等。肝脏和肌肉的安全性与其他他汀相似或更好。

▶他汀类调脂药添新丁——氟伐他汀缓释片

他汀类调脂药是抗动脉粥样硬化的基石,在临床上有着广泛而卓越的用途。但是,其普通剂型长期大剂量使用可有肝功能损害和横纹肌溶解等不良反应。而氟伐他汀缓释片(商品名:来适可)在全面调脂的同时,具有良好的肝肾安全性,能通过抗炎作用稳定斑块,延缓动脉粥样硬化进展,是高危患者、糖尿病患者和冠心病患者调脂治疗的重要选择。

第三军医大学附属西南医院刘建平教授指出,服用氟伐他汀缓释剂患者的低密度脂蛋白胆固醇水平明显降低,且安全性更高。因此,在使用其他他汀类调脂药疗效不佳时,选择氟伐他汀缓释片有可能取得更好的疗效,且安全性更高。

用法用量:每天1次,晚上服氟伐他汀缓释片80毫克。

▶合并肾病患者的降糖良药——糖适平

肾病是糖尿病最常见且严重的并发症之一,有些口服降糖药又会损害肾脏。而磺脲类促胰岛素分泌剂格列喹酮(糖适平),95%经肝脏代谢,肠道排出,只有5%经肾脏排出,因此,对肾脏没有损害,适用于糖尿病合并肾病患者使用。其在临床上往往被看作是一种降糖温和且不良反应较少、安全性高的降糖药物,常常被推荐用于老年糖尿病患者。

用法用量:常用量为每次30～60毫克(每片30毫克),

每天 3 次,饭前 30 分钟服用。

▶长效降血糖良药——达美康缓释片

初发糖尿病的患者常常会感到服降糖药太麻烦,必须每天服 2～3 次,而达美康缓释片由于其为缓释片,每天(24小时)只需服 1 次即能长期有效控制血糖,且低血糖发生率较低,又由于达美康(格列齐特)是第二代磺脲类降血糖药,它有减低血小板黏附、聚集的作用,因此它还有减少心血管并发症的作用。

达美康缓释片适用于单用饮食疗法,运动疗法和减轻体重不足以控制血糖的成人非胰岛素依赖型糖尿病(2 型),该药宜早餐时服用,这样白天血药浓度较高,能有效控制三餐血糖,而夜间血药浓度相对较低,又可避免夜间低血糖的发生。

用法:仅用于成人,每天早餐时口服 1～4 片(30～120毫克)。

不良反应:低血糖、胃肠运动障碍、皮肤反应等;对磺胺类药物过敏者禁用。

▶糖尿病并发症有药可医

胰激肽原酶肠溶片,商品名为广乐。该药有扩张微血管,改善微循环作用,能激活纤溶酶,降低血黏度,还能抑制磷脂酶,防止血小板聚集,防止血栓形成。主要用于微循环障碍性疾病,比如糖尿病引起的缺血性脑血管病、肾病、视网膜病变、周围神经病变等,也可用于高血压病的辅助治疗。

常用方法:1次 120～240 单位(1～2 片),每天 3 次,空腹服用。一般以一个月为疗程,具体用多久,应在专科医生指导下,依各人病情而定。

注意事项:

(1)脑出血及其他出血性疾病的急性期禁用。

(2)本品不能与蛋白酶抑制剂同时使用。

(3)本品为肠溶片,应整片吞服,以防药物在胃中被破坏。

(4)偶有皮疹,皮肤瘙痒等过敏现象及胃部不适、倦怠等感觉,停药后会消失。

▶防治糖尿病并发症良药——唐林

糖尿病易并发微血管和神经病变,诸如视网膜病变、周围神经病变、肾病、胃轻瘫等。醛糖还原酶抑制剂唐林(依帕司他片)可改善微循环、恢复视神经传导速度,防止视网膜组织中蛋白质等物质异常渗漏,从而阻止糖尿病视网膜病变。

唐林可以阻止 2 型糖尿病患者正中运动神经传导速度,正中运动神经元病最短潜伏期和振动感觉阈值的恶化,能有效延缓糖尿病神经病变的发展,改善糖尿病患者神经病变症状。

此外,唐林还可预防和治疗糖尿病肾病和胃轻瘫。

用法用量:每天 3 次,每次 50 毫克(1 片),饭前服,通常疗程为 3 个月。

不良反应：服药期间尿液可能见褐红色，此为正常现象。偶见食欲不振、恶心、呕吐、腹泻；偶见红斑、皮疹、水疱、丙氨酸转氨酶升高等。

▶ 老年人及有肝肾疾病的2型糖尿病降糖良药——利格列汀（欧唐宁）

老年人及有肝肾疾病的2型糖尿病患病率高，选择对肝肾无不良反应的降糖药至关重要。利格列汀（商品名欧唐宁）较少经肝肾代谢及排泄，使用时无需监测肝肾功能，且与临床常用药物同时使用不发生相互作用。欧唐宁能有效控制老年人糖尿病的血糖，不增加体重和低血糖风险，不增加心血管风险，是目前唯一无需根据肝肾功能调整剂量的 DPP-4 抑制剂。欧唐宁服用方便，每天只要服用一次即能全程守护，轻松管控血糖。是老年人及有肝肾疾病的2型糖尿病降糖良药。

用法用量：每天1次，每次1片（5 mg）。可在每天的任何时间服用，餐时或非餐时均可。

注意事项：欧唐宁不能用于治疗1型糖尿病患者，也不能用于治疗糖尿病性酮症酸中毒。孕妇及哺乳期妇女禁用。常见不良反应为鼻咽炎，腹泻和咳嗽。

▶ 保护胃黏膜良药——施维舒

对于胃炎和消化性溃疡主要有三大治疗措施，即抑制"攻击因子"、加强"防卫因子"、根除幽门螺杆菌感染。其中,加强"防卫因子"就是使用保护胃黏膜的药物。

替普瑞酮(商品名:施维舒),是一种新型的胃黏膜保护剂,它能显著增加高质量的胃黏膜分泌,促进内源性前列腺素合成,维持胃黏膜增生区细胞平衡,抑制黏膜炎症和氧化应激反应,促进上皮修复和更新,能提高溃疡病的愈合质量。可用于急慢性胃炎和溃疡病的治疗,其疗效良好。

用法用量:每次 1 粒(每粒胶囊 50 毫克),每天 3 次,饭后口服。孕妇慎用。

▶铝碳酸镁:抗酸又护黏膜

胃药分为很多种,有抗胃酸分泌的,有保护胃黏膜的,作用机理不同,效果也不同;但也有鱼与熊掌兼得的药:铝碳酸镁,下面详细介绍此药作用及用量。

"攻击因子"(如胃酸,胃蛋白酶等)增强和"防卫因子"(如胃黏膜屏障,前列腺素等)削弱以及幽门螺杆菌感染是胃炎和溃疡病的三大病因。铝碳酸镁片(商品名达喜)是一抗酸抗胆汁的胃黏膜保护剂,它既能中和胃酸,又能保护胃黏膜,治疗胃病能起到"一箭双雕"的作用。能快速缓解烧心、反酸、嗳气、腹痛、饱腹等症状,且价格低廉,不失为价廉物美的胃药。可用于急、慢性胃炎、反流性食管炎、胃十二指肠溃疡以及预防非甾体炎药物的胃黏膜损伤。

用法用量:每次 1~2 片,每天 3~4 次,嚼服。

不良反应:大剂量可致大便次数增多、口干和食欲不振。长期服用可致血清电解质变化。

▶ 治化学性消化不良新药——泌特

消化包括机械性消化（如咀嚼、消化道的机械运动）和化学性消化（如消化酶参与的酶促反应）两方面。化学性消化不良是指胆汁缺乏或消化酶分泌不足引起的以腹胀为主，并伴有或可能伴有食欲不振、腹部不适、早饱、嗳气、脂肪便等症状的病症。

泌特（即复方阿嗪米特肠溶片）可治疗因胆汁分泌不足或消化酶缺乏而引起的上述消化不良症状，包括慢性胆囊炎、胆结石、胆囊切除术后、慢性胃炎、溃疡病、功能性消化不良、胃切除术后、慢性胰腺炎、急性胰腺炎恢复期、慢性结肠炎、肠道手术后等伴有化学性消化不良症状。

用法用量：每天 3 次，每次 1～2 片，餐中或餐后服。

注意事项：肝功能障碍患者、因胆石症引起胆绞痛的患者、胆管阻塞患者、急性肝炎患者等禁用本品。

▶ 调节肠道良药——培菲康

肠道菌群失调症是临床上常见的病症，大多数由饮食不节、长期使用抗生素、肠炎反复发作所致。培菲康是肠道微生态调节剂，由双歧杆菌、乳酸杆菌、肠链球菌三种活菌制成。

它能抑制外来病原菌，参与合成必需的维生素，参与营养物质的消化吸收，激发机体的免疫功能，减少肠源性毒素的吸收，增强机体的免疫力。可用于肠菌群失调所致的急、慢性腹泻或便秘；也可用于急、慢性肝炎、肝硬化、肝昏迷的辅助治疗。

用法用量：每次 3～5 粒（每粒胶囊含药粉 210 毫克），每天 2～3 次。由于本品为活菌粉剂，应避免与抗菌药物合用。

▶ 一药多用的良药——辅酶 Q10

前几天有位患者问我，医生给他开了一种名字怪怪的药辅酶 Q10。他想知道这是什么药，有什么作用？辅酶 Q10 是生物体内存在的脂溶性醌类化合物，它有促进氧化磷酸化反应，保护生物膜结构完整性的功能。是细胞呼吸和代谢的激活剂，也是重要的抗氧化剂和非特异性免疫增强剂。因此，辅酶 Q10 在临床上有广泛的用途：

（1）心血管病的辅助治疗。辅酶 Q10 有抗心肌缺血，增加心输出量、降低外周阻力、抗心律失常作用。可用于病毒性心肌炎、慢性心功能不全、冠心病等治疗。

（2）肝炎的辅助治疗。用于各种急慢性肝炎、药物性肝损伤、脂肪肝等治疗，有保肝、护肝作用。

（3）癌症的综合治疗。辅酶 Q10 可增强人体的抵抗力，减轻放疗、化疗的某些不良反应。

（4）辅酶 Q10 还可用于老年痴呆症、中风后遗症、哮喘、肌营养不良、斑秃、面瘫等病的治疗。

它的用法一般为：每次 1 粒（10 毫克），每天 3 次，饭后服用。不良反应有胃部不适、食欲减退、恶心、腹泻、心悸等。偶见皮疹，停药后消失。

▶带状疱疹遗留神经痛选普瑞巴林

带状疱疹是一种常见的皮肤病。带状疱疹导致的神经痛是患者最常见,感受最深重,最突出的体征。常用的镇痛剂如去痛片疗效不佳。普瑞巴林(商品名乐瑞卡)能快速、强效缓解带状疱疹后神经痛,且能改善患者的睡眠障碍,是国际指南推荐的带状疱疹后神经痛治疗的一线用药。

用法用量:起始量为每次 1 粒(75 毫克),一天两次,可根据疗效及耐受性增加至 150 毫克,一天两次。

不良反应:常见的有头晕、嗜睡;少见的有血管性水肿、超敏反应、视物模糊、血小板减少等。

注意事项:停药时要逐渐减量,不可骤停。儿童、孕妇及哺乳期妇女禁用。肾功能减退者宜减量。

▶治眩晕良药——甲磺酸倍他司汀

眩晕是临床上常见的病症。有统计显示,每 100 人中有 5 人出现过眩晕或头晕症状,且 80% 的眩晕患者会反复发作,严重影响患者的日常生活。据统计,甲磺酸倍他司汀(商品名:敏使朗)治疗眩晕或头晕总有效率可达 91.9%。它不仅有效,而且安全,无嗜睡等中枢神经系统不良反应,是治疗眩晕病症的良药。可用于美尼尔氏症,各种眩晕症的治疗。

用法用量:每次 1～2 片(6～12 毫克),一天 3 次,饭后服。

注意事项：不良反应较少见，偶有恶心、呕吐、皮疹等。由于本品有组胺样作用，因此，溃疡病、支气管哮喘、肾上腺髓质病患者应慎用。

▶安全有效的抗血小板聚集良药——西洛他唑

阿司匹林和氯吡格雷都是常用的抗血小板药，但这二药均有致消化道出血的不良反应，而西洛他唑(商品名希若宁)不仅有抗血小板聚集作用，抑制血栓形成，而且无致消化道出血的不良反应，在患者不能耐受阿司匹林和氯吡格雷时，西洛他唑可替代治疗。

西洛他唑能选择性抑制磷酸二酯酶活性，导致环磷酸腺苷的降解减少，其浓度增加，从而产生血小板聚集下降，周围血管扩张和抑制血管平滑肌细胞增殖的药学效应。

西洛他唑适用于慢性动脉闭塞症引起的溃疡、肢痛、冷感及间歇性跛行等缺血性症状。也可用于预防脑梗死后的复发(心原性脑梗死除外)，还可用于冠状动脉支架术后预防支架内再狭窄。

用法用量：口服，一次 100 毫克(2 片)，一日两次，可根据病情适当增减。

注意事项：出血、充血性心力衰竭患者禁用；孕妇及哺乳期妇女禁用。

▶降低血液黏滞度良药——己酮可可碱缓释片(舒安灵)

血液黏滞度增高是导致血栓形成的主要原因之一。舒安灵可增加红细胞变形能力,降低血液黏滞度,增加白细胞可变形性,抑制中性粒细胞的激活、黏附和聚集,增加血液流动性,降低血浆中纤维蛋白原的含量,抑制血小板聚集,扩张血管,预防血栓形成,是多部指南的推荐用药。

适应证:缺血性脑卒中,脑卒中后遗症,血管性认知功能障碍,糖尿病患者微循环障碍(如糖尿病足等),周围血管病(如慢性闭塞性脉管炎等)

用法用量:饭后口服,一次1片(0.4 g),一日1～2次。

不良反应:头痛、头晕、腹胀、腹泻、恶心、呕吐等。急性心肌梗死,严重冠状动脉硬化,出血性脑卒中和视网膜出血患者禁用。低血压慎用。

家庭保健

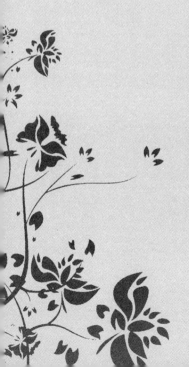

▶如何保养好自己的心脏

心脏是人体血液循环的枢纽,能起到水泵样的作用。心脏功能好的人如运动员,即使做剧烈运动也不感到心悸、心慌和气逼,这是因为运动员的心脏储备力强,安静时他们的心脏每搏输出血量较一般人多,而心率则较一般人慢。相反,心脏病患者,由于心脏储备力差,安静时每搏输出量较正常人少,所以活动时需要增加的心输出量只有靠增加每分钟的心率来补偿(每分钟心输出量=每搏心输出量×每分钟心率)。这时,心率加快患者就会感到心悸、心慌和气逼,而心功能不全的患者(如心力衰竭)这种症状就更为突出。

心脏病有多种,但常见的有先天性心脏病、风湿性心脏病、肺源性心脏病、高血压性心脏病、冠状动脉粥样硬化性心脏病(即冠心病)。我国解放以后,由于抗菌药物的广泛应用,优生优育的提倡,风湿性心脏病和先天性心脏病患者已大为减少。但是,随着人们生活水平的提高,冠心病和高血压心脏病患者却呈上升趋势。

如何保养好我们自己的心脏呢?

(1)提倡优生优育。妇女在孕期(特别是妊娠头3个月)要防止患感冒及其他发热性疾病,不用对胎儿有影响的药物,不接触X射线,心情要愉快,要加强营养,要适量活动,以增强抗病能力。

(2)学龄期儿童要防止患咽喉炎和扁桃体炎,急性期炎症要尽早使用抗生素,以防止发生风湿热。风湿病活动期更要积极进行抗风湿治疗,以杜绝风湿性心脏病的发生。

（3）积极预防和治疗慢性支气管炎。防止产生肺气肿和肺源性心脏病。慢性支气管炎患者要戒烟、防尘、防止患感冒,从而防止它进一步发展为肺源性心脏病。

（4）高血压病患者要坚持服降压药,使血压控制在正常范围(<140/90 毫米汞柱),以减轻心脏的负荷,避免高血压对心脏的损害。

（5）40 岁以上的人要少吃动物内脏以及含胆固醇高的食物,如蛋黄、奶油、肥肉等。血脂高的患者要服调血脂药,日常膳食以植物油和新鲜蔬菜为主,这些对预防动脉粥样硬化和冠心病都有很大的好处。

（6）积极治疗上呼吸道感染,以防止发生病毒性心肌炎。

（7）坚持体育运动,增强心脏储备能力,这对防止各种心脏病的发生和发展均有重要意义。冠心病患者通过长期适量的运动,冠状动脉可建立侧支循环,从而可大大减少冠心病的心绞痛和心肌梗死的发生率。

▶ 抓住易患因素　积极防治冠心病

冠心病是中老年人的常见病。临床上除了糖尿病可并发冠心病以外,专家们通过临床的观察和大量的实验研究,一致认为冠心病还有三大主要易患因素,这就是高血脂、高血压和吸烟。

美国有一份资料指出,血脂高的人比正常人冠心病患病率高 4 倍,血压高的人比正常人冠心病患病率高 3 倍,吸烟的人比不吸烟的人患冠心病的机会高 1.6 倍。如果一个人有高血脂又患有高血压病,那么他患冠心病的机会比正常人高 9 倍;而有高血压又吸烟的人比正常人高 4.5 倍;有高血脂又吸烟的人比正常人高 6 倍。

如果一个人有高血脂又患有高血压病,同时又吸烟,那么他患冠心病的机会比正常人高 16 倍。

由此可看出,冠心病的发病率与高血脂、高血压和吸烟有着密切的关系,这三者是冠心病的主要易患因素,其中又以高血脂最为重要。

为什么高血脂、高血压和吸烟会促患冠心病呢?

我们知道,冠心病是营养心脏的冠状动脉产生了粥样硬化,致使冠状动脉狭窄,产生心肌缺血、缺氧,由此而产生一系列临床症状。而动脉粥样硬化又是由于长期的高血脂症造成的。由于长期的高血脂,血液中的脂质(包括胆固醇、甘油三酯、低密度脂蛋白等)在动脉壁上沉积,致使血管壁增厚变硬,失去弹性且管腔缩小。因此,为了防止动脉粥样硬化应少吃动物的内脏、奶油、蛋黄以及肥肉等,日常膳食应以植物油和新鲜蔬菜为主。

高血压对人体的主要危害在于它对血管壁和心脏的损害。长期的高血压不仅对血管壁是一种机械性损伤,而且会促使脂质容易在管壁上沉积下来并引起动脉粥样硬化。高血压对心脏的损害是加重心脏负担,导致心肌肥厚、扩大,从而产生高血压性心脏病和冠心病。

因此,如果当发现自己血压高,要坚持服降压药,使血压维持在正常范围内(<140/90 毫米汞柱),避免它对心血管的损害。

医学专家研究指出,吸烟可使烟碱被吸收,引起心率增快,同时可使体内血管活性物质——儿茶酚胺升高,造成血管收缩、血压升高、冠状动脉血流减慢。吸烟可降低高密度脂蛋白胆固醇(好的胆固醇)。此外,因香烟内含有一氧化碳,吸烟者的血内一氧化碳血红蛋白肯定增高,因此对于一个有高血脂、高血压的患者来说,戒烟就显得特别重要。

▶ 老年高血压患者警惕体位和餐后低血压

体位性低血压又称直立性低血压,通常认为,站立后较平卧时收缩压下降 20 毫米汞柱或舒张压下降 10 毫米汞柱,且伴有头晕、晕厥、跌倒、无力等心脑血管灌注不足的症状,即为体位性低血压。

老年人由于血管压力感受器敏感性降低,血压调节功能减退,容易发生体位性低血压。又由于餐后内脏血液灌注增加(因餐后消化功能的需要,体内血液发生了重新分布),消化道内的副交感神经兴奋性增强,交感神经张力不足等容易发生餐后低血压。尤其是正在服用降压药的老年高血压患者更容易发生。根据有关文献报道,老年高血压患者餐后低血压发生率为 48.9%,多发生在早餐后 20～80分钟,一般血压下降 20～40/10～15 毫米汞柱,高碳水化合物饮食后更明显。而体位性低血压和餐后低血压又是心脑血管事件的独立危险因素。因此要加倍警惕老年高血压患者的体位性低血压及餐后低血压。

治疗老年高血压患者的体位性低血压及餐后低血压,既要兼顾低血压造成的重要器官灌注不足,又要兼顾高血压所致的靶器官损害,这在治疗上存在矛盾,因此要格外小心谨慎。要针对发生的病因进行筛查,并且以非药物治疗为主。

(1)首先治疗老年高血压降压药要从小剂量开始,并优先选择长效制剂(比如络活喜、洛汀新、代文等),避免使用短效剂型(如硝苯地平、卡托普利等)。要个体化用药。降压应缓慢,做到循序渐进(可在3个月内达到血压控制目标),绝不能急于求成,造成血压的大幅波动。要保持血压的平稳性,尽量避免使用大剂量的利尿剂,神经节阻滞剂,α受体阻滞剂以及静脉血管扩张剂等,这些药更易造成血压的波动。

(2)老年高血压的患者要避免由蹲位、卧位快速变为直立位,应做到"3个半分钟",即先在床上静卧半分钟,再起床坐半分钟,再将两腿下垂床沿坐半分钟后,慢慢站起。尤其是晚上起床上厕所时更应如此,切勿一醒过来就直奔厕所,以免因大脑缺血晕倒而发生意外。发生体位性低血压和餐后低血压时,应立即平卧休息。

(3)老年高血压患者进餐不要太快,不要太饱,只要七八分饱,餐后要避免剧烈运动。因饱餐后运动均会降低心脑的血液供给。

(4)适量运动,运动能增强人的体质,能增强对低血压的耐受性。提倡有氧代谢运动,比如步行、骑自行车、打太极拳、跳舞、游泳、打乒乓球、做体操等。

▶控制高血压 保护心、脑、肾

世界高血压联盟副主席、中国高血压联盟主席刘力生教授曾指出："20世纪90年代初与80年代初相比,我国高血压患病率上升了45%,人数增加了80%,现在我国大约有1.2亿高血压患者,其控制率不足5%。"这就充分说明我国高血压患病率在升高,致残率在升高、而国人对其危害性认识的知晓率仍然低,故控制率低,这是十分严重的问题。

高血压患者没有得到良好的控制,其原因主要是广大患者对高血压的危害性认识不足,他们不知道高血压是促发脑卒中和冠心病的独立危险因子,所以很多患者没有坚持服降压药。另外,在选择使用降压药物方面也存在一些问题。患者应选择使用适合自己病情的降压药,因为即使是同一种降压药也存在着个体的差异。目前,降压药大致有六大类几十种,各类降压药既有其优点也有其缺点,同一种降压药,既有人敏感也有人不敏感。因此,必须加强对高血压病防治知识的宣传教育,开展群防群治,防治结合。

医学专家根据大量的临床实践指出,高血压病一般要长期服药,而且是越早治疗越好。

高血压是怎样损害人体的呢?

高血压对动脉血管壁是一种机械性的损伤,它能促使血液当中的脂质(胆固醇、甘油三酯、低密度脂蛋白等)更容易在血管壁上沉积下来产生动脉粥样硬化。动脉一旦硬化,将巩固原来已升高了的血压,致使血管硬化加剧,血压进一步增高,即产生恶性循环。

临床调查告知,高血压还会累及脑、心、肾等重要脏器。医学上常将高血压比喻为"枪",而将脑、心、肾等重要脏器比喻为高血压的"靶"器官。脑动脉硬化以后特别脆弱,很容易因血压突然升高而破裂(脑卒中),也容易因血液黏度的增高、血流缓慢而形成脑梗死。高血压对心脏的损害主要是增加心肌泵血的阻力,增加心脏的负荷,日久即导致心脏扩大、肥厚、产生高血压性心脏病和冠心病。高血压对肾脏的损害作用在于它能促使肾动脉硬化和肾功能衰竭,肾脏一旦受到损害,肾素等血管紧张物质的释放会增多,从而促使血压进一步升高并产生恶性循环。

由此可见,高血压早期和长期治疗有重要的意义,通过治疗能平稳地控制血压,改善患者的自觉症状,防止和减轻动脉粥样硬化,以及脑、心、肾等重要脏器的损害,进而延长患者的寿命。

▶ 高血压患者要做哪些检查

不少患者发现自己有高血压后不愿接受医生开的检查单,不想做进一步的检查,其实是错误的。高血压虽然是一个独立的疾病,但会影响(累及)其他的脏器,如心、脑、肾等重要脏器,所以患者应按医嘱做进一步的检查。

高血压患者要做哪些检查呢?

首先,发现高血压后要排除其他疾病引起的继发性高血压(也称症状性高血压),因为这种继发性高血压不是一个独立的疾病,而是其他疾病的一个症状。比如,肾脏病可以出现高血压(肾性高血压),糖尿病可以引起糖尿病性高血压。通过对肾功能、尿常规化验,以及血糖、尿糖的检查可以确诊患高血压的"根源"。因为继发性高血压与原发性高血压(也称高血压病)的病因不一样,所以治疗方法也不尽相同。继发性高血压除了要治疗高血压以外,更重要的是治疗原发病,只有原发病控制了,其继发性高血压才能得到良好的控制。

其次,高血压患者要做心电图及胸部 X 片检查。通过心电图检查可以发现左心室是否肥厚及劳损,是否并发有高血压性心脏病及冠心病,通过胸部 X 片检查可以发现主动脉弓的变化以及左心室是否肥厚、扩大。

高血压患者还要做眼底及经颅多普勒检查(TCD),通过这两项检查可以大致了解脑血管的弹性、脑动脉是否硬化以及脑部血流的情况。

除以上外,高血压患者还应抽血化验:

(1) 化验尿素氮、肌酐,再做尿常规检查,看看肾脏是否受到损害。

(2) 抽血化验血脂、血糖、血液黏度。通过血脂检查可以大致了解全身大血管的弹性,是否有动脉硬化等情况;化验血糖可以判断你的高血压是否与糖尿病有关;化验血液黏度可以预示患者是否有发生脑梗死(脑血栓形成)、心肌梗死的可能性,以引起你的重视,并采取预防性的用药(可用肠溶阿司匹林降低血液黏度以预防脑梗死、心肌梗死)。

总之,高血压患者通过这些相关的检查,不仅可以了解相关脏器是否受到损害并遏制它继续发展,而且医生可以指导用药,以防止发生高血压严重的并发症(如中风、心力衰竭、肾功能衰弱、心肌梗死等)。应该说,这些检查是完全必要的,对患者是有益的。

▶家庭自测血压好处多

家庭自测血压不仅可避免"白大衣高血压"（在医生诊室测量血压时血压升高，而在家中自己测量血压却正常，称为白大衣高血压），而且有利于高血压患者监测血压，还有利于早期发现临界高血压，达到提前预防高血压的目的。

过去很长一段时间不提倡家庭自测血压，主要是由于群众不易掌握水银柱血压计的使用方法，导致测量结果不准确，而电子血压计的精确度又不高。随着医学专家对高血压测量研究的深入，发现受试者在医院诊室测量的血压经常比在家中自测的血压值高，因而造成过高的诊断高血压患病率和一些不必要的药物治疗。另外，近些年电子血压计的发展使用非常快，精确度已相当的高，而且电子血压计比水银柱血压计更环保，这就为家庭自测血压创造了条件。

有鉴于此，近年来专家们已达成共识，建议在高血压的防治工作中推广使用家庭自测血压。在近期召开的中国高血压指南专题讨论会上，中国高血压联盟主席刘力生教授表示，正在修订的《中国高血压防治指南》突出家庭自测血压在高血压防治中的重要作用，推动经过质量认证的家用电子血压计在社区和家庭的普及。如今，我国部分医院已经在开始使用电子血压计。由此可见，电子血压计逐步替代水银柱血压计是发展趋势。

家庭自测血压可以引起社会对高血压防治的关注，提高患者治疗的依从性和主动性，有利于早期发现高血压，有利于控制高血压,有利于解决当前高血压的"三低"问题(发现率低、受治率低、控制率低),因而应大力提倡。

使用电子血压计应注意几点:

(1)购买经权威机构认证的正规厂家生产的电子血压计,以保证测量的准确性。

(2)电子血压计有上臂式、腕式、指套式三种,上臂式电子血压计使用时的高度应与心脏齐平。

(3)测血压前不要运动,精神不要紧张。

(4)每次测血压采取同一个姿势如坐位或卧位。一般测量右上肘血压,最好把压袖带与皮肤直接接触,不要裹在衣服上。每次测血压应测 3 遍,取其平均值。

▶ 食物调"压"有高招

因高血压病与高血脂、动脉硬化、冠心病有着密切的关系,因此高血压患者应限制脂肪性食物摄入。比如,动物内脏、奶油、蛋黄、鱼籽、动物油等。

高血压患者应限制钠盐摄入,因钠离子能潴留水分、增加血容量、增加血压,钠盐每天摄入量以 5～6 克为宜。然而,钾离子的摄入却有利于钠和水的排泄,故高血压患者可适当增加钾离子的摄入。比如,可多吃些含钾量高的水果,即橘子、香蕉、苹果、西瓜等。

镁离子有镇静和解痉作用,可降低血压,因此高血压患者要多吃含镁丰富的食物,如香菇、苋菜、虾米、豆制品等。

钙离子有利于血压降低,高血压患者可多吃含钙丰富的食物,如牛奶、虾皮、鱼、豆制品、芝麻酱等。

此外,高血压患者要戒除烟酒,多吃蔬菜和水果。日常膳食以植物油为主,多吃含纤维多的食物,如芹菜、笋、韭菜等,以保持大便通畅。而芹菜、茄子、胡萝卜、荠菜、淡菜、海带、黑木耳等食物有降血压作用,高血压患者可选择食用。黑木耳、洋葱、燕麦片也有降低血液的黏度,有预防心肌梗死和脑梗死的作用。

由于糖可转化为脂肪,高血压患者不宜多吃甜食。

▶ 怎样选择心电图检查

心电图是临床最常使用的检查心脏病的方法。但心电图检查有它的局限性,不是所有的心脏病都能用普通心电图来诊断的。

1. 普通心电图 这是我们平时所指的心电图,只能说明心脏活动时电压的变化及激动传导的情况,而不能确定心脏病的根源,更不能确定心脏瓣膜的损害,对于一过性心律失常和心肌缺血也不易发现。因此,心电图检查只适用于检查持续存在或频繁出现心电图异常者,尤其适用于心脏急症的诊断。比如,非一过性心律失常、心脏增大、冠心病中的心肌缺血、心肌梗死、心肌炎、电解质紊乱(钾、钙紊乱),以及某些药物对心脏的影响等,这些病用心电图诊断比较可靠。

2. 运动心电图 它是检查冠状动脉功能的一种方法,对诊断冠心病有很大的帮助,对了解心脏储备力很有价值。检查方法是:给予患者一定量的运动负荷(比如蹬梯、踏车、平板运动)之后再作心电图检查。

3. 动态心电图 这是 24 小时或以上连续记录动态心脏电活动的方法,有人统计过,24 小时可获得 5 万次左右的心脏活动的信息。因此,它能充分反映受检查者在活动、睡眠状态下心脏出现的症状和变化,适于检出一过性心律失常和心肌缺血,对心律失常能定性、定量诊断,而且能了解心脏的储备力。缺点是:报告较迟,不能用于心脏急症。

4. 超声心动图 它是利用超声原理检查心脏形态的方法。目前,除 M 型超声心动图以外,新发展了二维超声心动图及脉冲多普勒超声心动图等多种类型的仪器。超声心动图主要用于心脏瓣膜病变、心包积液、心房黏液瘤、肥厚性心肌病以及先天性心脏病的检查诊断。

综上所述,心脏病的检查方法有多种,一种检查方法只对一种或者几种心脏病的诊断可靠。患者应选择各种检查方法,充分发挥各种检测工具的优点,以便在诊断心脏病时互相补充。除此之外,还应结合临床表现以及其他诊断资料(如实验室检查)综合考虑,只有这样才不会误诊患者。

▶冠心病患者的饮食调养

冠心病的全称是冠状动脉粥样硬化性心脏病。它的病理基础是动脉粥样硬化。因此,冠心病患者的饮食调养应着眼于防止和减轻动脉粥样硬化的发展。

冠心病患者的饮食总热量不要过高,要防止超重[体重指数＝体重(kg)÷身高(m²)],中国人的正常体重指数为 18.5～24,大于 25 即为超重,大于 28 为肥胖。尤其要避免进食过多的动物性脂肪和高胆固醇的食物,如肥肉、动物内脏、蛋黄、奶油、椰子油等;应提倡清淡饮食,食用低脂肪、低胆固醇食物,并限制甜食的摄入,因糖可转化为脂肪。

这里要特别指出的是,高胆固醇膳食不仅促进动脉粥样硬化的发生和发展,而且会增加血液的黏度,有可能诱发冠心病患者心绞痛和心肌梗死。特别是晚餐不要过饱更不要进高胆固醇膳食,因人入睡以后,心率会变慢,血流也会变慢,若进高胆固醇又饱餐,就可能诱发晚间心绞痛或心肌梗死,应特别注意。

冠心病患者要多食降血脂及防止血小板聚集的食物,如香菇、洋葱、黑木耳、胡萝卜、芹菜、海带、山楂、草莓等;要多食富含植物蛋白的食物,如豆制品;膳食中要多以植物油为食用油,如茶油、麻油、豆油、菜油、玉米油。因植物油主要为不饱和脂肪酸,能抑制脂质在小肠的吸收和抑制胆汁酸的再吸收,从而减少胆固醇的合成,因此植物油有降低胆固醇的作用。西红柿和橘子含有大量的维生素 C,维生素 C 有加强肝脏排出胆固醇的作用,对冠心病有益,可多食。

此外,不要吸烟,不要饮烈性酒,危害性如前所述。

▶风湿病患者的自我保健

风湿病(或称风湿热)是一种反复发作的与溶血性链球菌感染有关的全身变态反应性疾病,主要影响关节、心脏瓣膜及心肌。发病后若能及时治疗和注意自我保健,可大大减少风湿性心脏病的发生率。春末夏初正是风湿病的发病季节,风湿病患者应做到以下几点:

（1）休息。风湿病患者发作期（活动期）要注意休息，有心肌炎的患者还应卧床休息，这样可以减轻心脏负荷，防止心力衰竭，有利于心肌炎的好转。

（2）防寒保暖，避免潮湿。风湿病发作与受凉受潮有关，因此防寒避潮就显得特别重要。

（3）增加营养，特别是要注意蛋白质的摄入，如豆类、蛋类、鱼类、瘦肉均含有丰富的蛋白质，可以增强人体的抵抗力。

（4）去除链球菌感染灶。风湿病发作期可肌内注射青霉素 7～10 天，反复发作扁桃体炎者要行扁桃体摘除术。

（5）风湿病患者发作期可行抗风湿治疗，可使用芬必得、布洛芬、阿司匹林、消炎痛、扶他林等。有心肌炎者还应使用激素，如泼尼松、地塞米松等。注意，同时有溃疡病的患者要禁用以上药物。

（6）中医治疗风湿病积累了丰富的经验，可辨证论治，也可使用中成药。比如，宝光风湿液、正清风痛宁、复方夏天无片等，这些药既可抗风湿，对胃又没有大的不良反应。

▶ 慢性胃炎患者应戒烟

慢性胃炎是消化系统的常见病，由多种原因引起。它可由急性胃炎反复发作演变而来，也可因幽门括约肌功能失调、胆汁反流入胃内破坏胃黏膜屏障而致，或因食物或药物引起，新近研究还认为它与免疫有关。

临床上我们常常看到，慢性胃炎患者多数嗜烟，医学专家研究发现，吸烟者幽门括约肌功能失调处于松弛状态，使位于幽门以下的十二指肠中的胆汁很容易反流入胃内,我们在做胃镜检查时常常看到,有胆汁反流的慢性胃炎患者,胃黏膜损害往往较广泛而严重。

事实证明,胆汁返流是引起慢性胃炎的常见原因。因此,为了您的健康,有慢性胃炎者应戒烟,这也是最好的自我保健方法,比吃药灵得多。

▶溃疡病患者的饮食调养

俗话说:胃病是三分治疗,七分调养。可见溃疡病患者调养的重要性,其中饮食调养又为重中之重。

首先,溃疡病患者应保持精神愉快。人们常说,胃是情绪的镜子,这是很有道理的。人的大脑皮层与内脏是相关联的,长期精神压抑而情绪不佳的人易患胃病,这种人即使胃病治好后也容易复发。此外,在饮食上要做到如下几点:

(1)进食时情绪要放松,少说话,要细嚼慢咽,并吃易于消化的食物,避免粗糙食物对胃黏膜的机械性损伤。

(2)进食要定时、定量、定餐,避免过饱过饥,这样能保证胃有规律的收缩、蠕动及排空,更重要的是能保证消化液有规律地分泌。因这均有利于胃的正常消化功能,从而也有利于溃疡的愈合。

(3)进食后可喝一些汤或水。这样一方面可以"冲洗"口腔、食道和胃,另一方面也有利于食物与消化液混合,对消化有益。

(4)饭后不要做剧烈运动,避免消化道血流量的减少。如若不然,既对溃疡愈合不利,同时也影响消化功能。

（5）溃疡病活动期（发作期）要做到少吃多餐，特别是十二指肠溃疡者，因胃酸偏高，常表现饥饿痛、夜间痛，"多餐"饮食能保证胃内不断有食物来中和和稀释胃酸，起到"止痛"的作用。

（6）溃疡病发作时可吃流质或半流质食品，合并有呕血时要暂时禁食，合并有解黑便（消化道出血）只能进食冷的或低温的流质，这样有利于止血。

（7）禁食刺激性食物，如酒、辛辣食物、过敏食物、咖啡、烟等。特别是要指出的是，高度酒能溶解黏膜上的脂质，对胃黏膜有直接的化学性损害作用。临床上我们看见很多溃疡病复发者，或合并大出血、或合并胃穿孔，大多都是因酗酒而诱发的。

（8）禁食对胃黏膜有损害的药物，如激素类、水杨酸类、消炎痛、红霉素及利血平等，如果一定要用上述药物，则要加服胃黏膜保护剂，如硫糖铝等。

中医学认为，"脾胃为后天之本，生化之源"，"脾与胃相表里"。淮山、苡仁、云苓、白莲、大枣等中药，既能补脾胃而促进溃疡的好转和愈合，又能增进食欲；既能药用，又能食用，而且无任何不良反应。

最后还要提醒一点，溃疡病因是一种与饮食有关的反复发作的慢性病，故饮食上持之以恒的调养很重要。

▶胃出血患者出院后的注意事项

胃出血居消化道出血之首，是溃疡病最多见而严重的并发症，患者常因呕血或解黑便而入院。在医院里经过输血、输液、制酸、止血等治疗，绝大部分患者能转危为安，如今因一般胃出血转外科手术者已很少了，这是治疗消化系统疾病的巨大成就。但是，胃出血已停止不等于溃疡病已经完全好了，因溃疡病的愈合有一个过程，一般要 2 个月至半年，乃至更长的时间，如不注意继续服药和自我保健，仍可以再次出血或出现其他的并发症（如胃穿孔、幽门梗阻、癌变等）。因此，胃出血患者出院后的自我保健极为重要。胃出血患者出院后应做到：

（1）继续完成一个疗程的服药。我们以雷尼替丁为例，一个疗程是 4～8 周，每天早晚各服 1 粒（0.15 克）。完成一个疗程以后，服维持量，每晚服 1 粒，维持半年至 1 年，再复查胃镜，溃疡愈合后方可停药。

（2）戒除烟酒。烟酒对胃出血患者的危害性，在前面已述，在此不再重复。

（3）饮食要定时、定量、定餐、不能过饱、过饥。出院后可由半流质饮食逐步过渡到软食，但不要吃粗糙、过酸以及刺激性食物，如笋、醋、杨梅、辣椒、咖啡等。

（4）禁服对胃黏膜有损害的药物，如激素类、水杨酸类、消炎痛、红霉素及利血平等，如果一定要用，可加用胃黏膜保护剂，如施维舒、硫糖铝等。

（5）胃出血后虽然经过输血，但患者常常贫血，可吃一些含铁量高的食物，如猪肝、蛋黄、动物血、菠菜等；也可吃一些补血药物，如健脾生血颗粒、益血生、右旋糖酐铁等。

（6）精神要愉快。人们常常说，胃是情绪的镜子，人的大脑皮层与内脏是相关联的，情绪不好，也影响溃疡的愈合。

除上述外，天气变化时也要注意防寒。

▶要加倍重视老年人消化道出血

老年人由于生理机能衰退，消化道黏膜屏障功能降低，容易产生消化道黏膜病变，如食道炎、胃炎、肠炎等；也容易产生溃疡，甚至癌变。老年人一旦有了这些病变，就容易出血。

老年人消化道出血有哪些特点呢？

（1）老年人消化道出血前常无先兆症状，患者常常突然呕血或解黑便，或者表现严重贫血、脑供血不足、休克等症状。据报道，老年人这种无先兆症状的出血约占老年人消化道出血的 50%左右，应高度警惕。

（2）出血常难于止住。由于老年人的血管大多数有硬化现象，血管弹性差，一旦血管破裂，难于止住血。

（3）老年人消化道大出血常波及心、肺、肾等重要脏器的功能，常发生供血不足，容易产生急性心衰、肾功能不全、肺水肿等。另外，由于失血又禁食，也易造成水和电解质的紊乱，这些都应特别注意。

（4）患有其他慢性疾患的老年人发生消化道出血后，原发病会加重，甚至加速死亡。因此，对患有慢性疾病的老年人发生消化道出血要有足够的认识，要防止原发病的恶化。

（5）由于老年人造血机能衰退，消化道出血后又有不同程度的贫血，故老年患者发生消化道出血都要住院治疗，必要时还要输血。

▶夏秋季胃肠道的自我保健

夏秋季由于天气炎热,胃肠道抵抗力相对较差,加之冷饮和食物受苍蝇等污染的机会增加,较易患消化道疾病,如肠炎、痢疾、伤寒、霍乱等。为了保养我们的胃肠道应注意以下几点:

(1) 夏秋季节由于天气炎热,加上体内热量散发的需要,全身的皮肤血管处于扩张状态,体表组织的血流量较冬季相对要多,而胃肠道血流量相对要少,胃肠道抵抗力相对较差,因而夏秋季胃肠道疾病较多见。为了增强我们胃肠道的抵抗力,饭后应休息片刻,中午应午睡,以避免胃肠道血流量的进一步减少。

(2) 饭前不要吃冷饮,冷饮有收缩胃肠道血管、减少消化液分泌的作用,对消化不利。尤其是患者有消化道疾病的人最好不要吃冷饮。

(3) 饭前可适当喝几口汤或开水,但不可过多,以促进消化液的分泌。腹泻次数较多的病友,可喝一些盐开水,以补充丢失的钠离子。腹胀的病友,不要吃糖水,因糖分解后产生的气体会加重腹胀。

(4) 平常脾胃虚弱,易患腹泻、消化不良的朋友可常吃含乳酸菌的酸奶。夏秋季可吃一些补脾胃的中药,如淮山、苡米、茯苓、白莲、红枣等。这些中药,既可药用又可食用,既能补脾胃又可止泻且无任何不良反应。

(5) 冰箱里的隔夜饭菜应热透。

▶肝脏的自我保健

肝脏是人体最大的器官,是维持生命的重要器官,是人体新陈代谢的枢纽,有人形象地比喻它是人体的"万能化学工厂"。为了保养好我们的肝脏,要做到以下几点:

(1)不要吃不清洁的食物和未经煮沸的生冷饮食,以防止患甲、乙、丙型肝炎(病毒性肝炎有7型)。甲型肝炎虽然预后较好,但该病发病急,传染性强,危害面大。乙型肝炎和丙型肝炎常迁延不愈,部分可演变成肝硬化,甚至肝癌。在我国目前乙型肝炎是肝硬化的主要原因。

(2)避免与血吸虫疫水接触,以防止患血吸虫病,因为血吸虫卵可以经门静脉到达肝脏而引起血吸虫性肝硬化。

(3)忌酗酒。酒中的主要成分是酒精(乙醇),我们饮下的酒80%～90%在肝脏代谢,酒精的中间代谢产物乙醛对肝脏是有直接损害的。长期酗高度酒的人肝脏组织的细胞和结构必然受到破坏,其结果即产生酒精性肝病。

(4)积极防治胆结石。因胆结石可引起胆道梗阻,胆汁淤积,从而引起胆汁性肝硬化。

(5)积极纠正充血性心力衰竭,特别是右心衰竭。因心力衰竭能使上下腔静脉瘀血、门静脉充血,致使肝细胞缺氧和坏死,最后演变成充血性肝硬化。

(6)不用或少用对肝脏有损害的药物,如利福平、雷米封、红霉素、螺旋霉素、氯丙嗪、丙基硫氧嘧啶等,因滥用这些药物可引起药物性肝炎。这里要指出的是,近几年由于药物的滥用,临床上药物性肝炎时有发生。

（7）避免与化学毒物接触，如四氯化碳、磷及砷，这些化学毒物直接对肝细胞有损害作用，应避免。

（8）肝病患者要针对病因进行治疗，要注意休息；同时饮食要清淡，并且易消化，富有多种维生素和热量。然而，护肝药物不要使用太多，一般选用 1～2 种即可，因药物都要经肝脏代谢，种类过多，势必会增加肝脏负担。

▶ 接种甲肝疫苗须知

甲型肝炎是由甲型肝炎病毒引起的一种急性传染病。它对人的危害比起乙肝和丙肝来虽然要小些，但由于它是消化道的传染病，仍不可忽视甲型肝炎在集体用膳单位的广泛传播，特别是大、中、小学校内的传播。所以说，有条件的单位和个人均应接种甲肝疫苗。

甲肝疫苗是预防甲肝的主动免疫剂。目前甲肝疫苗有二种，一种为国产甲肝减毒活疫苗，另一种为进口灭活疫苗。两者的预防效果相当，免疫持久性亦难分高下，但国产疫苗价格低廉，值得推广应用。

根据最新资料报道，接种一剂甲肝疫苗后预防效果可达 95％以上，3 年后抗体仍未见消退。如果接种两剂，抗体阳转率可达 98％～100％，免疫持久性观察 3 年后仍未消退。因此，如果接种两剂甲肝疫苗，至少可免疫 3 年。

1 岁以上的健康人均可接种甲肝疫苗（1 岁以下婴儿不需接种），1 次 1 毫升，6 个月至 1 年内再加强接种一次。接种甲肝疫苗一般采用 0.6 方案，即当时接种一次，第 6 个月再接种一次。与其他疫苗一样，发热、急性传染病、其他严重疾病、免疫缺陷病、孕妇以及过敏体质者一定要禁用。

▶怎样预防乙型肝炎

我国是乙型肝炎的高发区,有 40％～60％ 的人群受过乙肝病毒的感染,有 8％～10％ 的人群(约 1 亿人口)为乙肝病毒携带者。我国每年因乙肝转变为肝硬化、肝癌而致死者达 16 万以上,可见预防乙肝刻不容缓。

首先,新生儿和学龄前儿童要接种乙肝疫苗。

接种的方法是按"0、1、6"方案,即:当时注射第一针(10 微克),间隔 1 个月注射第二针(10 微克),至第 6 个月注射第三针(10 微克)。这样,可预防乙肝 3～5 年。如果家中有乙肝患者或者有乙肝病毒携带者,其他成员都应接种乙肝疫苗。方法是第一针改用 30 微克,第二、第三针同上。接种乙肝疫苗之前应做"两对半"检查,只有 5 项全阴性才需接种乙肝疫苗。以上是乙肝血源疫苗的剂量,乙肝基因重组疫苗的剂量可减少至 5 微克。现在有接种一轮可预防乙肝 20 年的疫苗可供选择使用。

其次,如果意外地损伤了皮肤,可以立即注射 1 支乙肝免疫球蛋白(24 小时以内),按每公斤体重 0.06 毫升计算,1 个月以后再注射 1 次,可暂时起保护作用。

第三,要做到饭前便后洗手,杜绝"病从口入"。虽然,乙肝的主要传染途径是血液传染,但也通过密切接触(包括性接触)传染。

第四,要大力推行使用一次性注射器,严格消毒隔离制度,防止医源性传播。

第五，加强献血员及血液制品的管理，防止输血后肝炎的发生。注意，凡乙肝表面抗原呈阳性者绝不能做献血员。

▶哪些病要检查肝功能

常见的要查肝功能的病有：

1. 病毒性肝炎 目前已发现 7 型病毒性肝炎（甲、乙、丙、丁、戊、己、庚型），不论哪型肝炎均应查肝功能。通过查肝功能可鉴别黄疸的种类（肝细胞性、阻塞性以及溶血性），了解肝炎是处于急性期或慢性期，了解肝脏损害的程度，以及治疗后恢复的情况。

2. 肝硬化 其病理变化是肝细胞的广泛变性、坏死与再生以及纤维组织的增生，因此肝硬化患者的肝功能必然异常。肝硬化患者检查肝功能，一方面可以帮助诊断肝硬化，另一方面可以了解肝脏损害的程度，确定肝硬化是代偿期还是失代偿期，从而有利于制定治疗方案。

3. 胆结石、胆囊炎 虽然并不是肝脏本身的病变，但其并发的胆道梗阻和胆汁淤积可损害肝脏，导致肝功能异常。检查肝功能可以发现肝脏是否受到其损害以及损害的程度。

4. 血吸虫病 因血吸虫寄生在肝脏的门静脉系统内，其虫卵主要沉积在肝与结肠，而肝脏是受害的主要脏器。血吸虫患者检查肝功能可以了解肝脏损害的程度，并判断有否血吸虫性肝硬化。

5. 阿米巴肠病 这是溶组织的阿米巴原虫侵入大肠后所致的以痢疾症状为主的疾病。阿米巴原虫可由肠壁经血流—淋巴或直接迁移至肝脏,成为阿米巴肝病。患者检查肝功能主要了解肝脏受其损害的程度。

6. 结核病 除了肝结核以外,其他脏器的结核并不损害肝脏。结核病检查肝功能的目的主要是了解抗结核药物如利福平、吡嗪酰胺、雷米封等对肝脏的损害情况。因这些药物有严重损害肝脏的不良反应,长期使用这些药物要定期复查肝功能,肝功能异常者要酌情停用这类药物。

另外,长期嗜酒者(特别是高度酒)也应查肝功能,因酒精(乙醇)的中间代谢产物乙醛对肝脏有直接的损害作用,可导致酒精性肝硬化。

▶肝硬化患者出院后要注意些什么

肝硬化是一种影响全身的慢性病,主要病理变化是肝细胞的广泛破坏、变性、坏死与再生,由于纤维组织增生而导致正常肝组织结构紊乱。肝硬化患者常因腹胀、腹水、黄疸、呕血等入院,在医院里经过治疗,大部分患者能恢复健康,然而肝脏的病理变化是不能完全消除的,因此,患者出院后若不继续服药和自我保健,很可能出现并发症而再次发病。一般来说,肝硬化患者出院后要注意以下几点:

(1)继续服用护肝药物,如肝泰乐、联苯双酯、肌苷等,一般选用1~2种即可,不要太多。

(2)腹水未完全消退者,仍要服利尿药物,如安体舒通、氢氯噻嗪等。

(3)休息。在代偿期可适当减少活动,失代偿期应以休息为主。

（4）饮食。前面已说过,宜吃富含维生素、易消化的食物,切忌粗糙食物。因粗糙食物可损伤食道胃底静脉,有招致其破裂出血的危险。失代偿期患者不宜进高蛋白食物,因高蛋白饮食可使血氨增高,有诱发肝昏迷的可能。腹水患者,必须取低盐或无盐饮食。此外,肝硬化患者动物脂肪也不宜摄入过多。

（5）避免使用对肝脏有损害的药物（如前所述）,出院后可服一些中药调理。

（6）切忌饮酒。酗酒本身就是肝硬化的一种病因,因酒精对肝脏有直接的损害作用。

（7）防寒。主要防止上呼吸道感染,从而防止腹水感染。

（8）保持大便通畅。因便秘可增加代谢产物的吸收,即增加肝脏的负担,用力排便也会引起腹压增加,有诱发食道胃底静脉破裂出血的危险。

（9）精神要愉快。中医学认为,肝主疏泄,性喜通畅,最怕抑郁,只有精神愉快才有利于肝病的好转。

▶胆结石患者的饮食调养

胆结石是引起胆囊炎的主要原因,而胆囊发炎时炎性渗出物等又可成为结石的核心。由此可见,胆结石和胆囊炎二者关系密切,互相影响。

胆结石患者除了在急性发作时要立即去医院就诊以外,平日饮食还要注意以下几点：

（1）饮食要清淡,富含维生素,避免高脂肪、高糖饮食。

因为高脂肪饮食会促进胆汁的大量分泌和胆囊的强烈收缩（比如油煎荷包蛋就会诱发胆结石的急性发作），而植物纤维饮食却有预防胆石形成的作用。

（2）避免暴饮暴食。暴饮暴食除了同样会促进胆囊收缩和胆汁分泌以外，还会使胰液反流入胆道，而被胆汁激活的胰消化酶又会侵蚀胆囊壁而引起急性胆囊炎。注意，当胆结石急性发作时要禁食或进流质饮食。

（3）平时可吃一些溶石药物，如肝胆宁、胆维他、鹅去氧胆酸、熊去氧胆酸、猪去氧胆酸等。其中，肝胆宁胶囊既能松弛胆道括约肌，有阿托品样的解痉作用，同时又能促进胆汁分泌，其作用强度是去氢胆酸的 4 倍。因此，肝胆宁胶囊有溶石和排石的双重作用，是目前非手术治疗胆结石最理想的药物之一。

中医治疗胆结石的经验还是比较丰富的，特别是中西医结合的"总攻"排石疗法，取得了较好的效果。茵陈、金钱草、柴胡、香附、郁金、青皮、川楝子等中药有良好的利胆排石作用。

▶ 胆囊切除后的注意事项

胆囊切除以后胆总管储存的胆汁在质和量上也都受到一定的影响，特别是消化脂肪的能力受到一定的影响，这就是有部分患者胆囊切除后近期在进食脂肪餐时有腹泻等消化不良症状的缘故。但是，这种症状一般不会长期存在，随着胆道、胰腺、胃、肠等消化器官的代偿性调节，脂肪餐性腹泻也会好转。因此，胆囊切除后应注意以下几方面。

（1）食物宜清淡、易消化、要少吃多餐，不能暴饮暴食，可进食稀饭、面条之类。胆囊切除术后的近期要少进脂肪性食物。

（2）如果有消化不良等症状可服一些助消化药，如培菲康胶囊、乳酸菌素片、丽珠得乐、多酶片、酵母片、保和丸等。

（3）如果有腹泻等症状可服用胃肠黏膜保护剂思密达，它能固定侵袭性因子，并使其随肠蠕动排出体外而止泻。

（4）如果大便化验有多数白细胞可使用抗菌药物，如黄连素、氟哌酸、痢特灵等。

▶胆囊炎患者的自我保健

胆囊炎是临床上极为常见的多发病。过去认为胆囊炎绝大多数病例与胆结石同时存在，现在根据国内的资料，非结石性胆囊炎颇为多见。胆囊炎有急、慢性之分。

急性胆囊炎的主要病因是因胆石病引起胆囊出口梗阻而致，其次是胆道感染和胰液反流入胆道。但在我国农村，由于肠寄生虫患病率高（如蛔虫），常会携带肠内细菌钻入胆道而引起胆道蛔虫及胆囊炎。

慢性胆囊炎可由急性胆囊炎治疗不彻底演变而来，多数病例无急性发作史，一旦发现即为慢性。慢性胆囊炎可因各种诱因如饮食不节、感染、劳累等引起急性发作，应给予注意。

胆囊炎患者除了在急性发作期要立即去医院就诊以

外,平日要做到以下几点:

(1)低脂饮食。因为高脂肪饮食会促进胆汁的大量分泌和胆囊的强烈收缩,这对发炎的胆囊自然是雪上加霜,极易诱发胆囊炎急性发作。

(2)避免暴饮暴食。暴饮暴食除了同样会促进胆囊收缩和胆汁分泌以外,还会使胰液反流入胆道,被胆汁激活的胰消化酶可侵蚀胆囊壁而引起胆囊炎急性发作。

(3)因胆道蛔虫引发胆囊炎者要先驱虫治疗。

(4)急性发作时要卧床休息,禁食或进流质饮食。

(5)慢性胆囊炎患者平时可服一些利胆药物,如胆宁片、消炎利胆片等,合并有胆结石者可服胆维他、肝胆宁、鹅去氧胆酸、熊去氧胆酸、胆通等。

(6)过去认为胆囊炎大多为大肠杆菌引起,20 世纪 80 年代以来,研究表明胆囊炎致病菌大多为厌氧菌,因此使用灭滴灵治疗胆囊炎有很好的疗效。

(7)急性发作时,可进行右上腹热敷以促进炎症消散,减轻疼痛。

(8)年老体弱、营养不良,或伴有严重器质性疾病者,如胆囊炎反复急性发作,要尽早去医院行手术治疗。

▶与老年朋友谈谈饮食

中医学著作《内经》说:"饮食有节、起居有常、不妄作劳,故能形成与神具而尽终其天年,度百岁乃去。"这说明饮食起居与长寿有密切的关系。尊敬的老年朋友,您知道饮食中应注意些什么吗?

首先，应根据您的生理特点，饮食做到定时适量，选择适合自己并富含叶绿素、维生素、植物纤维和蛋白质的易消化食物。比如：青菜、芹菜、菠菜、卷心菜、韭菜、大蒜、胡萝卜、西红柿、洋葱、土豆、毛芋、藕、山药、红薯、柑橘、苹果、猕猴桃、香蕉、西瓜、牛奶、蛋类、鱼类、瘦肉、豆制品等。

为什么要定时适量呢？因为定时适量就能保持多种消化液的"定时分泌"，这样有助于消化吸收。适量也很重要，因年龄的关系，您的血糖调节能力相对来说要差些，吃得过少又会感到饥饿，饥饿却会引起低血糖，如果您原来就有糖尿病或心血管疾病，饥饿还会诱其发作；吃得过多不仅会引起您的胃肠道紊乱，有时还会诱发急性心肌梗死和急性胰腺炎。尤其是晚餐不要过饱、不要过于丰盛，不要饮酒。因此，饮食的定时适量（7～8分饱）是保证您身体健康的重要前提。

一般来说，老年人即使没有糖和脂肪的代谢疾病（如糖尿病、动脉硬化等），膳食中糖和脂肪的摄入也不要太多，高糖的饮食不仅引起肥胖，而且可以诱发糖尿病；含胆固醇和脂肪过多的食物（如动物内脏、肥肉、蛋黄、奶油等）除引起肥胖外，还可以导致动脉粥样硬化、高血压和冠心病。

老年朋友，如果您没有肾脏病和严重的肝脏疾患，不防多吃一些富含蛋白质的食物（如牛奶、鸡蛋、鱼类、瘦肉、豆类等）。蛋白质有动物蛋白质和植物蛋白质之分，从营养价值来说，动物蛋白质较植物蛋白质要高些，因为动物蛋白质含人体必需的氨基酸较全面。当然，如果您没有偏食的习惯，吃多样化的素食一般也可以满足您身体蛋白质的需要，因为各种豆类、谷类、蔬菜、水果所含的氨基酸是不同的，可以互相补充。

经常食用适量的含植物纤维丰富的食物和水果(如笋、芹菜、燕麦片、白菜、苹果),还能保持您的大便通畅并降低肠癌的发生率。

老年人需防骨质疏松,平日应多吃含钙丰富的食物,比如牛奶、豆制品、鱼类、虾皮、芝麻酱等。

另外,老年人往往由于胃酸分泌减少,导致铁质吸收受到影响,常常发生缺铁性贫血。因此,平时您要多吃一点含铁量较高的食物,如绿色蔬菜(菠菜中含铁量尤高)、瘦肉、黑木耳、动物血等。但太浓的茶最好要避免喝,因茶叶中的鞣酸会阻碍铁的吸收。

有高血压的老年朋友,膳食宜清淡些,每日食盐不超过6克,因为钠离子可增加血容量,导致血压升高。

经常食用富含微量元素硒的食物如海产鱼、紫菜、香菇、银耳、黄花菜,以及富含维生素 E 的坚果如核桃、杏仁、花生、榛子等,不吃或少吃腌、熏、烤、烘、炸的食品,可增进老年朋友的健康并降低癌症的发病率。

▶ 如何保养好自己的肾脏

肾脏是人体的重要排泄器官,它不仅能排出代谢产物,而且对维持体内酸碱平衡起着重要的作用。中医学称"肾为先天之本",意思是肾为生命之源。当然,中医学所指的"肾"不同于现代医学的肾,它包括了肾上腺和部分泌尿生殖器官的功能。肾功能健全的人,腰强、骨健、脑聪、耳灵、齿坚、尿液清长,甚至性欲旺盛;相反,肾虚者腰酸、骨软、反应迟钝、耳聋、齿松脱落、排尿不畅、性欲减退，并且阳痿。可见中老年人保养好肾脏非常重要。那么，如何保养好自己的肾脏呢？

（1）婴幼儿及学龄期儿童要防止患咽喉炎、扁桃体炎、化脓性皮肤病，如果一旦得了以上的病，要尽早使用抗生素，以防止发生急性肾小球肾炎。当得了肾小球肾炎时，要尽快去医院治疗，并且绝对卧床休息，防止转为慢性肾小球肾炎，浮肿明显者要限制钠盐摄入。

（2）防止患尿路感染，特别是女性。由于女同志尿道宽而短，又毗邻生殖器和肛门，易患尿路感染，但多饮开水，保持较多的尿量，能起一种"内冲洗"作用，对预防和治疗尿路感染均有良好的作用。女性要保持阴部清洁，每天要清洗，性交后要排尿和清洗。反复发生尿路感染若与性交有关者，性交前可口服氟哌酸或呋喃坦啶，对预防尿路感染有好处。发生了尿路感染者，要尽早使用抗生素，而且治疗要彻底，以防止上行性感染所引发的肾盂肾炎。

（3）不用或少用对肾脏有损害的药物，如庆大霉素、链霉素、卡那霉素、磺胺药、第一和第二代的先锋霉素、非那西汀及其衍生物。肾功能不全（肾功能衰竭）的患者要禁用这些药物。

（4）肾虚患者可服一些补肾中成药。中药有核桃肉、枸杞、杜仲、续断、菟丝子、枣皮等，成药有金匮肾气丸、壮腰健肾丸、杜仲补腰合剂、左归丸、右归丸、六味地黄丸等。民间的杜仲炖猪腰是一个补肾的良方。

注意，肾功能不全的患者要限制蛋白质和钠盐的摄入。

▶哪些人要重视检测微量白蛋白尿

蛋白尿是急、慢性肾脏病的重要临床症状，也是判断肾病预后的重要指标之一。过去专家所重视的蛋白尿多是指显性蛋白尿（普通尿常规检测到的）。近些年来发现糖尿病、高血压等疾病患者的尿白蛋白明显高于正常及其他人群，因而越来越重视尿微量白蛋白检测。

由于尿微量白蛋白患者常缺乏临床症状，因此不易被发现，这就需要对各种涉及肾脏的病进行常规检测和筛查。

上海交通大学医学院附属瑞金医院肾脏科陈楠教授指出，微量白蛋白尿不仅反映肾小球损害，同时也是全身血管内皮受损的标志。微量白蛋白尿的发生与多种因素相关，包括高血糖、高血压、高体重指数、吸烟、高钠饮食和激素应用等，其中高血糖和高血压是最为常见和主要的两个危险因素。糖尿病和高血压的病程及血糖、血压控制程度都与微量白蛋白尿的发生密切相关。

因此对上述疾病的患者均应常规检测微量白蛋白尿。一旦出现微量白蛋白尿增高，应评估其危险性并进行干预，以减少肾病进展和心血管疾病并发症及相关病死率。陈楠教授又指出，若能早期发现，及时干预，微量白蛋白尿并非不可逆。由此可见，在相关患者中常规检测微量白蛋白尿具有非常重要的意义。

▶尿毒症患者的饮食调养

尿毒症又名慢性肾功能不全,临床上按肾功能不全的程度分为:肾功能不全代偿期、氮质血症期、尿毒症期。

尿毒症最早和最突出的表现是在消化道,表现为厌食、腹部不适、恶心、呕吐、腹泻、舌炎、口腔炎、消化道出血等等。因此,尿毒症患者饮食调养就显得十分重要。

氮质血症和尿毒症期患者主要应给予低蛋白饮食,且蛋白质要以含有人体必需氨基酸的动物蛋白为主,如牛奶、蛋类、鱼、瘦肉等。尿毒症患者每天动物蛋白质的摄入量为20 克,植物蛋白(如豆类)应减至最低量。这样,既保证了机体所必需的氨基酸的供应,又可使机体在低蛋白供应的情况下利用非蛋白氮合成非必需氨基酸,从而降低氮质血症。肾功能相当差的患者,高质低量蛋白质疗法对防治尿毒症的发展仍然有效。

氮质血症期的患者食物要易于消化,并含有充足的维生素,特别是维生素 B、维生素 C、维生素 D。同时,要避免粗糙食物对消化道的机械性损伤而导致消化道出血。氮质血症期胃口尚好的患者,热量不应少于每千克体重 35 卡,但到尿毒症期只能视患者的胃口而定。

如果患者尿量不少,水肿不明显,一般不要限制饮水量。尿毒症患者较容易发生脱水和低钠血症,特别是长期食欲不振、呕吐和腹泻的患者更是如此,一旦发生,要及时补充,可口服生理盐水。但要注意,尿毒症患者有对水、钠耐受差的特点,补充不能过量,以免引起高钠血症或水中毒。尿毒症患者的血钾一般偏低,使用利尿剂以后极易发生低血钾症,这时可多吃一些新鲜水果和氯化钾。尿毒症患者血钙常常偏低,可多吃一些含钙量高的食物,如鱼(小鱼油炸后连鱼骨头一起吃更佳)、虾、肉骨汤、豆制品、芝麻酱等。

中医认为,产生尿毒症的基础是脾肾阳虚,治疗应以温阳补脾肾为主。饮食上可吃一些杜仲炖猪腰子以补肾,中医称之为"血肉有情之品"。

▶贫血患者的饮食调养

贫血是临床上最常见的症群,在营养缺乏症中占第一位。儿童、孕妇和哺乳期妇女,因机体对铁的需要量增加,若不及时给予补充就易产生缺铁性贫血,因疾病产生的贫血就更多。导致贫血的常见疾病有:钩虫感染、痔疮、月经过多、分娩时出血过多、溃疡病、萎缩性胃炎、胃癌、胃切除术后、慢性腹泻、肝硬化脾功能亢进、再生障碍性贫血、白血病等等。

纠正器质性贫血首先要针对病因进行治疗,如钩虫感染要驱虫,痔疮出血要手术治疗,溃疡病出血要积极治疗溃疡病。其次要注意饮食调养。婴幼儿贫血要及时添加辅食,如蛋黄、肝、瘦肉、青菜等;成人要多吃一些绿色蔬菜和含铁量高的食物,如菠菜、青菜、蛋黄、牛肉、肝、肾、动物血、黑木耳、海带、豆类等。

贫血患者不要饮茶,因茶叶中含有鞣酸会阻碍铁质的吸收。

胃酸缺乏者,如萎缩性胃炎,胃切除后,可适当口服些稀盐酸。因盐酸能将食物中的铁游离化,使铁盐的溶解度增加,从而有利于铁的吸收而防止贫血。

贫血患者要多吃一些维生素 C,使铁容易被吸收。

铁的吸收量与体内贮存的铁量及红细胞生长速度有关,60 岁以上的老人由于体内贮存的铁少,红细胞生长速度慢、吸收铁的能力明显减退,因此老人更要注意给予含铁量高的食物补充。

▶哪些病情应该输血

输血是一种重要的治疗方法,不少危急患者通过输血挽救了生命。比如,常见的消化道大出血、通过输血,不仅纠正了失血引起的血容量减少,防治了休克,而且可以止血,因新鲜全血中含有大量的血小板—血液凝固的主要成分。此外,输血还有利于患者身体的康复。

然而,在临床上有不少的患者,不听医生的话,拒不输血,他们怕输血会传染上肝炎或其他的疾病。事实上,医生提出输血治疗是有根据的,是权衡了利弊的,从医学的角度讲是有适应证的。我们正常人体的血量约占体重的 8%,即每千克体重约含 80 毫升血。一个 50 千克体重的人总血量大约有 4 000 毫升。

医学专家指出,如果其血量在短时间内丢失 30% 以上,即有可能发生休克,自然也就有生命危险;如果其血量损失一半即有可能致命,这时输血就显得特别的重要。因此,临床上常将因出血、创伤、手术、烧伤等在短时间内丢失全身血量 1/3,或者虽未丢失 1/3,但伴有失血性休克(收缩压下降至 90 毫米汞柱以下)的患者即作为紧急输血的指征。

除此以外,还有一些紧急病情也要立即输血,如急性一氧化碳中毒、溶血性贫血、脓毒性败血症、再生障碍性贫血、白血病等。还有一些慢性失血的患者有时同样应进行输血治疗。例如,严重的血小板减少症,严重的钩虫感染,脾功能亢进等等。

对于慢性失血患者临床上除了要看这些患者的症状和体征以外,主要根据这些患者红血球和血色素的数量来决定是否要输血,一般认为,红细胞数低于 2.4×10^2 个/毫升(2.4×10^{12} 个/升),血红蛋白量低于 7 克/分升就要考虑输血。

至于患者担心输血会传染上肝炎等疾病,这虽然不无道理,但可能性还是极小的。因为供血者全都经过了血液检验,只有健康人才允许供血,更何况患者病情急需,为了挽救生命医生才考虑输血。

然而,输血并非绝对安全可靠,除了有可能传播一些血源性疾病如肝炎、疟疾等外,还可能引起输血反应(如发热、过敏、溶血等)。针对这些弊端,近些年来随着血液分离技术的进步已逐步建立了成分输血。

成分输血是针对患者所缺少的或不正常的血液成分予以补充或纠正。成分输血既补充了患者所需要的成分,又避免了因输入不需要的成分而引起的不良反应,而且还可一血多用,节约了血源。成分输血是现代输血技术的重大发展,也为需要输血治疗的患者带来了福音。

▶糖尿病患者要做哪些检查

糖尿病是由于胰岛素绝对或相对不足或体内存在胰岛素抵抗而导致糖、脂肪、蛋白质三大类主要营养物质代谢紊乱的疾病。近些年来，我国糖尿病患者明显增多，患病率已达 9.67%。由于糖尿病会引起三大主要营养物质的紊乱，会累及人体的多个脏器，因此糖尿病的并发症也多。常见的并发症有：感染、肺结核、动脉硬化、高血压、脂肪肝、肾和视网膜等微血管病变以及神经病变等。患了糖尿病要及时地做一些检查，使医生了解糖尿病累及到了哪些脏器及受累器官病变的程度，以便采取积极的治疗措施，防止它继续发展。

糖尿病患者要做哪些检查呢？

1. 测量血压　因糖尿病可致大、中、小动脉硬化，可致血压增高，因此发现糖尿病要测量血压，看看是否并发糖尿病性高血压，以便采取相应的治疗措施。

2. 化验血脂　糖尿病可致脂肪代谢紊乱，化验血脂可帮我们了解血脂增高的情况，临床上治疗糖尿病在降血糖的同时也要进行调血脂治疗。

3. 化验肾功能　包括尿素氮（BUN）、肌酐（Cr）、β_2 微球蛋白（β_2-MG）等。糖尿病可致肾微血管病变、肾功能损害，即临床上出现蛋白尿、管型尿、血细胞尿以及水肿，化验肾功能可知肾脏损害的程度。

4. 拍摄胸部 X 片　由于糖尿病可致蛋白质的合成代谢减弱，分解代谢增强，呈负氮平衡，因而使患者抵抗力减弱,易受结核菌、化脓性细菌以及真菌的感染,而拍摄胸部X片检查可及时发现肺部有无结核病灶。

5. B超检查 糖尿病也可导致脂肪沉积于肝脏而引发其变性,B超检查肝脏可以发现是否并发有脂肪肝。

6. 心电图及心脏多普勒检查 糖尿病可引起动脉粥样硬化和高血压,因此冠心病和高血压性心脏病是临床上常见的并发症,心电图和心脏多普勒检查可大致反映糖尿病是否并发冠心病和高血压性心脏病。

7. 眼底检查 糖尿病还可致视网膜微血管病变,以至引起白内障,患者须请眼科医师会诊行眼底镜检查,看看是否并发视网膜病变及白内障,以便采取相应的治疗措施。

8. 神经系统检查 糖尿病甚至可致中枢神经和周围神经病变,表现为运动障碍和末梢神经炎,故糖尿病患者还应请神经科医生会诊,看看该病是否累及神经系统。

总之,糖尿病是一种损害多脏器的疾病,糖尿病患者要接受医生给你开的检查单,系统地检查,以便医生了解各脏器受损的情况,从而采取相应的治疗措施,防止并发症继续恶化。

▶ 早诊断,早治疗,早达标,早获益是管理糖尿病的最佳理念

糖尿病是严重危害人们身心健康的最常见的慢性病之一,做好糖尿病的日常管理十分重要,而早诊断,早治疗,早达标,早获益就是管理糖尿病的最佳理念。

早诊断就是要广泛开展成年人健康体检,体检项目中

不仅需要查空腹的血糖和尿糖,而且要查糖化血红蛋白(HbAlc),而对于超重和肥胖人群,或者怀疑合并有糖尿病(有多饮,多食,多尿,体重下降等症状)的人群,还要查餐后2小时血糖,或做糖耐量试验,只有这样才能早期发现糖尿病。查血糖应是查静脉血浆血糖,而不是毛细血管的血糖(手指血糖)。这里要特别指出的是,在我国有不少早期糖尿病患者,空腹血糖不高,但餐后2小时血糖升高,这就提示我们,这部分人群的胰岛功能已开始减退,这时就要特别警惕这部分人群发展成真正的糖尿病,而提前采取干预生活方式措施(如管住嘴,迈开腿)防止发展成糖尿病。

早治疗就是对有糖尿病症状(包括多饮,多食,多尿,体重下降,皮肤瘙痒,视力模糊等)随机血糖≥11.1毫摩/升,或者空腹血糖≥7.0毫摩/升,或者糖耐量试验血糖≥11.1毫摩/升的患者立即开始治疗。治疗方法包括:①控制饮食,②增加运动,③学习糖尿病知识,④经常检测自己的血糖,⑤选择适合自己病情的降糖药物治疗。这五条措施被称为治疗糖尿病的"五驾马车",缺一不可。

早达标,由于长期高血糖会引起全身大血管和微血管病变,会累及多脏器,因此不仅降糖要达标,而且血压,血脂,体重指数,甚至尿蛋白排泄率也要达标。糖尿病的控制目标是:空腹血糖3.9～7.2毫摩/升,非空腹血糖≤10.0毫摩/升,HbAlc<7.0%,血压<130/80毫米汞柱,低密度脂蛋白胆固醇,合并有冠心病<1.8毫摩/升;无冠心病<2.6毫摩/升,甘油三脂<1.7毫摩/升;高密度脂质白胆固醇,男性>1.0毫摩/升、女性>1.3毫摩/升,体重指数<24千克/米^2,尿白蛋白排泄率<20微克/分。这里要指

出的是,HbAlc是反应血糖控制水平的主要指标之一,一般情况下,HbAlc的控制目标<7%,但血糖控制目标应个体化。

早获益是指血糖,血压,血脂,体重早日达标的患者能早获益。以上控制目标的任何改善对患者都是有益的,将会降低相关危险因素引发并发症的风险。中国2型糖尿病防治指南指出:2型糖尿病是一种进展性的疾病,随着病情的进展,血糖有逐渐升高的趋势,控制高血糖的治疗强度也应随之加强,常需要多种治疗手段间的联合治疗。生活方式干预是2型糖尿病的基础治疗措施,应该贯穿于糖尿病治疗的始终,如果单纯的生活方式干预不能使血糖控制达标,应开始药物治疗。只有这样才能使患者早获益。

▶糖尿病患者要重视综合管理

糖尿病是以血糖代谢紊乱为主的全身代谢紊乱性疾病,因此糖尿病患者除了要重视血糖控制以外,还要重视血压,血脂,戒烟等多方面的综合管理。

糖尿病应重视血糖控制是众所周知的,因为长期血糖增高不仅会引起全身大血管并发症,如冠心病,下肢血管病变等,而且会导致全身微血管病变,如糖尿病肾病,视网膜病变等。中国2型糖尿病防治指南建议对新诊断和早期2型糖尿病患者采用严格控制血糖的策略来减少糖尿病并发症发生的风险。严格控制血糖就是要求糖尿病患者空腹血糖应控制在7毫摩/升左右、餐后血糖控制在9毫摩/升左右、糖化血红蛋白控制在7%左右,并应遵循个体化的治疗原则。

既要使患者降糖达标，或接近达标，又不能出现低血糖反应。

糖尿病患者要重视血压的管理就是要求将血压控制在130/80毫米汞柱以下。中国2型糖尿病防治指南明确指出，强化血压控制可以减少无明显血管并发症的糖尿病患者发生心血病变的风险。中国2型糖尿病防治指南还指出，采用他汀类药物降低低密度脂蛋白胆固醇的策略可以减少无明显血管并发症的糖尿病患者发生心血管病变的风险。糖尿病患者应重视血脂管理就是要求将无冠心病的糖尿病患者低密度脂蛋白胆固醇降至2.6毫摩/升以下，合并有冠心病的患者低密度脂蛋白胆固醇降至1.8毫摩/升以下，而甘油三脂均降至1.7毫摩/升以下。

指南还建议，糖尿病患者如果没有禁忌症可应用阿司匹林来预防心血管疾病和糖尿病微血管病变的发生，其合适剂量是，每天服肠溶阿司匹林75～100毫克。糖尿病患者还应强化生活方式干预，包括戒烟，增加运动，控制饮食，减轻体重，使体重指数达到或接近24千克/平方米，或体重至少减少5%～10%。

通过以上综合性的管理，糖尿病大血管和微血管并发症将得到遏制或减轻。

▶中老年糖尿病患者预防脑梗死的五大措施

脑梗死是糖尿病常见的并发症之一，一旦发生，患者的生活质量将下降，严重者还会威胁生命。据统计，糖尿病性脑梗死是非糖尿病患者的3倍以上。中老年糖尿病患者容易发生脑梗死的原因是由于动脉粥样硬化，血脂代谢紊乱，血液黏度增高,红细胞聚集性增强,血小板的凝聚性以及对血管壁的黏附能力增强所致。

为此,糖尿病患者日常应注意以下几方面:

(1)监测、控制血糖,使随机血糖控制在9毫摩/升,空腹血糖7毫摩/升。良好的血糖控制是预防和治疗并发症的前提,只有控制好血糖才能防止各种并发症。

(2)监测、控制血压,糖尿病患者的血压达标值比单纯性高血压患者要更严格一些,一般主张控制在≤130/80毫米汞柱。最好选用血管紧张素转换酶抑制剂(ACEI)或血管紧张受体拮抗剂(ARB)治疗,因其不但能降血压,而且可增加胰岛素的敏感性,有利于控制血糖,对糖尿病患者有益。

(3)监测血脂、调脂要达标。糖尿病患者或多或少都存在血脂代谢紊乱,只有控制好血脂才能从源头上降低血液黏度,从而预防脑梗死。调脂治疗首选他汀类药。除此之外,饮食上要不吃或少吃高胆固醇性食物,比如动物内脏、蛋黄、肥肉、奶油、鱼籽等,而常吃洋葱、黑木耳、燕麦片等有降低血液黏度的作用。另外还要做到多饮水。

(4)血脂、血黏度过高者,或有过脑梗死病史者,可在医生指导下服用小剂量阿司匹林(75～100毫克/日),以预防脑梗死。

(5)坚持运动,运动疗法是糖尿病治疗的"五驾马车"之一。运动可提高组织细胞对胰岛素的敏感性,促进肌肉组织利用葡萄糖,使血糖、血脂下降。有人做过观察,糖尿病患者开展运动疗法以后胰岛素的用量较运动前减少。要选择有氧代谢运动,比如步行、慢跑、跳绳、扭秧歌、骑自行车、打太极拳、爬楼梯、游泳等,要做到顺序渐进,持之以恒。

▶糖尿病患者的饮食治疗

饮食疗法是治疗糖尿病的基本措施,是治疗糖尿病的"五驾马车"之一,不论病情轻重均需长期坚持、严格执行饮食疗法。为了总热量和各种营养成分能适应患者的生理需要,进餐须定时、定量,以便促进胰岛功能有所改善。糖尿病患者应适当减少碳水化合物(主粮)进量,增加蛋白质、脂肪(植物油)进量,以减轻胰岛细胞的负担,降低血糖,对于肥胖者总热量应减少,使其体重下降到接近标准体重(体重/千克÷身高/米^2=18.5~24);消瘦者需供给充分营养,以免发生结核等并发症。

饮食热量应先按患者的年龄、性别、身高查出标准体重,然后根据标准体重和工作性质,参照原来的生活习惯估计每天所需的总热量。成年人:休息者每日每千克标准体重给予热量25~30千卡,轻体力劳动者30~35千卡,中度体力劳动者35~40千卡,重度体力劳动者40千卡以上。三餐热量分配大致为早餐1/5、中餐2/5、晚餐2/5,或早餐1/3、中餐1/3、晚餐1/3。

饮食控制初期,患者均有饥饿感,当难以耐受时,可适当多吃一些蔬菜(瓜类除外)以"填饥"。

患者在饮食控制初期,轻型者一般主粮不宜低于250克(指中等身材的成年人),否则既不易做到饮食控制,又达不到蛋白质和脂肪以维持体力活动的需要。但应注意,脂肪(尤其是动物脂肪)过多对病变血管不利。如果单用饮食治疗不能控制血糖,则需同时给予降糖药物或其他辅助治疗,以后当病情好转经一个阶段治疗情况稳定后,降糖药物方可逐步抽去。

中型和重型者在饮食控制的同时,多数均需辅以降糖药物治疗,此二型患者一般最低限度不低于每天300克(过低易导致酮中毒),如食量较大,可适当增加副食品量,即食油、肉类、蛋和豆制品等。一般要求每人每天主粮和副食品的摄入量需相对固定,以避免血糖的过度波动而导致尿糖不易控制或出现低糖反应。

体重过轻者的重型患者、儿童、孕妇、乳妇,有消耗性疾病及营养不良者,应较多地增加蛋白质类副食品的摄入量,当患者病情稳定、饮食固定以后,如遇劳动量较平时增大的情况,需相应增加主粮(50~100克),但要警惕低血糖反应。

▶ 痛风患者的饮食调养

痛风是长期嘌呤代谢紊乱所致的疾病。临床特点为:高尿酸血症,急性关节炎反复发作,痛风石形成,慢性关节炎和关节畸形,肾实质性病变及尿酸结石形成。近年来,由于人们生活水平的提高本病见增多。

本病容易误诊为风湿性关节炎或类风湿性关节炎。前者饮食调养非常重要,而后二者与饮食无重要关系。

首先,痛风患者不要吃高嘌呤食物如动物肝、肾、心、脑、鱼卵、凤尾鱼、沙丁鱼、菜花、菠菜、蘑菇、豆制品等。这是因为痛风为嘌呤代谢障碍性疾病,高嘌呤食物会诱发其急性发作,加重病情。

二要严禁喝酒,酒会加重嘌呤代谢紊乱,同样会诱发痛风急性发作,加重病情。

三要多饮水,使每日尿量达 2 000 毫升以上。因尿多可加速尿酸排泄,降低血中尿酸的浓度,以减轻痛风的发作,从而防止痛风石形成。

四要禁止使用抑制尿酸排泄的药物,如利尿剂(氢氯噻嗪、利尿酸等)、水杨酸类药物(水杨酸钠、阿司匹林等)

五要调节饮食、防止肥胖。应以富含维生素、纤维素的植物性食物为主。

当痛风发作时,使用抑制尿酸生成、促进尿酸排泄的药物,如别嘌呤醇、秋水仙碱、丙磺舒、立加利仙等。

此外,还要避免风寒、精神紧张、劳累过度等诱发痛风的因素。

▶ 怎样预防脑卒中

脑卒中又名脑血管意外。脑卒中可分为出血性和缺血性两大类。前者包括脑出血和蛛网膜下腔出血,后者包括脑梗死和脑栓塞。根据临床上的观察和统计,在以上四种脑血管意外中,以脑出血最为凶险,脑梗死最多见。

怎样预防脑卒中呢?

(1) 首先要积极预防和治疗高血压病。当发现自己头晕、心悸、失眠等即要测量血压。血压高者要积极就诊并坚持服降血压药,切不可中断。临床上我们接诊的脑出血患者 2/3 以上都是由于有高血压病后没有坚持服降压药造成的。这是因为升高的血压至病变的动脉管壁不能耐受的程度时,动脉管壁破裂,血液流入脑实质,即发生脑卒中。

（2）老年人不要跌跤，不要过于兴奋、过于悲哀。医学专家研究指出，跌跤和情绪改变可引起血压骤然升高，而大多数老年人动脉血管都有不同程度的硬化现象，硬化了的血管弹性较差，特别是脑血管更为脆弱，在骤然升高的血压作用下易发生破裂。临床上我们见到的脑卒中患者，大多数都有跌跤或情绪波动的诱因。

（3）不要抽烟和酗酒，尤其是老年人。医学专家经临床观察指出：抽烟可使体内血管活性物质—儿茶酚胺升高，血管收缩，血压升高。酗酒，尤其是酗烈性酒，因酗酒初期人体的血压也是升高的。因此，为了你的健康长寿，最好不要吸烟和酗酒。

（4）寒冷的冬季和气候突变的季节，老年人要少到户外活动。临床上我们常常看到在冬季和天气变化时，脑卒中的患者明显增多，说明季节也与脑卒中有关。这可能是因气候寒冷和突变，使体内的血管活性物质—肾上腺素和去甲肾上腺素释放增多，导致血压升高的缘故。

（5）饮食上要少吃脂肪性食物，如动物内脏、猪油、奶油、蛋黄等，多吃植物油、新鲜蔬菜和水果，这对预防和减轻动脉硬化有好处。另外，老年人也不要过于劳累。

▶ 低血压也可致脑卒中

大家都知道高血压可致脑卒中，殊不知低血压也可致脑卒中。临床上把脑卒中分两大类，一类叫出血性脑卒中，包括脑出血和蛛网膜下腔出血。另一种叫缺血性脑卒中，包括脑梗死和脑栓塞。低血压一般只引起缺血性脑卒中。

老年人由于脑动脉有不同程度的硬化现象,脑血管内壁欠光滑,弹性差,如果患者血压低、血液中的有形成分(包括纤维蛋白原、血小板、血细胞、脂质等)即容易在有病变的脑血管上沉着堵塞,从而形成脑梗死。这种脑梗死通常发生在晚上,这是因为晚上睡眠时迷走神经活动占优势,心率变慢,如果患者晚餐过于丰盛又过饱,致使血液黏度增加,更容易发生脑梗死。

怎样预防脑梗死呢?

(1)积极预防和治疗脑动脉硬化。脑动脉硬化一方面是由于高血脂造成的(高血压也可致脑动脉硬化),因此,血脂高者要注意饮食,不吃或少吃脂肪性食物,如动物内脏、蛋黄、奶油、肥肉等。多吃有降脂与降低血液黏度的食物,如燕麦、黑木耳、洋葱、葡萄等。严重者可服调脂药物,如血脂康、他汀类等。

(2)晚餐不要过饱,不要过于丰盛,以七八分饱为妥,并做到"饭后百步行"。

(3)戒烟限酒。吸烟可致脑血管收缩、易诱发脑梗死。高度酒可致脑血管痉挛,老年人应禁止。干红葡萄酒有升高高密度脂蛋白,软化血管的作用。

(4)有脑动脉硬化的患者可服活血化瘀的中成药,如银杏叶片、脑心通胶囊,还可在医生指导下服用小剂量阿司匹林,以预防脑梗死。

▶脑卒中患者出院后的自我保健

脑卒中患者常以头痛、呕吐、肢体活动障碍、突发人事不知等症状而入院。脑卒中,常来势很凶,特别是出血性脑卒中,病情危重,有一部分患者经抢救虽能转危为安,但须知,脑卒中的病理基础却依然如故,出院后若不继续服药和注意自我保健,有可能再发生脑卒中,而第2次脑卒中的死亡率往往更高。因此,脑卒中患者出院后除要做到"怎样预防脑卒中"中(2)、(3)、(4)、(5)点外,还要注意以下几点:

(1)常测血压。脑出血患者绝大多数都有高血压和脑动脉硬化(脑血管畸形和脑动脉瘤除外),这样脑出血患者出院后要经常测量血压。血压高者要坚持服降压药,使血压控制在正常范围内(<140/90毫米汞柱),不可停药。血脂高者要服调血脂药。

(2)工作不要太劳累,不要跌跤。因这二者均可致血压骤然升高,有诱发再次脑卒中的危险。此外,要保持大便通畅,因用力排便也可致血压升高,发生再次出血。

(3)遗留肢体活动障碍的患者,要注意功能锻炼,进行康复治疗。失语的患者要进行语言锻炼。而二者均可配合针灸治疗。

▶肿块穿刺不必怕

人身上长了肿块大多为肿瘤所致,肿瘤有良性、恶性之分。良性肿瘤细胞分化程度高,外面有包膜,呈膨胀性生长,不会转移,手术也易切除干净,预后良好。恶性肿瘤即癌症,细胞分化程度低,外面没有包膜,像树根一样呈浸润性生长,并易通过血液或淋巴转移到附近器官或远处,手术不易切除干净,预后较差。因此,判断肿瘤是良性、恶性至关重要。

要确定肿块是良性还是恶性，术前诊断比术后诊断更具有积极而重要的意义。位于人体深部组织器官的肿块可借助 B 超、X 线、内窥镜、CT 以及 MRI 等先进的检查工具发现，必要时还可在 B 超或 CT 的引导下行肿块穿刺术以确定病变的良性、恶性。而位于体表组织器官的肿块除了依靠触诊和仪器检查以外，非常重要的一点是对肿块进行穿刺针吸细胞学检查。比如，乳腺肿块、甲状腺肿块、淋巴结肿块等，均可行肿块穿刺，用穿刺针吸到的组织进行细胞学检查，以确诊肿块的良、恶性，以便制定手术治疗方案，因为良性肿瘤手术范围小，对人体损害小；恶性肿瘤往往要行根治性手术治疗，手术范围大，除了要切除癌肿本身外，附近的淋巴结亦要清扫，对人体损伤大。现在还主张对多数恶性肿瘤行术前化疗以缩小手术范围，杀灭和控制微小转移灶。因此，术前对肿块进行诊断性穿刺，不仅有利于诊断、有利于术前准备，而且有利于制定治疗方案，是一种方便、快捷、经济、准确性较高的诊断方法。

然而，不少的患者不听医生的话，拒绝穿刺，他们怕肿块穿刺会引起肿瘤扩散、转移，其实这种担心是多余的，是没有科学根据的。肿瘤的扩散、转移是通过血液或淋巴，有专家对乳癌进行过观察和研究指出，一个 1 厘米大小的癌灶已生长了 3 年。因此，如果说肿瘤已转移，却并不是穿刺引起的，而是在穿刺之前血液里就潜伏有癌细胞，就已转移了。穿刺只会有利于对肿块的早期诊断，有利于对病情的估计，有利于制定治疗方案，应该说，对患者是有益的，患者不必害怕。

▶ 要重视癌前病变的治疗

癌前病变是指某些具有癌变潜在可能性的良性病变，如果长期不治愈可能转为癌。因此，早期发现、早期治疗癌前的病变对防癌抗癌有积极而重要的意义。常见的癌前病变有：消化道息肉，慢性萎缩性胃炎及胃溃疡，纤维囊性乳腺病，子宫糜烂，黏膜白斑，皮肤慢性溃疡与皮肤乳头状瘤等。

癌症是可恶的、凶残的，但癌症不是不治之症，患了癌症不等于死亡。有专家经过大量的调查和统计后指出，有 1/3 的癌症是可以预防的；如果能早期诊断，早期治疗，有 1/3 的癌症是可以治愈的；有 1/3 的癌症通过积极的治疗是可以减轻症状，延长患者生存期的。这就为我们预防癌症、治疗癌症指明了方向，也为癌症患者鼓起了战胜癌魔的勇气。

由于癌症的发生和发展是一个缓慢的过程，它的病因迄今尚未弄清楚，因此避免致癌因素（包括物理性、化学性以及生物性致癌因素）及积极治疗癌前病变，是防癌抗癌的重要举措。通过根除癌前病变可以大大降低癌症的发病率。比如，消化道息肉病（如胃息肉、大肠息肉），可通过内窥镜下摘除，或行息肉所在部位的脏器切除（如胆囊息肉可行胆囊切除、小肠息肉可行部分小肠切除）。

近 10 多年来，由于 H_2-受体阻滞剂、质子泵抑制剂的问世以及对幽门螺杆菌（HP）与胃炎、溃疡病相关的认识，使溃疡病的治疗有了巨大的进步，大部分溃疡病已能治愈。因此，现在临床上只对萎缩性胃炎及胃溃疡伴有重度不典型增生的患者(属癌前病变)行胃大部分切除术。纤维囊性乳腺病可行外科手术切除。子宫颈糜烂通过药物治疗可治愈。黏膜白斑虽然比较顽固,但通过药物或手术治疗也可治愈。而对于皮肤慢性溃疡,皮肤乳头状瘤均可行外科手术切除术。

总之,癌前病变通过积极的治疗,不仅可以消除恶变的隐患,而且可以解除患者精神上的恐惧,为此,医生和患者均应高度重视。

▶ 怎样减轻癌症患者的疼痛

我国每年约有 170 万人患癌症,人患了癌症,面临的一个重大的问题就是疼痛。据统计,有 60％～90％的癌症患者合并有疼痛,中晚期癌症患者疼痛率可达 95％。因此,减轻癌症患者遭受疼痛的折磨,提高癌症者的生活质量,延长生存期,既是患者及家属的愿望,也是医务人员的职责。

癌痛是慢痛之最,这对患者的生活质量以及癌症本身的治疗均有直接的影响。世界卫生组织 1986 年就宣布:"癌痛能够控制,而且必须得到控制"。为此,我国也专门制定了癌痛的三阶梯止痛的治疗方案。

所谓癌症的三阶梯治疗就是:针对癌症的性质和原因作出正确的评估之后,再根据患者疼痛的程度和原因适当的选择相应的镇痛药物。比如,轻度疼痛的患者主要选用解热镇痛类的止痛药,中度疼痛者应选用弱吗啡类药物,重度疼痛者就选用强吗啡类药物。以前过多地考虑止痛药物长期使用会有成瘾性,而忽视了疼痛会给患者造成更大的痛苦,使很多癌症的疼痛未得到良好的控制。自从对癌症实行三阶梯治疗法后,不仅可以对患者达到"恰到好处"的止痛效果,而且还可以减少药物的不良反应,节省费用。

解热镇痛类药包括阿司匹林、APC、扑热息痛、去痛片、布洛芬、芬必得、消炎痛等。弱吗啡类包括可待因、强痛定、克洛曲、曲马多等。强吗啡类包括吗啡、杜冷丁、美施康定等。

癌痛的治疗原则是,早期可给予非药物治疗,比如给患者做解释,使其思想上放松,另外还可行中医中药止痛治疗,因肿块压迫所致的疼痛可行手术切除肿块。放疗对各类癌的骨转移止痛最为有效,化疗可减轻一部分癌肿所致的疼痛。三阶梯治疗的剂量应由小到大并注意个体差异,应根据药物的半衰期按时给药,而不是"按需"给药(只在疼痛时给药)。患者尽可能口服药,避免创伤性给药途径(如注射)。不能口服者可舌下含服或从直肠给药(把药塞进肛门),万不得已才行皮下注射或静脉注射。

▶ 肿瘤康复治疗必不可少

康复治疗是治疗疾病的重要方法。过去由于对康复治疗存在认识上的误区,我国的康复治疗与一些国家相比存在一定的差距,因而出现了康复治疗的短板。近些年来我国的康复医学发展很快,并取得了明显的成效。我国已确立了康复医学专业分会,各级医院大多数已建立了康复科,已培养或正在培养康复医学专业人才,添置或更新了康复设备、医护人员和群众都热衷于康复治疗。我国已把康复治疗列为6位一体的社区卫生工作之一。

世界卫生组织指出,恶性肿瘤是一种全身性的慢性疾病,癌症治疗应贯彻"心理—生物—社会"的医学模式。由于肿瘤的发生发展是一个缓慢的过程,它的病因迄今尚未完全弄清楚,既然它发生发展"慢",因而消除也不可能"快"。俗话说,"来似风,去似雨","病来如山倒,病去如抽丝",因此,肿瘤的治疗与其他的慢性病一样是一个缓慢的过程,这其中康复诊疗将扮演重要的角色。康复治疗要伴随疾病治疗的全过程。康复治疗应该从肿瘤确诊之日起就开始,而不是像一般的疾病那样在临床治疗之后再进行。康复治疗要在"全过程"这一原则的指导下,贯彻"心理—生物—社会"的医学模式,综合目前一切有效的治疗手段,比如手术、化疗、放疗、生物治疗、中医中药等。根据患者的病情、因人制宜,制定个体化的康复方案。在康复治疗中既注重抑制杀死肿瘤细胞,又注重激发患者自身抗癌潜能,减轻手术,放化疗对人体的负面作用。追求"以人为本",实现"治病留人","带瘤生存"的理念。

肿瘤的康复治疗也要遵循:合理膳食、适量运动、戒烟限酒,心理平衡的原则。其中心理平衡显得尤为重要。由于受"谈癌色变"的影响,不少肿瘤患者背上了"不治之症"的包袱,有些人不是死于疾病,而是死于对恶性肿瘤的恐惧,这些人是被癌症吓死的,因此心理治疗,心理康复是治好恶性肿瘤的前提。癌症患者要卸下"不治之症"的包袱,勇敢的面对疾病,积极地参加肿瘤的科普知识学习,参加心理辅导,及抗癌俱乐部,以增强自身的免疫力,增强战胜癌魔的信心和勇气。

第二要做到合理膳食。癌症患者由于经受手术,放化疗给人带来的伤害,抵抗力自然削弱了,合理膳食,荤素搭配能激发自身的抗癌潜能。恶性肿瘤患者可多吃些有抗癌作用的食物,比如红薯、花椰菜、卷心菜、花菜、芦笋、胡萝卜、大蒜、香菇、苹果等。

第三要适量运动。生命在于运动,运动可以增加自身的免疫力,使人精神愉悦。要提倡有氧代谢运动,比如做气功、打太极拳、散步、快走、跳舞、旅游、跳绳等。

第四不要吸烟和饮烈性酒。

总之肿瘤患者的康复治疗是不可缺少的,它对激发自身的抗癌潜能,增强免疫力,增强战胜癌魔的信心和勇气,减少手术,放化疗带来的负面作用,提高生活质量,延长生存期有着重大的意义。

▶ 何种体位睡觉有利于健康

要想睡眠好,除了情绪要放松、周围环境要安静、卧室空气要流通、晚餐不能过饱或过饥以外,还要注意容易被人们忽视的睡眠时的体位。

因人的心脏位置偏左侧,因此健康人睡眠最好不要采取左侧位,而仰卧位睡眠时,手也不要置于胸前,这样可以避免心脏受压迫而做噩梦。侧卧位睡眠时还要防止枕头压迫腮腺而引起流涎,对于一个健康人来说,睡眠的最好体位应该是右侧位或正平卧位,这样既不会压迫心脏,又利于四肢机体的放松休息。但是,对于一个患者来说,睡眠的最佳体位则要视患者的病情和病种而定。

（1）一般心脏病患者睡眠最好是取右侧位或仰卧位。

（2）心力衰竭的患者睡眠要取半坐卧位，这样可以增加肺活量，减少回心血量，改善呼吸困难。

（3）肺部疾病(包括胸腔疾病)患者应取患侧的侧卧位睡眠，这样可以减轻由于呼吸运动而引起的胸痛，同时也可以使健侧的肺活量不受侧卧位的影响。

（4）患有反流性食管炎的患者，睡眠时枕头应置高15～20厘米，这样可以减轻胃液的反流。

（5）患有胃黏膜脱垂的患者，用右侧位睡眠会因脱垂的胃黏膜坠入幽门而加重胃痛和幽门梗阻的症状，应取左侧位睡眠。

（6）肝胆疾病的患者应取左侧位睡眠，这样不仅有利于胆汁的排空，而且可以避免肝胆受压。

（7）患有腹膜炎的患者，为了减轻腹肌紧张而引起的腹痛，可取下肢弯曲的仰卧位睡眠。

（8）胰腺位于腹腔的深部，胰腺疾病的患者仰卧位睡眠会加重腹痛症状，应取俯卧位睡眠。

（9）对于孕妇来说，建议她采用侧卧位休息，这样可解除妊娠子宫对脊柱前大血管的压迫。

总之，睡眠的最佳体位，正常人和患者是不同的。每个人都应该根据自己的实际情况，选择合适的睡眠姿势，这样才有利于健康。

▶饭后发困话午休

大家都有这样的感受，吃过饭以后人会感到疲倦，想睡一会儿,特别是在炎热的夏季,这种现象更为突出,这是怎么一回事呢?

我们知道,人体的血液总量约占体重的 8%,一个 60 千克体重的人血液总量大约是 4 800 毫升。当我们吃过饭以后,由于消化吸收的需要,流到胃肠道的血液会增多,人体为了适应这种生理机能的需要即发生了血液的重新分布。尤其是在夏季,由于气温高,人体为了散发体内的热量,皮肤血管则处于一种扩张状态,大量的血液流到了皮下组织,以利于热量的散发。正是由于血液的这种重新分布,使大脑发生了相对性的"贫血",并且由于缺血带来了缺氧,当脑缺血缺氧时即感困倦,这就是饭后发困的主要原因。夏天这种现象更为突出。另外,由于饭后消化吸收功能的需要,反应性地会使人体迷走神经兴奋性增高(胃肠道有迷走神经的广泛分布),迷走神经一兴奋,大脑皮层活动即处于抑制状态,这是饭后发困的另一个原因。

如果我们能午睡一会儿,进行健康"充电",下午的工作和学习就能收到事半功倍的效果。相反,如果饭后不休息,而是从事运动或劳动,大量的血液要流向四肢和皮肤,不仅脑会缺血缺氧,胃肠道也会缺血,从而影响消化吸收功能,久而久之还易患胃肠道疾病。因此饭后休息片刻是有科学道理的。

▶ 正确对待献血

输血是一种重要的治疗方法,不少危急患者通过输血挽救了生命。比如常见的创伤、烧伤、大手术、消化道大出血等。通过输血不仅纠正了失血引起的血容量减少，防止了休克，而且可以止血，因新鲜全血中含有大量的血小板——血液凝固的主要成分。此外，输血还有利于患者身体的康复。

一家大型医院医疗工作的正常运行离不开血液的供给，而在有些城市或地区常常会感到血源的紧缺，从而影响到医疗工作的开展。政府为了解决医院血源缺乏的问题，提倡公民自愿献血，这实质上是一种顾全大局、发扬救死扶伤、实行人道主义精神的具体行动。有些人担心献血会影响自身的健康，因而畏惧献血。其实少量的献血对人体几乎是没有什么影响的，何况你的举动是为了响应政府的号召，救死扶伤，助人为乐呢！

血液当中的主要成分是红血球（红细胞），红血球的寿命大约是 120 天左右，人体里的红血球不断地衰减，又不断地由骨髓制造并补充到血液当中"故吐纳新"，周而复始。正常人的血量约占体重的 8%，即每千克体重约 80 毫升血。一个 60 千克体重的人总血量大约有 4 800 毫升。可以计算一下，例如我们一次献血 200 毫升，只失去了全身血量的 1/24（以 60 千克体重计算），这样的失血量对人体几乎是没有什么影响的。而且经常献血的人还会刺激骨髓的造血机能、加速红血球的制造生成，产生代偿性的血量增加。人民的好公仆，活雷锋郭明义自愿献血累计达几千毫升不就是最好的例证吗？因此，为了响应政府的号召，为了救死扶伤，献出你的爱心是一种崇高的奉献精神，值得提倡。

▶ 科学防治 H_7N_9 禽流感

人类有 70% 的传染病是由病毒所致的（病毒、细菌、螺旋体、真菌、立克次氏体、原虫等，在医学上均称微生物）。病毒所致传染病的特点：来势凶猛、传染性强、易造成流行、死亡率高。现在又发现病毒易产生变异，且目前世界上抗病毒治疗不十分理想，这就给我们防治病毒性传染病带来了一定的困难。但是，人类终将战胜疾病，历史上我们征服了天花、霍乱、鼠疫、麻疹、流脑、白喉等传染病，所以，H_7N_9 禽流感也与其他微生物所致的传染病一样很快被人类征服。微生物学告诉我们，病毒能否引起传染，一方面要看病毒的数量、毒力和侵入门户，另一方面更重要还要看人体抵抗力的大小。我们对传染病有三大主要的防治措施，这就是隔离传染源，切断传播途径，保护易感人群。下面分别谈谈防治传染病的三大要素。

1. 人体的免疫力 是人体抵抗病原微生物及其产物有害作用的能力。人体的免疫力在发病过程中起主导作用。只有在人体免疫力下降，而病原微生物又猖獗时才可能发病。由此我们预防 H_7N_9 禽流感要做到：不要受凉、均衡营养、适量运动、充足睡眠、不吸烟、不过劳等。从目前国内散发的疫情看，老年人、小孩、或者有基础疾病者，发病多，病情也较重，这也说明人体的免疫力起主导作用。

2. 病原微生物的数量和毒力 只有病原微生物达到一定数量和毒力后才可能致病。由此说明我们抗击 H_7N_9 禽流感要实行隔离传染源的极端重要性。另外要做到勤开窗、勤通风、勤洗手、尽量少去人多拥挤的场所（H_7N_9禽流感病毒怕高温、怕紫外线）。

3. 侵入门户　大家都知道，流行性腮腺炎是通过呼吸道传染的，如果我们吃下腮腺炎病毒不可能患腮腺炎；甲型肝炎是通过消化道传染的，如果我们从呼吸道吸入甲肝病毒也不可能患甲型肝炎，这就叫传染病的单一侵入门户。当然，也有多侵入门户的传染病。比如，结核菌通过呼吸道吸入可引起肺结核，通过消化道食入也可引起肠结核，因此，结核病就是多侵入门户的传染病。虽然目前尚不能肯定 H_7N_9 禽流感病毒具有人传人的能力，但防止 H_7N_9 禽流感患者近距离的飞沫传播和分泌物密切接触传播也是预防 H_7N_9 禽流感的一大措施。现在实行的对密切者进行医学观察是完全必要的、正确的。

总之，通过科普和健康教育让人们了解传染病的病因、发病机理、预防措施，就能做到防患于未然。在传染病流行时就能减少恐惧心理，做到胸有成竹，防止传染病传播，更快更有效地控制疫情。

▶劝君常吃些核桃和芝麻

上海不少商店都在出售"核桃拌芝麻"食品，且吸引了众多顾客的购买。细细思量，上海人喜欢吃这种平常食品是有其科学道理的。

核桃拌芝麻的主要成分为核桃仁和芝麻，其中核桃仁占 40％～50％、黑芝麻占 40％～50％，白糖适量，另外也有掺入黄豆、山药成分的。

核桃又名胡桃,既可药用又可食用,其性温、味甘、入肺、肾经。中医学认为它有补肾固精、温肺定喘、润肠通便的功效,有人测试过,每千克核桃仁相当于 5 千克鸡蛋或 9 千克鲜牛奶的营养价值,每 200 克核桃仁可产生 830 千卡的热量,比同等重量的粮食高 1 倍。核桃仁还是含抗氧化成分最多的植物食品,它的抗氧化成分高于柑橘、菠菜、胡萝卜和西红柿。科学家发现人吸收了核桃的抗氧化物质,可增加人体的免疫力,有预防癌症的作用。虽然核桃仁含油量丰富,但由于它是植物油,主要为不饱和脂肪酸(芝麻也相同),不仅不会升高血脂,而且可降低低密度脂蛋白(坏胆固醇),因此,有预防动脉硬化、脑梗死和冠心病的作用。另外,还可预防老年性痴呆症。

芝麻又名胡麻仁,中医学认为它有补肝肾、润五脏、乌须黑发、润燥滑肠的作用。我国民间素有吃芝麻拌核桃乌发美容的验方。现代医学研究表明,孕妇吃芝麻拌核桃能使出生婴儿前囟门较快长严;少年儿童吃芝麻拌核桃有利于长高,保护视力和增强记忆力;青年人吃芝麻拌核桃有利于身材健美,肌肤光润,发质亮泽;中老年人食芝麻拌核桃有保心养肺,固齿乌发,抗衰老等功效。只要大便不溏泄,没有实火所致的咯血、衄血均可服用。我们不妨常吃些核桃和芝麻。

▶B超检查前要注意些什么

如今,B超检查已成为腹部等疾病诊断的一种常规检查手段。B超检查诊断准确性高,具有对患者无损害、无痛苦又安全、使用方便、费用低廉等优点,深受广大患者及临床医生的欢迎。然而，遗憾的是，许多患者并不懂得 B 超检查前要注意些什么，因而影响了检查的效果。

B 超检查前要注意些什么呢？

如果是检查胆囊、胰腺、胃、肠以及腹部肿块，检查前 10～12 小时不要吃任何东西，因为吃了东西，这些脏器就会收缩运动，失去原有的形态，对观察不利。

又由于胰腺位于腹腔脏器的深部，胃肠积气会干扰胰腺的声像图，因此，检查胰腺、胃及肠，三天以内要少吃或不吃产气多的食物，如牛奶、豆制品、荞头、红薯、土豆、白萝卜、卷心菜等，因这些都是产气多的食物。

如果是检查子宫、双侧附件、膀胱、前列腺、下腹部包块时均要注意留尿，以使膀胱充盈而推开膀胱附近的肠腔，以避免它对膀胱的图像产生干扰。因为超声波可穿透液体，使所要检查的脏器图像更显清晰。为了使膀胱充盈，检查前 1～2 小时可饮水 500 毫升左右。

在检查胰腺和胃之前，最好也立即饮水 300～500 毫升，使胃内有足量的液体充盈，这样更容易发现胰腺或胃的病变。

▶ B 超和 CT 各有长短

刘师傅最近体检时，经 B 超检查发现肝脏有一个小囊肿，他既害怕又怀疑，要求做 CT 检查确诊。CT 检查的结果没有发现肝囊肿。刘师傅问，我到底有没有肝囊肿？哪种仪器检查的结果准确。

其实两者各有长短。B 超检查不仅能从横断面显示肝脏内部结构,而且可作矢状面和各种斜切面显示内部结构,因而比较容易发现肝脏的微小病变。有人形象地比喻,B超是肝胆病科医生的听诊器,可见它诊断肝胆病的重要性和准确性,所以说B超检查的结论基本上是可靠的。B超检查具有简便、安全、准确、回报快、廉价等优点。它的不足之处是对肥胖者以及胃肠积气过多的患者常不能清楚显示,且声像图无特异性。

CT是横断面体层扫描,它的优点是图像清晰、空间分辨率高、能准确定位,除了可用于腹部实质性脏器的诊断以外,对颅脑以及胸部疾病的诊断有很大的优越性。它的不足之处是只能做横断面图像,对空腔脏器病变不敏感。X射线对人体有一定的损害,而且常常要注射造影剂(碘剂)以增强扫描,对造影剂过敏者不能使用。

刘师傅在做CT检查时由于囊肿很小,有可能横断面图像没有切中病变部位,因此没有发现肝囊肿。这就是两种检查结果不一致的原因。

临床上越来越重视敏感的检查工具,而每一种检查仪器都有它的优点和局限性,不是任何脏器的毛病都能用一种仪器检查出来的。同一种病,各种检查仪器的敏感性是不一样的。

近些年国内才开始使用的核磁共振成像术,也主要用于实质性脏器的检查,也不是任何脏器有毛病都能检查出来的。检查时,应充分发挥各种检查工具的优点,取众者之长,补众者之不足,使各种检查工具互相补充。

事实上,肝囊肿是肝脏的一种良性肿瘤,可以长期在肝内无变化,患者全身情况良好、肝功能试验正常、甲胎蛋白

（AFP）也正常，一般无需特殊治疗，预后也多良好。

▶胃镜检查有哪些好处

不少患者听医生说要做胃镜检查就很害怕，甚至拒绝检查。其实，这种担心是没有必要的。在一般情况下使用纤维胃镜检查胃肠道疾病是安全的，不会有很大的痛苦，患者完全能忍受。所以，倘若医生要你做此项检查完全不用担心。

胃镜检查有哪些优点呢？

（1）胃和十二指肠的各种慢性病变（如溃疡病、胃炎、胃息肉、十二指肠炎等），特别是X线检查不能确诊者，均能窥视一清。

（2）有消化道症状，又怀疑胃部有良性或恶性肿瘤者，可经胃镜取活体组织作病理切片检查。尤其是原因不明的急性上消化道出血，胃镜检查可帮助诊断并决定手术治疗的方法。

（3）经胃镜可顺利地取胃内异物，摘除胃息肉。

（4）经胃镜可向病变部位喷洒药物，以达到直接治疗胃内病灶的目的。近几年各大医院还开展了早期胃癌在胃镜下行剥离术治疗，避免了剖腹切除大部分胃，这是近几年的重大进展。

总之，胃镜检查是诊断和治疗胃和十二指肠疾病的有力武器。

但是，不是什么人都可做胃镜检查的。有精神病者、检查不合作者、严重心血管病者、食道或贲门梗阻者、重度食管静脉曲张或全身情况极差者,严重颈椎病或颈椎畸形者及急性上呼吸道严重感染者,均不宜或暂不能做胃镜检查。

为慎重起见,胃镜检查前要做心电图检查。检查的当天早上要禁食,检查以后要禁食 2 小时,为防止乙型肝炎传播,胃镜检查前要做乙肝表面抗原筛查。

▶结肠镜检查前要注意些什么

结肠镜检查是诊断和治疗结肠疾病的有力武器。凡是结肠炎症、息肉、憩室、肿瘤等均可在结肠镜下窥视一清。

另外,通过结肠镜可以取下活体组织进行病理切片检查,以鉴别病灶的良、恶性,还可摘除结肠息肉。若结肠有出血性病灶,通过结肠镜还可以向出血部位喷洒止血药物,以达到止血的目的。

然而,结肠镜检查虽然由以上的优点,但同样也不是任何人均能做结肠镜检查的。精神异常不能合作者,严重心肺疾病、极度衰弱者、结肠急性炎症性病变者、怀疑有结肠穿孔、急性腹膜炎或腹腔广泛黏连者,以上这些患者均不能做结肠镜检查。

由于结肠内有大量的粪便,若不做清洁肠道的准备,操作者无法窥视病灶。因此,在行结肠镜检查前,患者除了情绪要放松、不要害怕以外,还要做清洁肠道的准备。清洁肠道有很多方法,这里介绍两种临床上常用的方法:

第一种方法:检查前 3 天可以吃半流质少渣饮食,检查前 1 天只能进流质,检查当天上午要禁食。检查前一天晚上要服蓖麻油 30 毫升,检查前 2 小时要用生理盐水或肥皂水灌肠1～2次。

第二种方法：检查前3小时口服20％甘露醇250毫升，而且应接着服5％葡萄糖盐水500毫升。注意，此法不能用于进行结肠息肉切除术等治疗的患者。

另外，对少数做结肠镜检查精神过于紧张的患者可使用安定，对部分肠腔明显痉挛者可使用阿托品。

现在很多大医院都开展了无痛肠镜检查（即在检查前给予麻醉剂）可避免患者的紧张。

▶健康体检应查哪些项目

健康体检是当代人保健的热门话题，是早期发现疾病的重要手段。年轻人要定期体检，老年人更要常抓不懈。只有定期体检才能早期发现亚健康人群，及早发现疾病，从而达到早期治疗疾病、延年益寿的目的。

1. 查身高体重　根据身高和体重计算出体重指数（体重/身高^2）。正常人的体重指数是18.5～24千克/米^2，大于24千克/米^{2}为超重，大于等于28千克/米^{2}为肥胖。超重和肥胖者易患代谢综合征（包括糖尿病、高尿酸血症等），高血压、动脉粥样硬化、脂肪肝等，为此可改变生活方式，预防这些疾病的发生。

2. 测量血压　血压大于等于140/90毫米汞柱者要进行生活方式干预，比如调整饮食，采用低盐、低脂、低糖饮食，增加运动。如果血压仍未达标（小于140/90毫米汞柱）则要启动药物治疗。

3. 心电图检查　可以发现心律是否整齐，心率是否过快或过慢、心肌是否缺血、心脏是否肥大等，协助诊断心律失常、冠心病心肌缺血、高血压性心脏病等。

4. 胸部 X 光片　可以发现心肺隔病变，比如心脏扩大、肺部炎症、结核、肿瘤、支气管扩张等。

5. B 超　肝胆胰脾肾，看这些腹部脏器有没有病变，比如结石、肿块、炎症等。男同志还可以检查前列腺，女同志可以检查子宫和附件看有无病变。

6. 抽血化验血糖、血脂、肝功能、肾功能　看有无糖尿病、血脂是否正常、肝脏有无毛病、肾脏是否正常。

7. 查"三大常规"　三大常规是指血常规、尿常规、大便常规。通过查血常规可以看出有没有炎症，是否有贫血，凝血功能如何，血细胞的形态，初步诊断血液系统的毛病。通过查尿常规可以初步诊断泌尿系统的炎症、结石、糖尿病以及其他毛病。通过查大便常规可以发现有无寄生虫感染、有无炎症以及消化道有无出血等。

8. 外科检查　可以检查皮肤，浅表淋巴结(发现炎症、肿瘤等)，甲状腺(发现炎症、肿块等)，乳腺(发现炎症、增生、肿瘤等)，四肢关节脊柱(发现炎症、畸形、骨折等)，生殖器(发现炎症、肿块、畸形等)。

9. 眼睛检查　查视力和眼底可发现斜视、近视、远视、散光、色盲、眼底动脉硬化及其病变等。

10. 耳鼻喉科检查　看有无炎症、肿物、听力是否正常等。

总之，健康体检是健康教育和健康促进的重要组成部分，是增进人们健康的重要手段，也是早期发现疾病、预防疾病、治疗疾病、延年益寿的不可缺少的举措之一。

中医中药

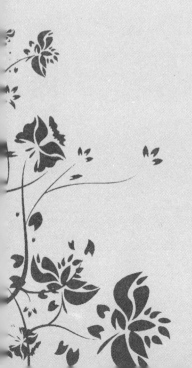

▶哪些病应该看中医吃中药

中医和西医是在不同历史条件下发展起来的两种医学,都是劳动人民长期与疾病作斗争的经验总结。但由于历史条件的限制,使两者各有所长亦各有所短。中医有整体观念,有辨证论治等科学的部分;西医却是运用现代科学的知识和方法来诊断与治疗疾病。中医是辨证论治,西医是辨病论治。中医是经验的医学,西医是实验的医学。由于中西医有以上的不同,因此对很多病的治疗效果就不一样。为了提高疗效,充分发挥中医治疗的长处,有必要了解哪些病应该看中医吃中药。

一般说来,病毒性疾病、慢性病、功能性疾病、脏腑的虚证、妇科病应以看中医吃中药或中西医结合治疗为好。

1. 病毒性疾病 常见的病毒性疾病有肝炎、流行性腮腺炎、麻疹、水痘、乙型脑炎、流行性感冒等,中医对这些疾病的治疗效果都比较好。比如,茵陈蒿汤就是治疗甲型黄疸型肝炎的好方子;普济消毒饮治疗腮腺炎有良效;普通老百姓都知道小孩患麻疹应该看中医吃中药;乙型脑炎属于中医温病范畴,运用温病"三宝"有很好的疗效。

2. 慢性病 中医学认为"久病则虚、虚者补之",因此对于很多慢性病中医采用补法或攻补兼施的方法常取得很好的疗效。比如,慢性肾炎中医采用补肾健脾利水消肿的方法,能使水肿消退、顽固的蛋白尿减少;慢性肝炎中医运用疏肝理气,养阴健脾的方法,能使肝痛、纳差、寐差明显缓解。

3. 功能性疾病　这类患者通过各种现代仪器检查并没有发现各脏腑有什么器质性疾病,而是脏腑功能失调。中医认为,五脏是相关联的,脏腑之间互为表里,有些疾病的产生是脏腑之间的不协调,通过调整脏腑之间的不平衡能使症状缓解。比如,有不少胃肠功能失调(如胃肠动力失常)的患者,经过西医胃肠钡餐摄片检查、胃镜检查,均未发现有器质性病变。而中医学认为,这类患者是肝气犯胃(木克土),经采用疏肝理气、健脾和胃的方法治疗,即能使胃肠不适、饱胀、嗳气、恶心、纳差等症状迅速好转。

4. 脏腑虚证　中医学认为,各脏腑都有虚证,治疗法则是"虚者补之","先清后补"。比如,有些心肺检查均正常的人感气短,气接不上,这类患者实质上肺气虚,采用补肺气的方法常能收到很好的效果。另外,心脾血虚所致的失眠,脾胃虚寒所致的胃痛,肾虚所致的腰痛,肝阴不足肝阳上亢所致的眩晕等,服用中药均能收到意想不到的效果。因此,中药治疗"八法"当中的"补法"在临床上有着广泛的用途,这也是西医所不及的。当然,中药也不是见虚就补,而是要辨证论治的。例如,夹杂了其他邪的,则要先清后补、或攻补兼施,辨证论治贯穿了诊治疾病的全过程,而补法也有峻补与缓补之分。

5. 妇科病　中医治疗妇科病,包括经、带、胎、产均有其独特的长处。比如:痛经,经行先期,经行后期,经行先后不定期,带下病、胎动不安,产后恶露不尽,产后缺乳等病症,均能对其进行分型诊治,而且疗效很好。

▶盗汗莫忘看中医

盗汗是临床上常见的病症,中医对该病有独到的疗效。

中医学认为,汗为五液之一(汗、涕、泪、涎、唾为五液),为心之液,是津液代谢的产物。大汗不但因散热过多而耗气,也会伤及津液而有损于心血,因此大汗宜早治疗。

盗汗是指人入睡以后出汗,醒后即止。中医学认为盗汗多为虚劳所致,尤其以阴虚者多见。症见盗汗、烦热、口干、舌苔少、舌质红、脉细数,治疗宜养阴清热,可用益阴汤,由生地、枣皮、丹皮、白芍、麦冬、五味子、淮山、泽泻、地骨皮、莲子等组成。必要时可加用牡蛎散,由麻黄根、黄芪、牡蛎、浮小麦等组成。

▶使用中药应辨证论治

有不少群众只知道部分中药的一些效用,因此采用"对号入座"的方法来治病。例如,他们知道人参能补气,因而见气虚都用人参;阿胶能补血,见贫血都用阿胶;天麻能医头痛,凡头痛都用天麻;板蓝根能抗病毒,感冒都用板蓝根等等。根本的一点,他们忽视了中医临床治疗的基本法则——辨证论治。殊不知,这种"弃医存药"的方法,非但治不好病,甚至会节外生枝,加重病情。

我们说,人参能补气,但气虚有表邪(如感冒),那么应先解表再补气,或表里同治,否则易致"闭门留寇"滞邪,留邪为患;阿胶能补血,但脾胃虚弱、脘腹胀满、内有湿邪就不宜用,即使要用也要加健脾燥湿助运之药;天麻能医头晕,但该药只入肝经,多用于肝阳上亢之眩晕,其他眩晕疗效甚差;板蓝根能抗病毒,但其性苦寒,风寒感冒就不能用。

如此种种告诉我们,凡病都要先辨证、再施治,只有对症下药,才能达到药到病除。

▶ 看中医吃中药要注意复诊换药方

不少群众看中医吃中药不注意复诊换药方,而是一个方子吃上十几包或几十包,直到疗效不明显或出现其他的反应时才找医生换药方。事实上,这样吃中药是错误的,因中医学治病非常讲究阶段性。中医治病有句话,叫"中病即止",意思是药物切中了病就不要再用原方了。即使有些病要较长时间服药也要分阶段进行,要换过药方,否则就会出现"药过病所"的现象,而临床上就会出现过量反应。

我们举一个例子,麻疹这个病,治疗的阶段性就很强,中医学把麻疹分为三期:①从开始发热至疹点出现,为期约3天,叫初热期。治法是辛凉透表,用宣毒发表汤以疏风清热。②从疹显开始出现至透发完毕的阶段,为期约3天,叫见形期。治法以清热解毒为主,用银翘散加减以清热解毒、疏风透疹。③从疹点透发后至收没的阶段,为期约3天,称收没期。治法是甘凉养阴,以沙参麦冬汤加减为主方,用以滋养阴液、清化余邪。从以上看出,麻疹是三期用方是不同的。如果我们按照麻疹的这三个期来换药,诱导麻疹出现"顺证",病孩则顺利康复。反之,则可能出现"逆证"。

又举一例,气阴不足的患者兼有表邪(如感冒),治疗时要先解表,再补气养阴,否则解表过度,更伤气阴。如果不是先解表,而只顾补气养阴,必然导致"闭门留寇"滞邪、留邪,使表征缠绵不愈,同时气阴不足也得不到纠正。所以说中医治病非常强调阶段性。阶段性掌握得好,治病就能恰到好处,达到药到病除,否则会适得其反,并加重病情。对于群众来说,要记住的一点就是看中医吃中药要注意复诊换药方。

▶ 不要滥投补益剂

目前市场上充斥着形形色色的补品,一些人在广告的诱导下,纷纷盲目的购买,须知,用之不当,反生偏弊。比如,有的患者用补心丸来补心,结果非心阴不足者服后,心未得补,反损伤胃气,致脾胃虚弱者胃纳呆滞,脘腹胀满;有的患者以归脾丸来补血,结果内热盛者服后出现口舌糜烂,牙龈咽喉肿痛,大便燥结等一派热象;还有患者本身有表征,亦服补气剂,结果留邪、助邪,使病情缠绵不愈。凡此种种,根本的一点是不知补剂各有偏性,滥投补剂可引起偏弊,而事实上用药如用兵,是不得已而为之。古人云,药补不如食补,有时的确食补为上策,即便要进补,亦要辨证论治,才能恰到好处。

▶ 高血压患者服补药要慎重

中医学认为,高血压患者大多有肝阴不足,肝阳上亢,肝风内动的表现,治疗方法是滋阴潜阳及平肝息风。如果说，高血压患者要进补，那重点应该是补阴，而不是什么补药都可以吃。比如说，补阳药鹿茸、海狗、补气药人参、黄芪，一般就不宜用。即使是有明显气虚表现的高血压患者要服用补气药，也只有采用药性平和的缓补方药，而且要在补阴的基础上补气补阳，不宜单独服用峻烈的补气壮阳之品。这是因为补气的药具有升散的性质（中药有升降浮沉、寒凉热温的性质），而补阳药不仅有升散的性质，而且还有温热的特性，高血压患者服用这些升散而温热特性的补气、壮阳药不仅缓解不了高血压患者的临床症状，甚至会加重病情，等于"火上加油"。所以说，高血压患者服补药一定要慎重，不可滥补。相反，高血压患者服用补阴药如龟板、别甲、女贞子、枸杞、牛膝等不仅对降压有好处，而且能缓解高血压患者头晕、目眩、耳鸣等症状，所谓"壮水之主，以制阳光"就是这个道理。当然，如果患者有兼证（兼有其他症候），一味的补阴也是不对的，而应辨证施治。

▶ 火要分清虚与实

有些人出现咽痛、牙龈肿、大便秘结、即认为自己"上火了"，因而使用大苦大寒之药，如黄连、黄芩、石膏、板蓝根之类。热者寒之，固然是对的，但这里要分清是实火还是虚火，因二者的治法不尽相同。实火的治则是清热降火，或清热凉血，或清热解毒；虚火的治则是养阴清热或滋阴降火。如果二者搞错，不仅达不到治本的目的，甚至节外生枝。因此，凡火也要分清虚与实。

实火与虚火有什么不同呢？

实火，多见于人体抵抗力较强，正气盛时，起病多急短。主要表现是，面红耳赤，只发热，不恶寒，烦躁不安，口渴喜冷饮，小便短赤，大便秘结，舌红苔黄，脉数实有力，甚者神昏谵语，狂躁不安，或见疮痂红肿热痛，或见吐血衄血、尿血、便血以及发斑等出血症。治疗方法应是，清热泻火、解毒凉血。

虚火，多见于人体抵抗力较差、正气虚衰时，起病多缓慢，病程较长。主要表现为阴虚火旺的证候，如两罐潮红，五心烦热，或手足心热，心烦失眠，盗汗、咽干口燥，口舌糜烂，牙龈肿痛，小便短赤，大便秘结，舌红少苔或无苔，脉细数。治疗方法是养阴清热，或滋阴降火。

实火与虚火分清之后，还要进行脏腑辨证，区别是何脏的实火或虚火，以便正确地选用作用于该脏的方药。

▶怎样自我识别阳脏体质与阴脏体质

中医学把人的体质大致分成两大类：一类偏热性的体质叫阳脏体质，另一类偏寒性的称阴脏体质。如果我们每个人都能识别自己偏热或偏寒的体质，不仅有利于平日的保养，而且在生病时也容易找出病因，分辨疾病的性质，用药也就有了依据。比如，热性体质的人平素贪凉好冷，偶食辛热食物（如辣椒、生姜、桂圆、荔枝、鸡、牛肉以及油条等油炸、油煎食物）时便觉口干口苦，咽痛舌烂，牙龈肿痛，大便干结等。老百姓说这是"上火了"。这种体质的人平日就应避免食用辛热食物，应多吃一些凉性食物或平性食物，如白萝卜、海带、鸭、蛇、绿豆、生梨等。相反，寒性体质的人平日喜暖喜热饮,偶食生冷食物即觉腹中不适,甚至腹泻,这种体质的人吃辛热食物反感舒适。

由于人们体质偏热、偏寒的不同,生病时表现的性质就不一样,用药也就有差异。即:阳脏体质的人,感受外邪后,阳病居多,温热之药不可多用,寒凉之剂不妨重投,阴脏体质的人,感受外邪后,阴病居多,温热之药不妨重投,寒凉之剂不宜过量。所谓"桂枝下咽,阳盛则毙"、"石膏下咽,阴盛则亡",即充分说明了人们认识体质偏热、偏寒的重要性。

阳脏、阴脏体质平日有哪些表现呢?

阳脏体质的人平日吃了辛热食物即表现为:面色红赤,心烦不安,身热喜凉,口鼻气热,口渴喜冷饮,口苦咽痛,目赤龈肿,口舌糜烂,尿赤短,大便秘结,舌质红,舌苔黄等。

阴脏体质的人平日吃了寒凉食物却表现:面色暗淡,四肢冰冷,恶寒喜暖,口不渴喜热饮,口淡泛清水,尿清长,腹痛腹泻,舌质淡胖,舌苔白等。

读者朋友,请你对照一下,你是属于哪一种体质,当然,在生病时,还是应以医生辨证论治为准。

▶ 阴雨绵绵话风湿

春末夏初这个时期在中医学称长夏。"长夏主湿",意思是初夏时期湿气最盛,人们易患风湿病。在我国南方,这个时期常常是阴雨绵绵,空气湿度很高,外湿易伤人,风湿性关节炎患者在这个时期也容易复发,出现四肢关节肿痛,沉重,中医学又叫痹症。

痹症,由风、寒、湿三个病邪(致病因子)所致。风邪致病的特点是"善行数变"，意思是常出现风病无定处、游走不定、变幻无常的症状，如风湿性关节炎常呈游走性关节痛。寒邪凝滞主痛，意思是寒邪能使机体的气血凝结阻滞，不能通畅，"不通则痛"。湿邪重浊粘腻，是指痹症患者常感肢体沉重疼痛，而且缠缠难愈，病程较长。

风湿病患者在阴雨季节的自我保健要做到以下几点：

（1）防止淋雨涉水。

（2）居室要通风干燥。

（3）加强体育锻炼，增强体质和抗风寒能力。

（4）风湿病发作期可用白云山正清制药有限公司生产的正清风痛宁片。该药是新一代抗风湿药，系纯中药制剂，既可祛风湿、止痛，又有免疫双向调节作用，能达到标本兼治的目的，而且对风湿性关节炎、类风湿性关节炎、肩周炎、脊椎炎、腰腿痛均有显著的疗效。该药胃肠道反应轻，无毒不良反应，除严重哮喘患者慎用外，其他患者均可酌情采用。每次服1～4片（每片20毫克），每日3次，一个月为1疗程。类风湿性关节炎患者可连用2～3个月。该药还有针剂，适用于合并有胃痛的患者，每次50～100毫克，肌内注射，每天2～3次。

▶夏日炎炎话气津

夏季七八月是暑气最盛的时期，暑为阳邪，由火热之气所化，有升散的性质，侵入人体后能使腠理开而多汗。出汗本来是机体为了适应外界高温环境而发生的散热反应，但出汗多却易伤津液。津液伤，气也耗，这就是通常人们到了夏秋季节感口渴、咽干、神疲、气短、小便短赤、大便干结的缘故,中医称这些症状为气阴两虚。

发生了气虚津少的现象,可用中医中药调治,常用的有效方剂有生脉饮。生脉饮由人参,麦冬,五味子三味组成,其中人参补气,麦冬养阴清热,五味子敛阴化阴,合用有益气养阴,清热生津的作用,是治疗夏秋季气阴两虚患者的良方。

▶ 秋天话燥

每年到了秋天,人们常常觉得口鼻干燥,皮肤干枯皱裂,大便干结,甚至干咳或咳嗽少痰,出现上述症状者即为人体肺津受伤的表现。在我国北方地区,这些表现更为突出,这在中医学上叫秋燥。

燥气,是秋天的主气,常常从人体的口鼻而入,伤人之肺卫,也灼伤津液。为了预防和减轻燥气对人体的侵害,秋令季节人们应该怎样自我保健呢?

根据中医学《内经》中"燥者润之"的治疗原则,在秋季应多吃一些含水分(津液)丰富的食物,以缓解燥气对人体的侵害,如白萝卜、地瓜、梨、香蕉、葡萄、水蜜桃、柚子等。这些蔬菜和水果含水分多,津液丰富,有很强的润燥作用,特别是白萝卜和梨,润燥作用更强,古人云"萝卜是十月的小人参","萝卜上了街,药铺不用开"。这充分说明了这些含津液丰富的食物有很好的食疗作用。此外,有润燥作用的中药就更多,如麦冬、天冬、沙参、玉竹、花粉、玄参、熟地、阿胶、火麻仁、杏仁、百合等,这些中药在秋天也用得较多,其中花粉，百合既可药用又可食用。

▶ 冬天话补

俗话常说，"补在三九"，这话有一定的医学道理，意思是说，人们要进补最好是在冬天严寒的时候。为什么要在冬天进补呢？服补剂又要注意什么呢？要了解这些得从中医的阴阳五行学说谈起。

中医学认为，宇宙间的任何事物都可以用阴阳来概括。一年四季，春夏属阳，秋冬属阴。春夏主生长，秋冬主收藏。根据阴阳相互消长、相互转化的理论，"立冬"以后的天气渐渐转寒冷，而"冬至"则为寒之极，此时意味着"阴极阳生"，在这时服用补药，有如"一阴下藏，一阳生发"，就能收到事半功倍的效果。

另外，补剂大多是温热性质，在冬天严寒的时候服用可以减少"上火"的可能。

服补药也要区别气虚、血虚、阳虚、阴虚，并结合脏腑辨证，不可滥投。比如，气短声低，神疲懒言，自汗，易患感冒等是气虚的表现，可选用人参或党参、黄芪、白术等药，中成药可选用参芪片、补中益气丸等。

阳虚患者除有气虚的表现外，还有畏寒肢冷、尿清便溏、阳痿早泄等症状。可选用制附子、肉桂、鹿胶、冬虫夏草等药。中成药有右归丸、杜仲补腰合剂、金匮肾气丸、十全大补丸等。

血虚的主要症状是面色不华，爪唇淡白、头晕眼花、心悸失眠，手足发麻、妇女月经后期色淡量少等。可选用当归、熟地、阿胶、桑椹子、龙眼肉等。中成药有阿胶益寿口服液、益血生、健脾生血颗粒、归脾丸、八珍丸等。

阴虚患者除有血虚的症状外，尚有午后潮热、手足心热、颧红盗汗、遗精便干等。可选用沙参、麦冬、天冬、枸杞、龟板、别甲、何首乌等，中成药有左归丸、精乌胶囊、全龟胶囊、麦味地黄口服液、六味地黄丸等。

服用补药，还须注意脾胃运化功能，如脾胃虚弱、胃纳呆滞、胸脘滞闷者，尚要加入醒脾健胃药物（如陈皮、砂仁、木香、神曲、山楂之类），以健脾助运。如果患者有表邪（如感冒）在身，一般要先清后补，以免助邪、留邪为害。

▶话说钩藤茶和生化汤

民间常有新生儿服几副钩藤茶，妇女产后服几包生化汤的习惯，笔者认为，这有医学道理，它对于调理新生儿及产妇的生理机能大有好处。

新生儿由于中枢神经系统和脏腑发育不健全，对疾病的抵抗力差，降生到人间以后，生活环境又发生了很大的改变，容易外为"六淫"（特别是风邪）所侵，内为饮食所伤。钩藤茶中的钩藤、蝉衣有祛风清热作用，黄连有清热解毒作用，而乌药、大腹皮、枳壳、槟榔有理气、消胀、通便作用。因此，钩藤茶既可预防治疗新生儿的外感，又可预防治疗新生儿的饮食所伤。

妇女产后服生化汤（由川芎、当归、桃仁、炮姜、甘草组成）也有好处。中医学历来有"产后多淤"、"产后不宜凉"之说。现代医学研究表明，生化汤有增强子宫收缩力、增加胎盘残物排出(中医称恶露)、加速子宫复旧的作用。因此,妇女产后服用活血化瘀、理气行滞的生化汤,有利于恶露排出,有利于子宫复旧,对产妇身体恢复有益。当然,倘若产妇血热较盛,则非本方所宜,而应随症加减。

▶板蓝根可抗病毒 但非人人皆宜

时下用板蓝根治感冒的人真不少,殊不知风寒型感冒、夹有湿邪的感冒(湿为六淫当中的阴邪)、寒凉体质(阴脏体质)的人均不宜服板蓝根。

感冒大多由病毒感染所致,中药板蓝根虽有抗病毒的作用,但中医学把感冒分为风寒型感冒和风热型感冒二大类,又有夹湿、夹暑、夹燥的不同,如果患者不分寒热、虚实和夹杂,一味用板蓝根治疗,势必造成"寒寒、虚虚"之戒。

中医治病有"辨证论治"、"寒者热之,热者寒之"、"疗寒以热药,疗热以寒药"等法则,板蓝根属清热解毒的中药,性大寒、味苦,风寒型感冒患者用之等于"雪上加霜",定会加重病情。因此,风寒型感冒,夹有湿邪的感冒,寒凉体质的人不宜服板蓝根。另外,脾胃虚寒的人也不宜用。

▶玉屏风散是预防感冒的良方

玉屏风散是御风补虚的好方剂,用于预防体虚感冒有良效。该方由黄芪、白术、防风三味药组成。方中重用黄芪以补气固表,是补虚的药,为方中君药;白术健脾补中焦以益气血之源,可有协助黄芪补虚的功效,是方中的臣药;防风走表,有解表御风的作用,可助黄芪益气,为方中的佐药。三药配伍严密得当,方中散中有补、补中兼疏,是预防体虚感冒的良方。老年人、体虚易感冒者可在天气变化前或变天时,服二、三剂可大大减少感冒的发病率。

▶ 连花清瘟胶囊是治疗风热型感冒的良药

连花清瘟胶囊是治疗病毒性感冒的良药,也可用于病毒性感冒合并呼吸道细菌感染。经国内多家医院临床研究使用证明,具有广谱抗病毒作用,包括流感病毒、副流感病毒、呼吸道合胞病毒、腺病毒、单纯疱疹病毒、禽流感病毒、手足口病病毒等。还有广谱抗菌作用,包括金黄色葡萄球菌、甲型或乙型溶血性链球菌、肺炎球菌、流感嗜血杆菌等。

适应证:可用于风热型普通感冒、风热型流行性感冒、急性咽喉炎、急性扁桃体炎等。证见发热重、恶寒轻、头痛、鼻塞、咳嗽、痰黄、口渴、咽喉肿痛、小便黄、大便干结、舌质红、舌苔黄等。

用法用量:每次 4 粒,每天 3 次。

注意事项:忌食辛热食物、油腻食物。风寒型感冒忌用。

▶ 治疗风热型感冒的良药——柴胡滴丸

中成药柴胡滴丸是治疗风热型感冒的良药,且安全性好,特别适用于年老,儿童,体质虚弱及手术后发热的患者。

柴胡滴丸由单味中药柴胡组成,柴胡属辛凉解表类中药,有和解退热,疏肝解郁,升举阳气等功效,中医常用于治疗感冒发热。

现代医学研究表明,柴胡有退热,抗病毒,抗菌消炎,镇痛,镇咳等作用,可用于感冒发热,症见身热面赤,头痛身楚,口干而渴等风热型感冒。该药退热平稳,热退后无反弹现象,此特点优于西药退热片。

用法用量:含服,每次1袋,一日3次。

▶治疗流行性腮腺炎的中医良方

西医治疗流行性腮腺炎多采用抗病毒药物,而中医普济消毒饮是治疗流行性腮腺炎的良方,该方由黄芩、黄连、陈皮、甘草、玄参、连翘、板蓝根、马勃、牛蒡子、薄荷、僵蚕、升麻、柴胡、桔梗等组成,有疏风散邪、清热解毒的作用。李东恒"医方集解"云该方为治大头瘟之良剂。后人用此治流行性腮腺炎亦有良效。一般用2～3剂见效,5～7剂可痊愈。患者若体虚可加用人参,便秘可加用大黄。

▶复方丹参滴丸是防治冠心病心肌缺血的良药

冠心病患者都知道,胸闷、心绞痛时服硝酸甘油可缓解。硝酸脂类药(常用的有硝酸甘油、消心痛、单硝酸异山梨醇脂等)的确可以缓解冠心病心绞痛,但硝酸脂类药不良反应也较多。常见的有头胀、头痛、头晕、直立性低血压、心率增快、耐受性及成瘾性。特别是长期使用可产生药物依赖性,一旦骤然停药可产生反跳性冠状动脉痉挛,引起心绞痛发作,甚至发生急性心肌梗死及猝死。因此使用硝酸脂类药应多加注意。尤其长期使用不可骤然停药。

笔者经常诊疗冠心病心绞痛患者,感到中成药复方丹参滴丸防治冠心病心肌缺血有良效,短期或长期使用均无不良反应,而且长期使用还可改善冠心病患者的预后。

复方丹参滴丸由丹参、三七、冰片组成。其中丹参为主药(君药),三七(臣药),冰片(佐药)为辅药。丹参有活血、化瘀、调经、清血热、除烦等作用;三七有止血散瘀、消肿定痛作用;冰片有芳香开窍作用,三药合用不仅可增强活血化瘀功效,而且可增强止痛作用。从病理药理学角度看,三药合用不仅可增加冠状动脉血流量,改善微循环,减少心肌耗氧量,保护心肌细胞,防治心绞痛,而且有抗氧化,抗炎,保护血管内皮,抑制动脉粥样硬化斑块形成及内膜增生,抑制血小板黏附和聚集、防止心肌梗死等作用。可用于各种类型的冠心病,包括稳定型或不稳定型心绞痛,安全有效、无不良反应(孕妇慎用)。

随着治疗时间的延长,临床疗效更好,因此,中成药复方丹参滴丸是防治冠心病心肌缺血的良药。

复方丹参滴丸使用方便,可口服,也可舌下含服,冠心病患者可在医生指导下使用。一次 10 丸,1 日 3 次,使用后心绞痛,胸闷等症状会很快消除。

▶ 标本兼治冠心病心绞痛的良药——麝香保心丸

心绞痛是冠心病最常见的症状,硝酸酯类药(常用的有硝酸甘油,消心痛,单硝酸异山梨醇酯等)可快速缓解心绞痛,但硝酸酯类药不良反应也较多,常见的有头胀、头痛、头晕、直立性低血压、心率增快、耐受性及成瘾性。特别是长期使用可产生药物依赖性,一旦骤然停药可产生反跳性冠状动脉痉挛,引起心绞痛发作,甚至发生急性心肌梗死及猝死。因此使用硝酸酯类药应多加注意。

中成药麝香保心丸不仅能快速缓解心绞痛,而且无明显不良反应,长期使用不仅可缓解心绞痛,而且可促进冠状动脉侧支循环,建立新生血管,达到"治本"的目的,所以,麝香保心丸是标本兼治冠心病心绞痛的良药。

麝香保心丸由中药人工麝香、人参提取物、人工牛黄、肉桂、苏合香、蟾酥、冰片等组成,诸药合用有芳香温通,益气强心作用,可用于气滞血瘀所致的胸痛,症见心前区疼痛、固定不移、心肌缺血所致的心绞痛,心肌梗死见上述证候者。

用法用量:口服,一次 1～2 丸,一日 3 次,或症状发作时服用。也可舌下含服。

不良反应:舌下含服者偶有麻舌感,不影响治疗。孕妇及过敏体质者禁用。

▶治养结合治疗冠心病的良药——养心氏片

药物组成:黄芪、灵芝、党参、淫羊藿、当归、山楂等。

功用:有扶正固本,益气活血,行脉止痛功效。能显著扩张冠状动脉,增加冠脉血流量,减低心脏负荷,拮抗心肌缺血,延长耐缺氧时间,增强心功能,降低血脂、血糖,提高机体免疫力。能治养结合，多方位起效。无不良反应。

适应证：可用于气虚血瘀型冠心病、心绞痛，对高血脂、高血糖亦有效。

用法：口服，每天三次，每次 4～6 片（每片 0.3 克，每盒48 片）

现代研究：对实验性动物急性心肌缺血有显著拮抗作用，能显著延长实验性动物耐缺氧的时间，有显著增加实验性动物离体心脏冠状动脉血流量的作用，对高脂饲料所致实验性动物血脂紊乱有明显的拮抗作用，能增强实验性动物心肌功能，对四氧嘧啶高血糖实验性动物的血糖值有明显的降低作用，能增加细胞吞噬功能而提高机体免疫力。

▶ 老年冠心病良药——芪参益气滴丸

冠心病多于老年人，且多有气虚体弱的体征。芪参益气滴丸是针对老年冠心病气虚体弱而组方，是治疗气虚体弱冠心病患者的良药。

冠心病属中医胸痹、气滞血瘀范畴。芪参益气滴丸由黄芪、丹参、三七、降香油组成。四药合用有益气通脉、活血止痛功效，不仅活血化瘀功能增强，而且既补虚又止痛，适用于气虚血瘀型胸痹（冠心病心绞痛），症见胸闷胸痛、气短乏力、心悸、面色少华、自汗、舌体胖有齿痕，舌质暗或紫暗有瘀斑、脉沉或沉弦。

现代医学研究表明，芪参益气滴丸可增加冠脉血流量、改善微循环,增加心肌供氧量,保护心肌细胞及血管内皮细胞,稳定动脉粥样硬化斑块,明显减轻心肌缺血程度及缺血范围,明显减小梗塞区,快速改善呼吸困难和乏力等症状,增加运动耐量,减少体液潴留。尤其适用于老年人气虚体弱、冠心病病史较长以及并发心功能不全(心力衰竭)气虚症状明显者。

芪参益气滴丸是中医传统理论与现代制剂技术的完美结合。长期服用安全、有效、无明显的不良反应、冠心病患者可在医生指导下选择使用。

用法用量:餐后半小时服用,一次 1 袋,一日 3 次,4 周为 1 疗程。孕妇慎用。

▶ 脑心同治的良药——步长脑心通胶囊

步长脑心通胶囊由黄芪、赤芍、丹参、当归、川芎、桃仁、红花、乳香、鸡血藤、牛膝、桂枝、桑枝、地龙、全蝎、水蛭等组成。该方有益气活血、化瘀通络作用。实验证明,步长脑心通胶囊能显著降低血液黏度,抑制血小板聚集,抑制血栓形成,有类似阿司匹林样作用。该药可明显增加脑血流量,降低脑血管阻力,延长凝血时间。可增加心肌供血,改善心功能,缩小心肌梗死范围,有抗急性心肌缺血作用。可用于脑卒中、半身不遂、肢体麻木、口眼歪斜、舌强语蹇等脑梗死患者,也可用于胸痹心痛、胸闷、心悸、气短等冠心病患者,是脑心同治的良药。

该药口服一次 2～4 粒,每天 3 次。孕妇禁用,胃病患者宜在饭后服用。

▶ 治疗心律失常的良药——步长稳心颗粒

抗心律失常的西药有致心律失常的不良反应,而中成药步长稳心颗粒不仅是治疗心律失常的良药,而且无致心律失常的不良反应。该药有益气养阴、定悸复脉、活血化瘀作用。主治气阴两虚兼心脉瘀阻所致心悸不宁、气短乏力、头晕心烦、胸闷胸痛。适用于冠心病心律失常或单纯性室性早搏、房性早搏和心房颤动等。

该药能调节多离子通道(钠、钾、钙),有广谱抗心律失常作用,能显著改善患者心慌、心悸、胸闷等自觉症状,总有效率达到 89.8%。能有效改善心脏功能,长期服用安全可靠,不会引起新的心律失常。另外,还有镇静安神、改善睡眠作用。

用法:每次 1 袋,每天 3 次,开水冲服,一个疗程为 4 周,孕妇慎用。偶有轻度头晕、恶心等不良反应,一般不影响用药。

▶ 中西合璧的降压药——珍菊降压片

珍菊降压片由中药珍珠层粉、野菊花以及西药可乐定、氢氯噻嗪、芦丁等组成。珍珠层粉有平肝潜阳、镇心定惊等作用;野菊花有清热解毒、凉血降压作用。两药合用可改善高血压患者的头晕、头痛、心悸、失眠等症状,提高患者的生活质量。可乐定是一种古老而又良好的中枢性降压药;氢氯噻嗪是利尿降压药,它能降低血容量,从而降低血压,也是一种古老而又安全有效的降压药,且能增强可乐定的降压效果;芦丁可增强毛细血管抵抗力,降低其脆性与通透性,有预防高血压并发症的作用。

珍菊降压片是中西药复方制剂,每种药都是有针对性地配方,既合理又严谨,问世 30 多年,无论是改善临床症状,还是对轻、中度高血压都有很好的疗效,深受高血压患者喜爱。高血压患者可在医生指导下选用。由于可乐定可致心率减慢,心动过缓患者要慎用。

▶ 安全有效的调脂药——血脂康胶囊

血脂康胶囊是由北大维信公司自制红曲精制而成,与普通红曲不同的是,这种红曲含有胆固醇合成的酶抑制剂——Lovastatin,是一种降脂红曲。它是以粳米为原料,加入培养液,接入红曲霉菌种,在一定温度和时间条件下,运用现在生物技术发酵而成。

临床观察表明,血脂康组与对照组相比,血脂康组总胆固醇和甘油三酯分别下降 23％和 36.5％,高密度脂蛋白胆固醇上升 19.6％,低密度脂蛋白胆固醇下降 28.5％,动脉粥样硬化指数下降 34.2％。血脂指标水平异常程度越高、血脂康对其调整的幅度越大。血脂康还有抑制脂质在肝脏沉积的作用。动物实验表明,血脂康是一种安全范围较大的降脂药物。

总之,血脂康胶囊是一种安全有效的治疗高脂血症药。它不仅能显著降低血清总胆固醇、甘油三酯,并能显著提高高密度脂蛋白胆固醇,还能显著降低动脉粥样硬化指数和载脂蛋白 B 以及升高载脂蛋白 A-I。同时还可以治疗脂肪肝。

用法：每天 2 次，每次 2 粒（每粒 0.3 克）。

▶慢性脑供血不足首选养血清脑颗粒

慢性脑供血不足是临床上最常见的病症，患者常有头晕、头痛、失眠、健忘等症状。养血清脑颗粒由当归、川芎、白芷、熟地、钩藤、鸡血藤、夏枯草、决明子、珍珠母、延胡索、细辛等药组成。该方有养血平肝、活血通络的作用，可用于血虚肝旺所致眩晕眼花、头痛、心烦易怒、失眠多梦等症。

现代医学研究表明，养血清脑颗粒有扩张脑血管，增加脑血流量，改善大脑微循环，提高大脑供血供氧、减少血管阻力、缓解血管痉挛，降低血液粘度、抗血小板聚集、镇静镇痛和抑制神经细胞凋亡等多靶点药理作用。经常服用不仅可显著改善因慢性脑供血不足而引起的各种临床症状，而且还具有预防老年性痴呆的发生和降低缺血性中风的作用。慢性脑供血不足的患者可在医生指导下选择使用。

用法用量：口服，每次 1 袋，一天 3 次。该药不良反应少见，但应注意以下几点：①服药期间忌烟、酒、辛辣、油腻食物。②低血压者慎用。③孕妇、哺乳期妇女、年老体弱者慎用。

▶治疗神经衰弱的良药——乌灵胶囊

苯二氮卓类西药是治疗焦虑症的常用药物，缺点是不良反应较多，而中药制剂乌灵胶囊经过长期临床应用，未见明显不良反应，是治疗焦虑、抑郁及失眠的良药。

乌灵胶囊能明显增强中枢的镇静作用；能明显改善各种记忆障碍，具有保护脑的作用，有益智健脑功能；能增强机体免疫功能，有耐缺氧和抗疲劳作用。适用于心肾不交引起的失眠、健忘、心悸、心烦、神疲乏力、腰膝酸软、头晕耳鸣、少气懒言、脉细沉或无力等症。亦适用于神经衰弱及疲劳综合征。

用法用量：口服，一次 3 粒，每天 3 次。

▶治疗血管神经性头痛的良药——天舒胶囊

药物组成：川芎、天麻。

功用：活血平肝。主要用于血瘀所致血管神经性头痛，证见头痛日久，痛有定处，或兼头晕，夜寐不安，舌质暗、有瘀斑。

适应证：血管神经性头痛，紧张性头痛（精神性头痛），丛集性头痛等，脑外伤综合征，眩晕综合征，高脂血症，高粘滞血症，动脉粥样硬化症、尤其是脑动脉粥样硬化和冠状动脉粥样硬化，脑卒中先兆症，缺血性脑卒中及后遗症。

用法：饭后口服、每次 4 粒（每粒 0.34 克），每天 3 次。

现代研究：本品能明显抑制兔血小板聚集功能，抑制血栓形成。明显延长大鼠凝血酶时间。对肾性高血压大鼠有明显降压作用。能显著减少小鼠自主活动，能增强小鼠戊巴比妥钠的催眠时间。能提高小鼠对热痛电的阈值，有镇痛作用。能增加麻醉狗颈总动脉血流量。

注意事项：偶见胃部不适、头胀，妇女月经量过多。孕妇及月经过多的妇女禁用。

▶治疗多种眩晕症的良药——眩晕宁片

药物组成：泽泻、白术、茯苓、陈皮、女贞子、旱莲草等。

功用：健脾利湿，益肝补肾。用于痰湿中阻，肝肾不足所致眩晕等症。

适应证：美尼尔氏病、迷路炎、内耳药物中毒、位置性眩晕、晕动病等耳性眩晕；脑动脉粥样硬化引起的脑性眩晕；高血压、低血压、高黏血症、贫血、神经官能症、颈椎病、眼原性眩晕以及其他原因所致的眩晕。

用法：口服，每次 2～3 片，每天 3～4 次，重症加倍。

现代研究：可见小鼠活动减少，多次给药还可加深其对中枢神经的抑制作用。而且，可明显提高脑组织去甲肾上腺素和多巴胺的含量，对 5-羟色胺的含量也有一定程度的提高，还具有中枢神经调节作用。对麻醉狗在行灌胃后可使肠紧张度下降，蠕动减弱以致几乎消失，同时可见血压略有下降，而呼吸变化不明显，具有抗肠肌痉挛作用。对病理性高血压狗及大鼠进行灌胃具有一定的降压作用，静注可见血压明显下降，心率减慢，对大鼠蛋清性关节炎有抗炎消肿作用，对小鼠肠腺发育有抑制作用。对小鼠心、肝、肾、肺等重要脏器无明显的损害作用。

▶治疗慢性胆囊炎的良药——胆宁片

慢性胆囊炎是临床上极为常见的消化系统疾病。虽然抗菌西药可治疗该病，但有"隔靴抓痒"之弊，且长期使用抗菌药不仅易产生不良反应,而且会产生耐药性。中成药胆宁片不仅是治疗慢性胆囊炎的良药,而且无明显不良反应,慢性胆囊炎患者使用后,腹胀,腹痛,嗳气,纳差,便秘等症状可明显缓解。

胆宁片由中药大黄、虎杖、青皮、白茅根、陈皮、郁金、山楂等组成,诸药合用有疏肝利胆,清热通下功用。可用于肝郁气滞,湿热未清所致右上腹隐隐作痛,食入作胀,胃纳不香,嗳气,便秘,慢性胆囊炎见上述证候者。

用法用量:一次 5 片,一日 3 次,饭后服。

不良反应:大便次数增多,偶有轻度腹泻。若每日排便增至 3 次以上,应酌情减量服用。孕妇及过敏体质者慎用。

▶ 年老体弱者便秘用增液汤

年老体弱者便秘很常见,但忌用峻烈的泻药治疗,因其可致剧烈的腹泻和脱水(电解质紊乱),甚至造成虚脱。中药"增液汤"治疗年老体弱者便秘有良效,不但不会伤人,而且可达到"药到病除"的治疗效果。

增液汤由生地、玄参、麦冬三药组成。方中生地养阴清热,玄参咸寒润下,麦冬滋阴润燥,三者合用则有滋润养液、清热润肠的功效,对热结肠道、耗伤津液所致大便秘结有很好的作用。

本方取名为"增液行舟"之意。但若肠道燥结已甚、津液不足者则非本方所能胜任,可酌加火麻仁、郁李仁。

▶中西合璧的降糖药消渴丸

糖尿病属于中医的消渴病范畴,中医认为消渴病是以口渴多饮,多食而消瘦,小便频数量多,或小便混浊,或有甜味为特征,由此可见中医对消渴病的描述与现代医学对糖尿病"三多一少"症状的描述十分相似。

中成药消渴丸根据元代名医朱丹溪(消渴方)与清代名医叶天士(玉泉散)的古方精粹,加入了国内外普遍使用的降糖西药格列本脲使之中西医结合,不仅降糖作用增强,而且不良反应减少,能有效缓解患者"三多"症状,延缓糖尿病并发症的发生。由此看来,消渴丸实为标本兼治、相得益彰的典范。

方中黄芪、地黄有益气、滋肾、养阴的作用,为君药;山药、葛根有益肺脾,升阳生津作用,为臣药;天花粉、玉米须有生津止渴,利水消肿作用,为佐药;南五味子有敛肺阴,固肾、生津、安神作用,为使药。西药格列本脲有刺激胰岛素分泌的作用,其降血糖作用强且快。

消渴丸2013年已通过了循证医学研究成果,在此之前2012年已入选"国家基本药物目录",2011年已入选"中国2型糖尿病防治指南"。糖尿病患者可在医生指导下选用。不良反应主要为低血糖,应予注意,孕妇及哺乳期妇女禁用。

▶治疗尿路结石的良药——复方金钱草冲剂

药物组成:广金钱草、石韦。

功用：清热解毒，利尿排石。

适应证：膀胱湿热，热淋石淋，淋沥涩痛，尿路感染，尿路结石，肾绞痛。

用法：温水开水冲服，每天三次，每次 1～2 袋。（蔗糖型，每袋 10 克，每盒 10 袋；无糖型，每袋 3 克，每盒 10 袋。）

现代研究：本品所含黄酮类成分可对抗氯化钾引起的家兔离体主动脉条片痉挛，这是本品发挥利尿排石、止痛功效的基础。药理研究结果证明，本品有抗菌消炎、排石、镇痛、预防结石形成的作用，其作用优于结石通、消石素，几乎无毒性。由于该药既可阻止结石形成，又可排石，同时又具镇痛作用，故尿路感染、尿路结石、手术取石及体外碎石者均可服用。

▶ 治疗尿路感染的良药——三金片

药物组成：金樱根、金刚刺、金沙藤等。

功用：清热解毒，利湿通淋，益肾。

适应证：急、慢性肾盂肾炎、膀胱炎、尿路感染属肾虚湿热下注症者。

用法：口服，每次 3 片（每片 3.5 克），每天 3～4 次。

现代研究：三金片对金葡菌、绿脓杆菌、大肠杆菌、变形杆菌、伤寒杆菌、甲型链球菌、乙型 A 族链球菌、肺炎链球菌、白色念珠菌等均有较好的抑菌作用，可明显抑制二甲苯所致的小鼠耳肿及角叉菜胶所致的大鼠足肿。能显著提高小鼠热板致痛的痛阈，显著降低小鼠的疼痛反应。可明显增加大鼠的排尿量。可提高对小鼠腹腔巨噬细胞的吞噬百

分率及指数,明显提高氢化可的松抑制的小鼠外周血 T 淋巴细胞百分率

▶ 肺肾两补的良药——金水宝胶囊

药物组成:从青海产新鲜冬虫夏草分离所得的虫草菌,化学成分与我国青海省产的冬虫夏草相似。

功用:补肾保肺,秘精益气,全面调节人体机能增强免疫力。

适应证:慢性支气管炎,高血脂症,肝硬化,慢性肝炎,阳痿,早泄,性欲减退等性功能低下,老年人腰膝酸软,神疲畏寒,耳鸣失眠,夜尿频繁,牙齿松动,适用于肺肾两虚、精气不足者。

用法:每天 3 次,每次 3 粒(每粒 0.33 克),饭后服用。

现代研究:本品有抗炎、止咳、祛痰、镇痛、抗流涎、促性腺作用;能降低血清胆固醇、甘油三酯、低密度脂蛋白、极低密度脂蛋白及过氧化脂质值,提高高密度脂蛋白值和超氧化物岐化酶活性,增加心肌与脑的供血,对心脑组织有保护作用;能增加淋巴细胞,单核细胞 DNA 损伤后的修复能力;具有轻度降血压,抑制血小板聚集,抗心率失常,降低过氧化脂质及延长缺氧动物生存时间等作用。

▶ 前列通片治前列腺炎

前列腺炎有急、慢性之分,多为细菌感染所致。致病菌多为葡萄球菌、链球菌、大肠杆菌及变形杆菌等。受凉、房

事过度、饮酒等可诱发前列腺炎。中成药前列通片可有效治疗前列腺炎，且无明显的不良反应。

该药由王不留行、两头尖、泽兰、黄芪、琥珀、蒲公英、黄柏、车前子、肉桂、八角茴香油组成。王不留行、两头尖、泽兰、琥珀有活血化瘀作用；黄芪有补气固本作用；蒲公英有清热解毒作用；黄柏、车前子有清热、利水、通淋作用；肉桂、八角茴香油有补肾壮阳作用；诸药合用有抗炎、疏通、补益三重功效。

此外，该药尚可提高男性生理功能，适用于急、慢性前列炎，前列腺增生肥大。

用法用量：口服，一次 6 片，一天三次，30～45 天为一疗程。

注意事项：忌辛辣刺激性食物。

▶ 血小板减少服归脾丸

血小板减少症在临床上很常见，该病大多数为慢性病，西药治疗方法不多且副反应大。临床实践证明，中成药归脾丸用于血小板减少症的治疗，不仅有较好的疗效，且没有不良反应。

归脾丸由白术、茯神、黄芪、龙眼肉、酸枣仁、党参、当归、炙甘草、远志、木香等组成，有益气补血、养心健脾功效。可用于心脾两虚所致心悸、失眠、头晕、健忘；也可用于脾虚、脾不统血所致贫血，各种血液病之慢性出血。如血小板减少症、血小板减少性紫癜。

▶中西药合璧的补血良药——健脾生血颗粒

药物组成:龟板、党参、黄芪、白术、茯苓、麦冬、大枣、鸡内金、硫酸亚铁、β-环糊精、维生素C。

功能:益气补血,健脾养阴。

适应证:适用于内、外、妇、儿以及肿瘤患者的各种贫血,并有造血补血、滋容养颜、增强记忆、提高免疫、纠正厌食、改善睡眠等作用。

用法:成人,每天3次,每次2~3袋(每盒12袋每袋7克)。儿童,每天三次,6~14岁,每次两袋;4~6岁,每次1.5袋,2~4岁,每次一袋;6个月至2岁,每次半袋。

现代研究:健脾生血颗粒是中西药结合、标本兼治的方药,其中中药部分通过健脾和胃,改善吸收功能,促进营养物质的摄入和吸收;通过益气养血,改善生血环境,提高造血机能以治本。西药部分以β-环糊精包埋硫酸亚铁(包埋率为98%),大大提高了硫酸亚铁的吸收率,同时避免了其对消化道的副反应;维生素C能防止二价铁氧化成三价铁,能促进铁的吸收,诸药合用能起到补血快生血稳的作用。

▶治疗痛风的中成药——痛风定胶囊

治疗痛风的西药有很多,如丙磺舒、消炎痛、痛风利仙、别嘌呤醇、秋水仙碱等,但西药或多或少有些不良反应。而中成药痛风定胶囊,不仅能降低血尿酸、治疗痛风,还没有不良反应。

该药由黄柏、秦艽、赤芍等组成,有清热祛风除湿,活血通络定痛的作用。可用于湿热所致的关节红肿热痛,伴有发热、汗出不解、口渴喜饮、心烦不安、小便黄及痛风病见上述症候者。尤其适用于不能耐受西药者。

用法用量:口服,一次 4 粒(每粒 0.4 克),一日 3 次。

注意事项:服药后不宜立即饮茶。孕妇慎用。

▶中药抗菌消炎良药——穿心莲内脂滴丸

穿心莲内脂滴丸没有抗生素的耐药现象,是中药抗菌消炎的佼佼者。该药是由中药穿心莲提取制成,有清热解毒、抗菌消炎作用,可用于风热型上呼吸道感染,症见发热、咽喉肿痛、咳嗽痰黄、口干欲饮等。另外穿心莲内脂滴丸还可用于湿热型痢疾。

现代医学研究表明,穿心莲内脂滴丸可抑制肺炎双球菌,溶血性乙型链球菌,具有消炎退热作用;该药还能促进中性粒细胞的吞噬能力,提高血清溶菌酶的含量,增强巨噬细胞的吞噬能力和杀菌能力。该药服用方便,没有明显的不良反应,不仅老人可用,儿童也可服用,安全有效。由于该药纯度高达 98%,疗效优于一般穿心莲片剂。

用法:口服,一次 1 袋,一天 3 次。

▶急症的常用中医良药——安宫牛黄丸

安宫牛黄丸为中医温病三宝之首(另二宝是紫雪丹,至宝丹),广泛用于脑血管意外,流脑,乙脑,中毒性肺炎,中毒性痢疾,肝昏迷,败血症伴有高热,抽搐,昏迷等危象的急救。

安宫牛黄丸中的牛黄,麝香,水牛角有清热解毒,安神开窍,清营止痉作用,黄连,黄芩,栀子有清热解毒作用,朱砂,珍珠,郁金,雄黄,冰片,金箔有解毒豁痰,熄风止惊,镇静安神作用,蜂蜜有缓急解毒作用。

现代药理研究表明,安宫牛黄丸有解热镇静,抗惊厥,抗炎,降低机体耗氧量,保护脑,改善心肌功能,抑制杀死细菌病毒作用,减轻细菌内毒素对脑细胞的损害等作用。

由于安宫牛黄丸广泛用于伴有高热,抽搐,昏迷的急症,国家已将其列为必备抢救的中成药,也是家庭的备急中成药。

用法用量:口服,一次1丸,一日1次;3岁以下小儿一次1/4丸,4～6岁一次1/2丸,一日1次。

▶扶正补虚的良药——贞芪扶正冲剂

药物组成:黄芪、女贞子。

功用:益气,滋阴,补肾。

适应证:可用于各种疾病引起的虚损,也可配合放疗、化疗用于治疗肿瘤患者,也可用于各种手术后恢复期的患者。用本品能促进正常功能的恢复,还有抗感冒和抗衰老的作用,老年人服用本品还可延年益寿。

用法:每次1袋(每袋15克),每天2次,冲服,2个月为一个疗程。

现代研究：黄芪、女贞子合用可促进 T 淋巴细胞功能，使患者受抑制的细胞功能得到恢复，能提高人体免疫功能，保护骨髓和肾上腺皮质功能，经贞芪扶正冲剂治疗后的肝癌、胃癌、子宫癌和乳腺癌等患者其生存期得到相当的提高。

▶ 广谱抗癌的中医良药——平消片

药物组成：郁金、仙鹤草、马钱子、枳壳、干漆、五灵脂、白矾、火硝等。

功用：行气解郁，凉血破瘀，清热解毒，软坚散结，扶正祛邪。

适应证：有广谱抗癌作用，可用于肺癌，胃癌，食道癌，乳腺癌等；也可用于一些良性肿瘤，如子宫肌瘤、乳腺良性肿瘤等。

用法：每天 3 次，每次 4～8 片（每片 0.37 克，每瓶 80 片），口服。可单独使用，也可做辅助用药，还可与手术、放疗或化疗同时进行。本药可长期服用，安全性较大，虽少数人有轻微胃部不适感，但不影响继续用药。

现代研究：动物实验证明，能抑制小鼠肿瘤生长，延长其生存期；降低大鼠血液黏度，改善大鼠肠系膜微循环；可增强小鼠耐高温、耐寒、耐缺氧能力，增强小鼠细胞免疫和体液免疫水平；增强肿瘤坏死因子的活性，抑制热刺激和化学刺激引起的疼痛反应，减轻二甲苯引起的小鼠耳郭肿胀；还可对抗环磷酰胺引起的毒性反应，以及对抗放疗引起的骨髓抑制、粒细胞减少和肝损伤。

注意事项：孕妇忌用。

后记

我是如何走上医学科普创作之路的

身体健康是每个人的愿望，为了实现这一愿望，除了要做到合理膳食、适量运动、戒烟限酒、心理平衡以外，还要掌握一些基本的医药卫生知识，以增强自身的保健意识，达到未病先防、有病早治的目的。因此，大力普及医药卫生知识，广泛开展健康教育，是我国面临的一项十分紧迫而又繁重的任务。其中，医学科普在健康教育工作中扮演着重要的角色。作为一位大学毕业后从事内科临床工作40余年，从事医学科普创作已32年的医务工作者责无旁贷，有义务为普及人民群众的健康保健知识推波助澜。今年恰逢笔者所编著的《家庭用药与保健》一书，第三版在上海科学普及出版社出版发行，在这个值得纪念的日子里，特以此文来记录这些年笔者做医学科普的经历和体会。

医学科普是严肃高尚美丽的事业

有些人可能会认为，科普工作是"小儿科"，是文化程度低的人需求的东西，其实这是十分错误的。凡是缺乏健康知识的人，包括高级知识分子都是科普对象，就算医务人员面对疾病谱和诊疗技术的变化也存在医学再教育的问题。此外，医学科普的作用有时远胜于医疗本身，医生的水平再高,倾其一生治疗的患者也是有限的,而一篇好的科普文章,一本好的科普书籍,可以同时让成千上万的人受益,这就是医学科普的魅力所在。

此外,笔者感到从事医学科普创作至少有以下好处:①让人们获得了医药卫生知识,增强了健康意识,助人为乐。②督促自己去读书看报,不断"充电"学习,更新专业知识,防止大脑"生锈"。③扩大了单位和个人的"知名度"。可谓是一举多得!因此,从事医学科普创作是一项严肃、高尚、美丽的事业!

医学科普源自临床又服务临床

医生的核心工作是临床工作,医学科普来源于临床,又为临床服务。笔者是从 1985 年开始写科普文章,第一篇科普文章的题目是《不可弃医存药》,于 1985 年 9 月 5 日发表在《江西卫生报》。当时萌发写这篇科普文章的念头,是因为在临床工作中,笔者发现有相当多的医生和群众不区分风热型和风寒型感冒,只要是感冒,就都使用板蓝根冲剂治疗(板蓝根味苦,性大寒,只适用于风热型感冒),笔者觉得不太妥当,于是就想写一篇文章来"纠偏"。

自从第一篇医学科普文章登载以后,笔者对医学科普创作产生了浓厚的兴趣。于是笔者广泛涉猎医学科普读物,学习医学科普作家的作品,并留意日常诊疗工作中患者提出的各种热点、疑难问题,这些问题就成了笔者写医学科普文章的切入点。

笔者给广西《医药星期三》报写了一文《小感冒酿成了

大毛病》，说的就是感冒虽然是一个小毛病，但若不重视有可能"引狼入室"，引起病毒性心肌炎等大毛病。笔者给《家庭医生报》写了一文《似牙病，非牙病》，说的是一位三叉神经痛患者，误以为是牙病，将牙齿拔了。笔者给上海《家庭用药》杂志写了《消化道息肉该不该切除》一文，告诫患者切除了息肉就可杜绝恶变的隐患。笔者还给北京的《健康指南》杂志写了一篇《按医嘱用药才是硬道理》，文章列举了几种重要而又常用的药，告诫患者随意服用、滥用、超适应证使用等做法是错误的，要听从医嘱用药。总之，笔者感到临床工作中有着取之不尽、用之不竭的科普创作题材。

医学科普文章要做到"四性"

科普文章的"四性"是指知识性、科学性、实用性和趣味性。要做到这"四性"不容易，除了要有丰富的专业知识，又要有较好的文学素养，还要勤于动脑，善于动脑。"四性"当中的前三项是写医学科普文章的基本要求，如果缺乏则起不到传播医药卫生知识、帮助读者战胜疾病的作用。"四性"中实用性很重要，读者看医学科普文章的目的就是要解决他当前面临的病痛或者希望增加健康知识。如果文章缺乏实用性，也就是可读性不强，读者看完之后就会感到大失所望。因此，写医学科普文章的时候一定要注重实用性。

比如笔者给《家庭医生报》写了《老年高血压的特点及其对策》，其中谈到老年高血压患者容易发生体位性低血压，提醒老年高血压患者在变动体位时动作要慢，如睡眠时起床上厕所应做到"三个半分钟"；又谈到老年高血压患者容易发生心力衰竭,提醒老年高血压患者应避免剧烈运动和强体力劳动,如搬重物、负重物登楼梯、用力排便等。这就是文章的实用性。

又如笔者给《家庭医生报》写了《莫把心痛当胃痛》一文,说的是一位年过六旬、曾经患过胃溃疡的患者,因吃粽子过量诱发上腹部痛,误认为是老胃病复发了,结果到医院检查才发现其实是冠心病发作的疼痛向上腹部放射所致。通过此病例笔者告诫人们,老年人尤其是患有高血压、高血脂、动脉粥样硬化的老年患者,若发生上腹部或心窝部疼痛,不要被"胃痛"所迷惑,而应首先考虑冠心病。这是因为冠心病的后果严重,若不及时抢救,有一部分会发生心肌梗死而危及生命,而其他几种可诱发上腹痛的疾病(如胃溃疡、胆结石、胰腺炎等)虽然也严重,但是不会引起猝死。

"四性"当中的趣味性是最难做到的,但有时却是文章的闪光点,对于初写科普文章的医生来说,趣味性有一定难度,因此无须强求。随着阅历的增加、经验的积累,趣味性也会在文章中体现。笔者在《家庭医生报》登载的《虚惊一场》中提到,一位周围性面瘫的患者,家人误认为是脑卒中所致瘫痪,以致十分焦急和害怕。笔者还在《家庭医生报》登载的《并非祸不单行》中,讲述一位脑出血患者,住院后第2天出现了消化道出血(应激性溃疡出血),由于患者家属不懂得医学知识,悲观地说出"祸不单行"的话。读者看完此类文章不禁回味无穷,其趣味性也就在其中体现了。

科普文章要在标题上"下功夫"

科普文章的标题就像商品的外包装一样，它能起到吸引读者目光的作用，正所谓"画龙点睛"。但是写好文章的标题并非易事，除了要具备写科普文章的基本功以外，还要有丰富的阅历和很好的文笔，并且多动脑筋。笔者从各类报刊上看到了一些科普名作家的文章后得到了很大的启发，也开始在文章的标题上"下功夫"。

比如笔者在《健康报》上发表了《枪出毛病，靶受损》一文。文中将高血压比作"枪"，脑、心、肾比作"靶"，文章的标题一语道破了高血压对其他器官的危害性。《健康报》还登载了笔者的《胃镜一专多能，早查为安》一文，说的是胃镜除了可诊断上消化道的很多疾病以外，还能在镜下治疗很多疾病，比如上消化道止血、息肉摘除、取异物等。《健康报》还登载了笔者的《胃切除是把双刃剑》一文，文章提出不要随意扩大胃切除术的适应证，因为胃切除后可能发生倾倒综合征、贫血、吻合口瘘、残胃癌等并发症。笔者在《健康指南》杂志上发表了《患了冠心病，同样能长寿》，文章的标题就给了冠心病患者一剂树立战胜疾病信心的良药，读者看到此类标题就会迫不及待地想一口气看完全文。《健康指南》杂志还登载了笔者《如何提高溃疡病的愈合质量》一文，文章发表后收到数十位读者的来电来信，说明文章有很强的感染力。因此，写好医学科普文章的标题对于提高读者的兴趣很重要。

做医学科普事业的促进派

党和政府对科普工作十分重视，解放后先后召开了 3 次科学普及大会。2016 年又在北京召开了"全国卫生与健康大会"，习总书记和李总理的讲话高瞻远瞩、深谋远虑，从国家层面全方位、全生命周期关怀国民健康，这是全国人民的莫大福祉。2001 年 11 月 20 日，中华医学会在北京召开了主题为"崇尚科学，反对迷信"的医学科普学术研讨会，笔者有幸参加了这一盛会。在会上，时任卫生部（现国家卫生计生委）副部长的殷大奎教授作了"坚韧不拔做好医学科普工作"的报告，给与会者带来很大鼓舞。殷大奎副部长语重心长地教诲我们："医学科普工作面临前所未有的好机遇，医学科普是真正的公共卫生范畴，社区组织是医学科普、健康教育的主要战场，医疗卫生工作要从以病痛为中心转向以健康为中心。"会上，我国首席健康教育专家洪昭光教授作了"健康新概念"的报告，上海中山医院院长杨秉辉教授作了"医学科普是医务人员应尽之责"的报告。二位科普大家的报告给了笔者极大的启发和帮助，大大增强了笔者在医学科普道路上坚定不移走下去的决心和信心。

笔者从 1985 年从事医学科普创作迄今已 32 年了，先后在《健康报》《中国中医药报》《家庭医生报》《老年报》《医药星期三》《大众卫生报》《江西卫生报》《健康指南》《保健与生活》《健康一点通》等数十家报刊发表文章 400 余篇，获奖 10 余次。2002 年，笔者把当时已经发表的医学科普文章汇编成《家庭用药与保健》一书，由江西科技出版社出版，2004

年再版。到今年该书已问世 15 年了,2017 年笔者对该书又进行了第三次修订,现第三版已在上海科学普及出版社出版发行。可以说,医学科普支撑着笔者在创作道路上成长,引领笔者走向全国的医学科普文苑。我认为,作为与患者在同一战壕的战友,临床医护人员更有条件和责任做健康教育的促进派和鼓动者。

李钦俦

2017 年 12 月于上海

图书在版编目(CIP)数据

家庭用药与保健/李钦俦编著.—上海:上海科学普及出版社,2017.1(2018.10 重印)

ISBN 978-7-5427-6809-4

Ⅰ.①家… Ⅱ.①李… Ⅲ.①用药法—基本知识 ②药物—基本知识 Ⅳ.①R97

中国版本图书馆 CIP 数据核字(2016)第 222392 号

责任编辑 陈 韬

家庭用药与保健
(第三版)
李钦俦 编著
谢辉云 黄碧珊 顾问

上海科学普及出版社出版发行
(上海中山北路 832 号 邮政编码 200070)
http://www.pspsh.com

各地新华书店经销 上海肖华印务有限公司印刷
开本 787×1092 1/32 印张 10.875 插页 3 字数 228 000
2017 年 1 月第 1 版 2018 年 10 月第 3 次印刷

ISBN 978-7-5427-6809-4 定价:20.00 元